清代药性剧

贾治中
杨燕飞 著

Herbal Property
Opera in the
Qing Dynasty

学苑出版社

图书在版编目（CIP）数据

清代药性剧 / 贾治中 , 杨燕飞编著 . —— 北京：学苑出版社 , 2013.7

ISBN 978-7-5077-4316-6

Ⅰ . ①清… Ⅱ . ①贾… ②杨… Ⅲ . ①古代戏曲 – 剧本 – 中国②中药性味 – 普及读物 Ⅳ . ① I237

② R285.1-49

中国版本图书馆 CIP 数据核字 (2013) 第 155209 号

责任编辑：陈　辉　付国英
出版发行：学苑出版社
社　　址：北京市丰台区南方庄 2 号院 1 号楼
邮政编码：100079
网　　址：www.book001.com
电子信箱：xueyuan@public.bta.net.cn
销售电话：010-67675512、67678944、67601101（邮购）
经　　销：新华书店
印 刷 厂：北京博图彩色印刷有限公司
开本尺寸：890 × 1240　1/16
印　　张：32.25
字　　数：568 千字
印　　数：1—3000 册
版　　次：2013 年 8 月第 1 版
印　　次：2013 年 8 月第 1 次印刷
定　　价：98.00 元

序

　　上个世纪八十年代，大学毕业就与贾治中老师一起工作，对贾老师的学识十分敬崇。今天拜读《清代药性剧》一书，是贾、杨二位伉俪横跨多个领域，积二十余年心力完成的研究成果，为我们揭示了祖国医学与古典戏曲的一段鲜为人知的渊源。作为一名中医人，又在山西省人大常委会分管教科文卫工作，能够读到这样的好著作，并通过它了解药性剧这样一种古代中医药科普作品，实在是一件令人欣喜的事。

　　在我国古代社会，中医药学是百姓日用之学，中医药文化也因此具有雅俗共赏的特征。与中医药有关的众多文学艺术形式中，除了习医入门的歌诀外，中医药知识多见于韵律严整的诗词歌赋，被文人雅士浅吟低唱，也被创作成歌谣、小说、说唱等，在民间广为流传。本书所关注的药性剧正是一种面向大众的中医药科普作品，但是据我所知，这方面的研究过去很少有人涉足。贾、杨二位老师在山西中医学院教学之余，致力于药性剧的收集整理和考证研究，并在步入古稀之年将成果结集出版，所做的工作弥足珍贵。

　　中医药是我国民族科技的典范，也是优秀传统文化的代表。近年来，我一直呼吁将发展中医药、振兴民族科技纳入国家战略，同时，对中医发展道路有一些新的思考，认为继承是前提，开放是关键，创新是根本。从中医药文化的发展来讲，就是依托自身的深厚积淀，与不同形态的文化相互融合，让不同领域的人参与创新。药性剧正是这样一种推陈出新的中医药科普作品，其代表作家郭廷选先生正是这样一位贯通医文的学者。

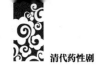

西学东渐以来，我国传统文化受到各种新思潮、新文化的冲击持续了几百年。直到今天，传承危机仍然挥之不去，创新发展显得后劲不足。另一方面，现代文化产业的过度趋利行为，导致创作上低俗之风泛滥，譬如当下正在播出的一些粗制滥造的影视剧，对民族性格、价值取向、审美情趣都会产生极其不好的影响。贾、杨二位教授撰写此书正当其时，不仅为我们保存了一笔珍贵的文化遗产，更向我们展现了几个世纪以前的文化生态，可谓优秀传统文化传承体系建设中的一部力作。

山西省人大常委会副主任
山西中医学院院长

自 序

明万历年间（1573—1619），作为通俗小说兼戏曲作家的邓志谟❶写成了《五局传奇》，其中的《玛瑙簪记》就是以药名编写的剧作。到明末，或不晚于清初，署名"驷溪云间子"的章回小说《草木春秋演义》也开始在民间风行，影响之广，远胜于《玛瑙簪记》。

《玛瑙簪记》虽仍沿用着明清传奇曲牌联套的形式，却为后人开启了药名深入戏曲之门。《草木春秋演义》洋洋 32 回，与以往文人以药名入诗填词、编谜语、写尺牍相比，并无根本的区别，但它用药名演绎历史故事而引人入胜的成功实践，对后来者也是一种启迪。

梆子戏最早出现在晋陕交界地带，历史上称作"山陕梆子"、"同州梆子"。与明清传奇的最大不同，在于前者运用的是曲牌填词的方式，后者则已转变为"三、三、四"十字对偶为主的语言形式。药性剧的传本，多于封面或目录后，加以"十字梆子腔"这些字样，以与传奇相区分，并非剧本的名称。梆子戏的音乐，除吸收山陕梆子、蒲剧的音乐外，也与当地的民歌民乐相结合，加上它的语言，运用起来简约灵活，易于表达，有着很强的生命力，所以，到清代乾隆时期，梆子戏就已经发展为戏剧舞台的领军者。

这些都是《药会图》等药性剧得以产生发展的历史契机。

社会的需求不仅推动了医学的发展，也导致清代这些药性剧自问世以来，

虽抄阅者众多，却因好事者肆意增删改易，并不以"今古必分"为例，再加传抄致误，乱象迭出，以致到了今天，要把这些剧本收拢来加以校勘，形成一部具有代表性的作品，深难措手。

六十年前，绿依❷先生文章中曾写道："证以今见各种钞本，其年代和抄写人的地域，各各不同，则这本戏文流传之久，推行之广，亦颇非常。""不过征诸各种记载，均不见有曾经上演此剧的记录，并且像如此的剧情，既无曲折，又乏趣味，即使搬上舞台，也大不易成功。"

这些话恰好道出了药性剧处境之尴尬：作为戏剧，少有机会登上舞台；作为知识载体，传播如此之广之久，却甚少引起史家、学者驻目。

该文在征引《药性巧合记》序言后，又写了下面的话："根据此序文，可知作者是在为宣传一种学术而编制……也许所以能够流传，正是在被人当作一部浅近的医书这一点上……那么，这本药性巧合记，在俗文学史上，是应该占有一个特殊地位的。"

梆子戏作为中医药科普艺术形式，比之诗词歌赋、章回小说，其表现手法丰富，易于记诵，易于普及，更易接近民众，这都是其它文学形式无法比拟的。

从二十多年前得到道光十四年钞本《群英会》开始，边收集，边整理研究，陆续发表了几篇文章。其间，最先看到的其他学者的作品，主要是一些讨论《草木传》作者是否为蒲松龄的文著。至于一些比较重要的、全面深入研究药性剧的，如绿依、张亚杰❸诸先生的大作，则分别于2011年中和2012年9月，在山西省中医研究院赵怀舟❶及其他诸先生的帮助下，始得一睹全文；另如一瓶老人的《抄书缘起》和他对《稽古摘要》的整理、注释，都是很有价值的资料，我们也只在网上看到过。至于各种早期钞本的收集，则更是旷日持久的事。

因此，宥于当时手头资料与认识，之前发表的一些见解，不免粗疏肤浅，把它们原样保留，是为了给读者及后学一个合理的交代。

编写此书还有重要的一点，即尽可能保留这些文献，以为后来者研究之便。

本书所收文字资料，仅限于此前见载于期刊等正式出版物者，余皆不录。

当编写完成之际，承山西省人大副主任、山西中医学院院长周然教授为本书作序，北京中医药大学钱超尘教授为本书接洽出版事宜，山西省阳泉市委秘书长、原山西省卫生厅副厅长刘星先生曾协助本书的研究及出版事宜，谨此致谢。

此外，郑金生❺先生从德国柏林图书馆摄录并电邮发来《药会图》四种钞本之全部书影，赵怀舟先生从网上搜索并下载了一批药性剧钞本及印本，以及绿依先生文章的图片提供给我们，家侄女贾宁博士自美国哈佛大学燕京图书馆拍摄并发来清同治钞本《药性巧合记》书影，在此一并致谢。

作者 2012 年 10 月 19 日

注

❶ 邓志谟：号竹溪散人，约明万历前后在世，饶州饶安人。通俗小说家。近有研究者指为明代专业作家，所著多取材怪诞。又工曲。《曲海总目提要》载，所著五局传奇，《八珠环记》出场人物取骨牌名，《玉连环记》取曲牌名，《乱头鞋记》取鸟名，《并头花记》取花名，而《玛瑙簪记》则皆用中药名，但未涉药性功用。

❷ 绿依：原名杜颖陶（1908-1963），天津市人。戏剧研究家。早年毕业于北平艺术专门学校及民国大学，建国后任中国戏曲学院研究所研究员，图书资料室、编辑室主任。著有《曲海总目提要补编》、《中国古典戏曲论著集成》等多部，引文出自"别具风格的药性巧记戏文"。该文原载于1948年1月9日《华北日报》"俗文学"周刊。由傅芸子、傅惜华主编，创刊于民国36年（1947年）。发表的文章包括小说、戏曲、说唱文学、民间文学等的研究、介绍，且多具有较高的学术水准，有些文章至今尚能保持开拓性、前瞻性的学术价值，对深入研究我国文学艺术发展的历史，几不可缺。周刊撰稿人如王重民、俞平伯、傅惜华、朱自清、赵景深等，均为学术大家。杜颖陶先生亦曾发表戏曲方面文章多篇。此文是迄今所见最早较全面研究药性戏剧的文章，见解中肯。

❸ 张亚杰：所撰《草木春秋药会图剧本考述》一文，刊于《蒲松龄研究》2004年第1期。

❹ 赵怀舟：山西省原平市人。毕业于北京中医药大学，硕士学位。山西省中医研究院副主任医师，山西省中医药学会理事，中华中医药学会李时珍学术研究会委员。参编著作多种，发表论文80余篇。撰有《药会图稽考散论》，发表在"中华中医药论坛唱响药性剧"栏。

❺ 郑金生：江西南昌人，毕业于江西中医学院，中国中医研究院首届硕士研究生。曾任中国医史文献研究所所长、研究员。从事中医药历史文献研究，发表论文140余篇，编著、主编著作多部，《中国本草全书》编写中任学术委员会主任。

目录

5. 国外收藏情况

6. 网上所见藏品

下篇

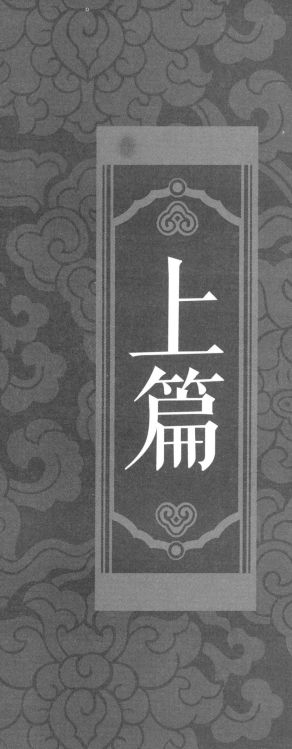

上篇

1.《群英会》
（据清道光十四年钮延年钞本整理校注）

［甘国老请医叙寒］

（**老生扮作甘草上引**）治病先要识阴阳，阴阳俱在❶脉里藏。六脉❷按部分虚实，药性亦须知温凉。（**唱**）家住在汾州府，名叫甘草，外号人称国老❸。善调药性，任甚药，离了我无人和解。❹众医生来请我只为性平❺。（**白**）老汉居住山西汾州府平和村，姓甘名草，最能和解药毒❻，不料藻、戟、遂、芫四大贼寇与我相反，❼又闻半、蒌、贝、及、蔹、乌相叛❽，诸参、辛、芍、反及黎芦❾，纷纷相争，可畏人也。（**唱**）骇得我一身汗，去请黄芪❿。那黄芪六个儿，各有奇能。一个儿叫黄连⓫，善治心火。一个儿叫黄芩⓬，泻肺有功。一个儿叫黄精⓭，大有补益。一个儿叫黄柏⓮，泻补肾官。一个儿叫黄蜡⓯，磨疮破积。一个儿叫黄香⓰，起毒消肿。还有个一羚羊⓱，善清肝肺；带一挂金铃子⓲，治疝补精；长一根通犀角⓳，能解心热；吃一把薄荷叶⓴，头目能清；上常山㉑，理痰结，温疟病去；又吃些山豆根㉒，便止咽疼。（**白**）这还不算出奇。他黄家父子，内外两科俱治。㉓还有两个妇人，一个叫作知母㉔，头带一枝旋覆花㉕，脸上擦着天花粉㉖；一个叫作贝母㉗，头带一枝款冬花，脸上擦着玄明粉㉙，百部㉚而来，便将热嗽痰喘一并治去。㉛我今身上欠妥，心肾俱热，叫栀子㉜儿过来。

（**丑扮作栀子上。唱**）说大黄㉝，通秘结，并导瘀血。那黄连㉞，治泻痢，厚胃益肠。熟地黄，能补血，且疗虚损；生地黄㉟，能宣血，便医眼疮。赤芍药，破积血，烦热亦解；白芍药㊱，生新血，退热尤良。车前子㊲，利小水，又能明目。瓜蒌子㊳，润肺喘，且能宽肠。有柴胡，并干葛，疗肌解表。㊴有只实，并只壳㊵，消导奔忙。（**白**）叫我栀子做什么？

（**老生白**）你今与我把黄医生请来。

（**丑白**）今白日又叫我请医生做甚的，叫甘遂去罢。

（**丑唱**）我还寻牵牛㊶的，消肿逐水。到滑石㊷，利一利六腑涩结。见茵陈㊸，治黄疸，利水有效。割瞿麦㊹，治一治，热淋有血。又曾见，那石韦㊺，也能通淋。鸡肠菜㊻，捣烂了，涂疮甚捷。

（**老生白**）那甘遂㊼，虽破癥消痰，于我不合，不如你去。

（**丑白**）不去，不去。

（**老生白**）你仰着一副白鲜皮㊽脸，疗足顽痹，风去快来。㊾

（**丑白**）你倒长着一个地骨皮㊿形，又要退湿除蒸。我想人家从前与你消痈散肿，你连一个金银花(51)也没有，今日又叫白矾(52)与你化毒解痰，谁不知你是一块龙骨！

（**老生白**）什么叫做龙骨(53)？

（**丑白**）是个涩精。

（**老生白**）咄(54)！快去请来看脉！

（**丑白**）若是这样说，可以不必。咱有大麦(55)，可以宽肠；有小麦(56)，可以养心。还有昨日漂了许多浮麦(57)，可以止汗，你连这麦皮(58)也舍不的，还要治病。

（**老生白**）胡说，我终日吃药，那个医生不知我是老甘，用你胡说么！速去那里，叫他捎几味凉药来。（**唱**）捎射干(59)，疗咽闭，兼消痈肿。捎菊花(60)，明眼目，并去头风。捎元参(61)，治毒结，清利咽膈。捎沙参(62)，益肝肺，消肿排脓。捎苦参(63)，治疮癣，肠风下血。捎丹参(64)，治崩带，破积调经。捎竹叶(65)，疗肠热，虚烦亦解。捎荆芥(66)，治伤风，头目亦清。捎竹茹(67)，除呕哕，不寐能安。捎桔梗(68)，利胸膈，咽喉止疼。捎竹沥(69)，补阴虚，兼治痰火。捎升麻(70)，散疮痈，去风消肿。

（**丑白**）就捎这药，还捎什么？

（**老生唱**）捎泽泻(71)，补阴虚，利水通淋。捎海藻(72)，散瘿瘤，治疝亦行。捎葶苈(73)，治肺喘，能通水气。捎丹皮(74)，除结气，破血有功。捎朴硝(75)，通大肠，止痰破血。捎香附(76)，理血气，妇人多用。捎地榆(77)，疗崩漏，止血止痢。捎薏米(78)，理脚气，去湿去风。捎槐花(79)，治肠风，亦医痔痢。捎侧柏(80)，治痔漏，更医血崩。还有那淫羊藿(81)，疗风寒，补阴助阳。又有那萱草根(82)，治五淋，还消乳肿。

（丑白）我看你将人家药柜都抬来罢。外此别后有甚说。❸

（老生白）咄！快去，快去！

（老生下，丑行介白）这就奇了，往日请医还当成一件事儿，今日就这样着不堪。（唱）雄黄儿❸，治的我，满身毒气。消肿结，去毒气，快寻公英❸。（白）俗云，是疮不是疮，先喝地丁汤。（唱）我想这蒲公英，就是那黄花地丁。

校 注

❶在：原文误作"左"。

❷六脉：此处指寸口脉。寸口分寸关尺三部，两手共六部脉。清·徐灵胎："虚实之要，莫逃于脉"。通过脉诊可判断疾病的病位、性质、邪正盛衰以及疾病的进退预后。

❸国老：明·刘文泰《本草品汇精要》："甘草……名国老。"

❹离了我无人和解：《本草品汇精要》：甘草"为九土之精，安和七十二种石，一千二百种草"。金李杲《用药法象》：甘草"其性能缓急，而又协和诸药，使之不争，故热药得之缓其热，寒药得之缓其寒，寒热相杂者，用之得其平"，故云"善调药性"。

❺性平：药性平和。《神农本草经》："甘草，味甘平。"

❻和解药毒：《神农本草经》：甘草"主五脏六腑寒热邪气……解毒，久服轻身延年"。宋苏颂《本草图经》："甘草能解百毒，为众药之要。"

❼藻、戟、遂、芫：指中药海藻、大戟、甘遂、芫花。《神农本草经》"药有阴阳配合……有单行者，有相须者，有相使者，有相畏者，有相恶者，有相反者，有相杀者，凡此七情合和时之当用，相须相使者良，勿用相恶相反者。若有毒宜制，可用相畏相杀者。不尔，勿合用也"。凡药物之间的关系为"相反"或"相恶"者，在复方配伍中，应避免合用。以上四种药物均与甘草相反，属配伍禁忌。

❽半、蒌、贝、及、蔹、乌：指中药半夏、瓜蒌、贝母、白及、白蔹及乌头。据文献记载，乌头与半夏、瓜蒌、贝母、白及、白蔹亦相反。

❾诸参、辛、芍：诸参，指人参、沙参、丹参、玄参。辛、芍分别为中药细辛、芍药。黎芦：当作藜芦，中药名。藜芦反人参、沙参、丹参、玄参、细辛、芍药。

❿黄芪：亦作黄耆，中药名。金张元素《珍珠囊》："黄芪甘温纯阳，其用有五：补诸虚不足，一也；益元气，二也；壮脾胃，三也；去肌热，四也；排脓止痛，活血生血，内托阴疽，为疮家圣药，五也。"

⓫善治心火：《珍珠囊》：黄连"其用有六：泻心脏火，一也……"本品清热燥湿，泻火解毒，并以泻心经实火见长。

⓬泻肺有功：《本草纲目》第十三卷："黄芩，治肺中湿热，泻肺火上逆。"本品长于清肺热。功，功效。

⓭大有补益：据《日华子诸家本草》，黄精"补七劳五伤，助筋骨……益脾胃，润心肺"。本品有润肺滋阴、补益脾气、补肾益精的功效。

⓮泻补肾宫：据《本草纲目》，黄柏"泻膀胱相火，补肾水不足"。"泻伏火，救肾水"。

⓯磨疳破积：宋·钱乙《小儿药证直诀》："疳，皆脾胃病，亡津液之所作也。"积，积滞病。磨，消。破，除。

⓰起毒消肿：《本草纲目》："松脂，主治痈疽恶疮，头疡白秃……安五脏，除热。"松脂即松香，别名黄香。

⓱善清肝肺：《本草纲目》："肝主木……其发病也，而羚羊角能平之。"又曰："千金翼载太医山琏治韦司业水肿茛菪丸用之。盖取其引药入肺，以通小便之上源也。"羚羊角能平肝熄风，清肝明目，清热解毒。

⓲治疝补精：金铃子，亦名川楝子，楝实。《本草纲目》："治诸疝、虫、痔。"

⓳能解心热：据《药性论》，犀角"镇心神，解大热，散风毒。……主疗时疾热如火，烦闷，毒入心中，狂言妄语"。《本草纲目》："泻肝凉心，清胃解毒。"又："黑中有黄花者……黄中有黑花者……并名通犀，乃上品也。"

⓴头目能清：清汪昂《本草备要》载，薄荷"消散风热，清利头目"。

㉑瘟疟病去：《本草品汇精要》："常山主伤寒寒热，热发温疟。"《药性论》："治诸疟，吐痰涎。"

㉒便止咽疼：《本草图经》：山豆根"以解咽喉肿痛极妙"。

㉓内外两科俱治：指上述黄芪、黄连、黄芩、黄精、黄柏、黄蜡、黄香诸药，不仅能治内科疾病，也常用于外科疾患。

㉔知母：中药名，出《神农本草经》。《日华子本草》："消痰、止咳、润心肺。"

㉕旋覆花：中药名，出《神农本草经》。明倪朱谟《本草汇要》："消痰逐水。"

㉖天花粉：中药名，亦名栝楼根，出《雷公炮炙论》。明兰茂《滇南本草》："并治咳嗽带血。"用于肺热咳嗽或燥咳痰稠，以及咳血等症。

㉗贝母：中药名，出《神农本草经》。《名医别录》载，贝母"治咳嗽上气"。

㉘款冬花：亦名冬花，出《神农本草经》。清张璐《本经逢原》：款冬花"润肺消痰，止嗽定喘"。

㉙玄明粉：中药名，为芒硝经风化失去结晶水而成的白色粉末。《神农本草经》："除寒热邪气，逐六腑结聚。"

㉚百部：中药名，出《名医别录》，据载主"咳嗽上气"。

㉛便将热嗽痰喘一并治去：知母、贝母配伍，组成二母散（出《医方考》），主治肺热咳嗽，或阴虚燥咳痰稠者。

㉜枝子：枝，当作栀，下同。栀子，中药名，出《神农本草经》："主五内邪气，胃中热气，面赤酒疱糟鼻，白癞赤癞疮疡。"

㉝大黄：《神农本草经》："下瘀血，血闭寒热，破癥瘕积聚，留饮宿食，荡涤肠胃，推陈致新。"

㉞黄连：《神农本草经》："主肠澼腹痛下痢。"《名医别录》："主五脏冷热，久下泄澼脓血……调胃厚肠益胆。"厚，加强，充盛。厚胃益肠：原文误作"厚肾益肠"。

㉟熟地黄：地黄经加工炮制而成。《珍珠囊》："主补血气，滋肾水，益真阴。"生地黄，据《神农本草经》载："主折跌绝筋，伤中，逐血痹，填骨髓，长肌肉。"又据《圣济总录》等载，生地黄入药可治"睡起目赤"、"眼暴赤痛"等眼疾。宣，疏通。

㊱赤芍药：《神农本草经》："主邪气腹痛，除血痹，破坚积，寒热疝瘕。"白芍药，《本草备要》："补血，泻肝，益脾，敛肝阴。"《本草求真》："赤芍药与白芍药主治略同，但白则有敛阴益营之力，赤则有散邪行血之意；白则能于土中泻木，赤则能于血中活滞。"

㊲车前子：《神农本草经》："利水道小便，除湿痹。"《药性论》："能去风毒……毒风冲眼，赤痛障翳，脑痛泪出。"

㊳瓜蒌：即栝楼。《本草纲目》："润肺燥，降火……止消渴，利大肠，消痈肿疮毒。""栝楼古方全用，后世乃分子瓤各用。"瓜蒌皮清肺化痰，利气宽胸；瓜蒌仁润肺化痰，滑肠通便。

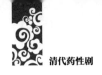

❸❾柴胡：清张德裕《本草正义》："其性凉，故解寒热往来，肌表潮热，肝胆火炎"。
干葛：即葛根。《名医别录》："疗伤寒中风头痛，解肌发表，出汗，开腠理。"

❹⓿只实、只壳：只，当作"枳"。《名医别录》：枳实"除胸胁痰癖，逐停水，破结实，
消胀满"。枳壳作用与枳实同，但较缓和。

❹❶牵牛：指牵牛子。《名医别录》："主下气，疗脚满水肿，除风毒，利小便。"

❹❷滑石：《名医别录》："通九窍六腑津液。"

❹❸茵陈：《神农本草经》："主风湿寒热邪气，热结黄疸。"《名医别录》：治"通
身发黄，小便不利"。

❹❹瞿麦：《神农本草经》："主关格，诸癃结，小便不通。"本品利水通淋，并有
活血作用。

❹❺石韦：《神农本草经》："主劳热邪气，五癃闭不通，利小便水道。"

❹❻鸡肠菜：又名鸡肠草、附地菜，出《植物名实图考》(清吴其濬撰)，捣碎生敷治发背、
肿毒、漆疮等。

❹❼甘遂：《神农本草经》："主大腹疝瘕……破癥坚积聚，利水谷道。"甘遂反甘草。

❹❽白癣皮：癣当作鲜。《神农本草经》：主"湿痹死肌，不可屈伸起步行止"。《药
性论》："治一切热毒风，恶风，风疮疥癣赤烂。"

❹❾风去：犹言速去，快去。

❺⓿地骨皮：《珍珠囊》："解骨蒸肌热，消渴，风湿痹，坚筋骨，凉血。"

❺❶金银花：出《名医别录》，功能清热解毒。此处"金银"语意双关，暗指钱财；花，
喻其少，意近"星星点点"。

❺❷矾：原文误作"凡"。白矾，中药名，《神农本草经》原名矾石。《日华子本草》：
"消痰……治中风失音。"《本草纲目》："吐利风热之痰涎。"

❺❸龙骨：中药名，古代哺乳动物的骨骼化石，出《神农本草经》，有收敛固涩功效，
故云"涩精"。此处语意双关，与上文"连一个金银花也没有"，谓老生是吝啬鬼。
什么，原文均为"甚么"，今改，后同。

❺❹咄：斥责声。

❺❺大麦：《本草纲目》引唐孟诜："宽胸下气，凉血，消积进食。"

❺小麦：功能养心除烦。《名医别录》："养心气，心病宜食之。"

❺浮麦：即浮小麦，小麦未成熟的颖果，以水淘之浮起者。《本草纲目》："益气除热，止自汗盗汗，骨蒸虚热，妇人劳热。"

❺麦皮：即麦麸，与浮麦同性，可入药。

❺射干：《神农本草经》："治咳逆上气，喉痹咽痛不得消息。散结气，腹中邪逆，食饮大热。"《本草纲目》："降实火，利大肠，治疟母。"

❻菊花：《神农本草经》："主诸风头眩，肿痛，目欲脱，泪出。"《药性论》："治头目风热。"《本草纲目》引唐甄权："作枕明目。"

❻元参：即玄参，《名医别录》："下水，止烦渴，散颈下核，痈肿。"《本草纲目》："解斑毒，利咽喉。"清人避康熙讳，常以"玄"作"元"。

❻沙参：《神农本草经》："主血积惊气，除寒热，补中，益肺气。"《本草纲目》引唐甄权："补虚，止惊烦，益心肺，并一切恶疮疥癣及身痒，排脓，消肿毒。"

❻苦参：《名医别录》："除伏热肠澼……疗恶疮，下部蛋。"《本草纲目》引唐甄权："炒存性，米饮服，治肠风泻血并热痢。"

❻丹参：《本草纲目》："活血，通心包络。"《日华子本草》："止血崩带下，调妇人经脉不匀。"

❻竹叶：清张德裕《本草正义》："退虚热烦躁不眠，止烦渴，生津液，利小水。"

❻荆芥：《本草纲目》："散风热，清头目，利咽喉，消疮肿。"

❻竹茹：《本经逢原》："清胃腑之热，为虚烦、烦渴、胃虚呕逆之要药。"

❻桔梗：《名医别录》："利五脏肠胃……温中消谷，疗喉咽痛。"

❻竹沥：《名医别录》："治暴中风风痹，胸中大热，止烦闷，消渴，劳复。"《本草衍义补遗》："中风失音不语，养血清痰，风痰虚痰在胸膈，使人癫狂。"

❼升麻：《神农本草经》："解百毒……辟瘟疫瘴气，邪气蛊毒。"

❼泽泻：《本草纲目》："渗湿热，行痰饮，止呕吐，泻痢。"唐甄权："补虚损五劳，除脏痞满，起阴气。"

❼海藻：《神农本草经》："主瘿瘤气，颈下核。破散结气。"《药性论》："疗疝气下坠疼痛，核肿。"

❼❸葶苈：即葶苈子。《神农本草经》："破坚逐邪，通利水道。"《药性论》："疗肺壅上气咳嗽，止喘促，除胸中痰饮。"

❼❹丹皮：即牡丹皮。《神农本草经》："除坚癥瘀血留舍肠胃，安五脏，疗痈疮。"

❼❺朴硝：《神农本草经》："除寒热邪气，逐六腑结聚，结固留癖。"

❼❻香附：《本草纲目》："利三焦，解六郁，消饮食积聚，痰饮痞满……妇人崩漏带下，月候不调，胎前产后诸病。"

❼❼地榆：《日华子本草》："月经不止，血崩，产前后诸血疾，赤白痢并水泻。"《本草纲目》："除下焦热，治大小便血证。"

❼❽薏米：即薏苡仁。《神农本草经》："主筋急拘挛，不可屈伸，风湿痹，下气。"《食疗本草》："去干湿脚气。"

❼❾槐花：《日华子本草》："治五痔、心痛……治皮肤风并肠风下血、赤白痢。"

❽⓪侧柏：即侧柏叶。《名医别录》："主吐血、衄血、痢血，崩中赤白。"

❽❶淫羊藿：《本草备要》："补命门，益精气，坚筋骨，利小便。"

❽❷萱草根：《本草纲目》："治沙淋，下水气。"《本草衍义》：治"吹乳，乳痈肿痛"。

❽❸外此别后有甚说：疑为衍文。

❽❹雄黄：《神农本草经》："主寒热、鼠瘘、恶疮、疽痔、死肌、杀百虫毒。"

❽❺公英：即蒲公英，又名黄花地丁。《本草备要》："专治乳痈、疔毒，亦为通淋妙品。"

［家人误犯密陀僧］

（丑扮作密陀僧上引）浪荡密陀僧❶，熬膏治疮疗，酒肉结朋友，相与❷皆医生。（白）吾乃密陀僧是也。吃了许多酒肉，不料身上有病，可将如何？（唱）我今日吃驴肉，动了风淫。❸白蛤肉❹，解药毒，能除疥癞。白鹅肉❺，补脏腑，大发疮疹。吃狗肉❻，温肠胃，壮阳益气。吃羊肉❼，暖脏腑，疮疹能发。吃鳖肉❽，鳖肉冷，滋阴凉血。吃鸡肉，鸡中金❾，磨积最神。（白）我想平日各样肉儿，无所不吃。今跟着医生，脓脓水水，吃了许多的酒肉。内中有一碗驴肉，叫我吃了，瘢疾❶❶又发，风淫又动。忽然想起慈菇❶❶也能治恶疮、瘾疹，我两个因❶❷结为厚友。而今只想吐痰，身上又觉肿胀，恐怕是黄疸⓭疾症，不免且往苦蒂庵寻他一寻。（**行介，唱**）抖一抖大象胆⓮，且免惊搔。好像那消乳痈，王不留行⓯。（**白**）我今到他庵门，庵门紧闭，不免把门儿敲他一敲。

　　（**小旦扮作尼姑开门，和尚进门相拜介，和尚问介**）慈姑好么？

　　（**小旦白**）老师费心。

　　（**丑照见介**）哎呀，那秃驴往姑姑庵做什么？待我跟去看他一看。（**紧跑到前喊介**）密陀僧往来这里。

　　（**和尚急掩丑口，丑强说介**）你调戏尼姑。

　　（**和尚白**）何尝？⓰

　　（**丑白**）你不调戏尼姑，你来这里做什么？

　　（**和尚白**）我来这里，不过与慈姑唱个神曲⓱儿，开一开胃气。

　　（**丑白**）你就把神曲儿唱一唱，我听一听。

　　（**和尚唱**）波滴波呵滴，波罗摩呵萨。能下死胎夜明沙⓲，安魂定魄用灵沙⓳，镇心养神得硃砂⓴，除医烂肉惟硇沙㉑，消咽肿有硼沙㉒，去烦渴有蚕沙㉓，波滴波罗摩呵萨。

　　（**丑白**）唱得好，唱得妙，有个物儿常在沙上跑，身顶袈裟盖，头上也没毛，念经他不会，下水他惯好，钻到泥里寻慈姑，爬到干岸寻沙道。和尚你今张嘴俱是沙，想是你在沙滩住么？（**唱**）这秃驴，必定是秉教沙门㉔。（**丑问慈茹介**）你也唱个我听一听。

　　（**尼姑白**）我不会唱。

　　（**丑白**）你不会唱，你只会陪着和尚说话么？（**唱**）想是你爹与娘，着实混帐，送在你姑姑庵，玷辱乡亲。

　　（**尼姑白**）呸！俺也是佛家弟子。

　　（**丑白**）你是什么弟子？善治咳逆黄荆子㉕，吸出滞物蓖麻子㉖，驱风除湿是个苍耳

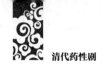

子㉗，专化胁痰是个白芥子㉘。染须发，桑椹子㉙。除毒热，青葙子㉚。降火敛肺有诃子㉛，下气定喘有苏子㉜，通经破血有续随子㉝。子儿多着哩，我也数不清。想是你身上有些疮毒，心内还想一孩儿么？

（尼姑白）胡说，难道我就不是个人了！

（丑白）你是个什么人？养胃进食有砂人㉞，通经破瘀有桃仁㉟，风肿烂眼有蕤仁㊱，壮筋强力有麻仁㊲，安神定志有枣仁㊳。你是什么人，我看你倒像那善治喘嗽，却是和尚一个杏仁㊴。

（和尚唱介）胡诌！硫磺本是火中精，朴硝一见便相争。㊵水银莫与砒霜见，狼毒最怕密陀僧㊶。（唱）密陀僧，性最劣，恨与狼毒犯了我，顷刻间你命归阴。

（丑惊，唱介）哎呀，巴豆性烈最为上，偏与牵牛不顺情。㊷丁香莫与郁金见，牙硝难合京三棱。㊸（唱）连忙走，到衙门，先禀牙皂。叫牙皂㊹，速通关，逐这风邪。

（尼姑唱介）休走，川乌、草乌不顺犀，㊺人参最怕五灵脂，官桂善能调冷气，若遇石脂便相欺。㊻（唱）我看见，那草乌，能解风痹。假若是，生用了，即是人朦。㊼（白）叫弟子，把山门㊽闭了。

（丑白）闭不得，我还要走哩。

（和尚扯介）你且休走，我还有个草果儿㊾与你吃，叫你消消臌胀。

（尼姑推介）我也有几个白果儿㊿与你吃，叫定定喘嗽。

（丑白）你们哄我哩！

（尼姑推介）去罢！

（和尚尼姑齐下手灌药，和尚唱）我今日用草乌[51]将你朦住，送到那青蒿科，治你骨蒸。

（众抬下。尼姑问和尚介）咱把人害了，咱该怎么？

（和尚掩尼姑介）你说怎么，咱就怎么。你头顶留下头发，鬓角儿插朵芫花，脸上擦着轻粉，丁香儿耳边挂，脑后带着米壳，胭脂儿把嘴擦，身穿故锦，手掌枇杷，闪开漏出乳香，看见胡麻，相与几个桂枝❷，惟有金屑银屑语化。有人赶来，干漆象牙棒儿打他，总不饶半夏。❸倘或遇着官桂，百生法儿护咱。❹那时节，吃斋也可，不吃斋也罢，情愿跟着你当归，再不想寺庙出家，再不想寺庙出家。

（尼姑应介）你说甚话！这是甚话！滋阴止血头发❺，消胀利水芫花❻，杨梅肿毒轻粉❼，涩肠泻痢米壳❽。丁香儿快脾胃，胭脂儿可擦。❾治喘急故锦❿，理肺脏枇杷⓫。能止疼乳香⓬，补虚损胡麻⓭，得了止汗桂枝⓮。若有心慌，金银屑儿镇压，⓯追积杀虫干漆⓰，杂物入肉象牙⓱，嗽呕堪入半夏⓲。倘遇热性官桂⓳，冷气无能奈他。为甚吃斋也可，不吃斋也罢？调荣养血惟当归⓴，怎愿膤乐户人家，怎愿膤乐户人家。㉑

（和尚白）这何尝㉒是乐户人家，这何尝是乐户人家？不过是应个接骨丹㉓儿，黑老婆罢。

（尼姑白）黑老婆是什么？

（和尚白）一名就叫土鳖。

（尼姑白）那有出家人还膤㉔土鳖哩？

（和尚白）出家人还了俗，不膤土鳖，还会干什么事！

（尼姑白）你膤罢，我不愿去。

（和尚上前扯手，白）你不愿去？你看，不好，有人来了。（唱）我劝你，跟着我，留头发还了俗罢。治老疾，除瘟疟，去膤天灵㉕。

（尼姑白）天灵是什么？

（和尚白）你只管来罢，底下还有字哩。

（尼姑白）是什么字？

（和尚白）你常问是什么字，你来这里，我告你说，是个"盖"字。

（和尚扯尼姑下。）

校 注

---

❶ 密陀僧：中药名，原文误作"蜜陀僧"，下同。《本草纲目》："疗反胃消渴，疟疾下痢，止血，杀虫，消积。治诸疮，消肿毒。"

❷ 相与：交往，相处。

❸ 驴肉：《本草纲目》引宋寇宗奭："驴肉食之动风。" 风淫，即风邪。

❹ 白蛤肉：为白鸽肉之误。《本草纲目》白鸽肉 "解诸药毒，及人、马久疥，食之立愈"。

❺ 白鹅肉：《日华子诸家本草》："白鹅，辛，凉，无毒。苍鹅，冷，有毒，发疮肿。"唐孟诜："鹅肉性冷，多食令人易霍乱，发痼疾。"《本草纲目》："利五脏。"

❻ 狗肉：《本草纲目》引唐孙思邈："补胃气，壮阳道，暖腰膝，益气力。"

❼ 羊肉：《本草纲目》："苦，甘，大热。"又："食之生痈。"

❽ 鳖肉：《本草纲目》："去血热，补虚。久食，性冷。补阴。"

❾ 鸡中金：即鸡内金。《本草纲目》："治小儿疳……反胃，消酒积。"磨积：消除积滞。

❿ 痼疾：久治不愈者称痼疾，这里指旧疾。

⓫ 慈菰：即山慈姑。《本草纲目》："主疔肿，攻毒破皮。"

⓬ 因：就，副词。

⓭ 黄疸：亦称黄瘅，其主症为身黄，目黄，小便黄，出《黄帝内经》。

⓮ 大象胆：《本草纲目》："苦，寒，微毒。""明目治疳"。又，象牙"主风痫惊悸"。惊搐，由于惊风而四肢抽搐，多因高烧不退所致。

⓯ 王不留行：《名医别录》："止心烦鼻衄，痈疽恶疮，瘘乳，妇人难产。"李时珍："此物性走而不住，虽有王命不能留其行，故名。"

⓰ 何尝：副词性结构，表示事情从未发生过。原文误作"何裳"。

⓱ 神曲：中药名，出《药性论》。金张元素《珍珠囊》："养胃气。"《本草纲目》："消食下气。"

⓲ 夜明沙：即夜明砂，中药名。《本草纲目》："夜明砂灰酒服……并下死胎及胎衣"。

⓳ 灵沙：即灵砂，又名二气砂，《本草纲目》：主治 "五脏百病，养神安魂魄。"

⑳硃砂：即朱砂，《神农本草经》朱砂"养精神，安魂魄，益气明目"。《本草从新》"镇心定惊"。

㉑硇沙：即硇砂，《本草纲目》："去恶肉，生好肌。"

㉒硼沙：即硼砂，《日华子诸家本草》："消痰止嗽，破癥结喉痹。"

㉓蚕沙：《本草纲目》："治消渴癥结，及妇人血崩，头风，风赤眼，去风除湿。"

㉔沙门：佛教用语，梵文音译，这里指出家之人。秉教沙门，意即受戒出家做和尚。

㉕黄荆子：《本草纲目》："除骨间寒热，通利胃气，止咳逆，下气。"

㉖蓖麻子：《本草纲目》治"针刺入肉，竹木骨哽，鸡肉骨哽"。

㉗驱风：原文误为"欧风"。 苍耳子，《神农本草经》："主风头寒痛，风湿周痹，四肢拘挛痛，恶肉死肌。"

㉘白芥子：出《名医别录》。《本草纲目》："利气豁痰，除寒暖中，散肿止痛，治喘嗽反胃。"

㉙桑椹子：出唐《新修本草》。明兰茂《滇南本草》："益肾脏而固精，久服黑发明目。"

㉚青相子：即青葙子，出《神农本草经》。张山雷《本草正义》："能清肝火血热。"

㉛诃子：清张璐《本经逢源》："诃子苦涩降敛，生用清金止嗽，煨熟固脾止泻。"清金，即清肃肺火。

㉜苏子：《名医别录》："主下气。"《日华子诸家本草》："止嗽，润心肺，消痰气。"

㉝续随子：又名千金子。《开宝本草》："主妇人血结月闭，癥瘕疝癖，瘀血蛊毒。"

㉞砂人：即砂仁。《药性论》："消化水谷，温暖脾胃。"

㉟桃仁：《神农本草经》："主瘀血，血闭瘕。"《名医别录》："破癥瘕，通月水，止痛。"月水，即妇女经水。

㊱蕤仁：又名蕤核。《本草纲目》："（主治）心腹邪结气，明目，目赤痛伤泪出，目肿眦烂。"

㊲麻仁：即麻子仁，又名火麻仁。《本草纲目》："补中益气，肥健不老。"

㊳枣仁：即酸枣仁。《本草图经》："睡多，生使；不得睡，炒熟。"

㊴杏仁：《药性论》："主咳逆上气喘促。"

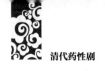

㊵朴硝一见便相争：据文献记载，硫磺与朴硝相畏，属中药配伍禁忌。

㊶水银莫与砒霜见，狼毒最怕密陀僧：即水银畏砒霜，狼毒畏密陀僧。

㊷巴豆……偏与牵牛不顺情：即巴豆畏牵牛。

㊸丁香莫与郁金见，牙硝难合京三棱：均属配伍禁忌。 郁金：原文作“玉金”。

㊹牙皂：亦名猪牙皂。《本草纲目》：“其味辛而性燥，气浮而散，吹之导之，则通上下诸窍。”《简要济众方》用以治中风口噤。

㊺川乌、草乌与犀角相畏。

㊻人参最怕五灵脂。官桂……若遇石脂便相欺：即人参畏五灵脂，官桂畏赤石脂。官桂，即肉桂。明倪朱谟《本草汇言》：“肉桂，治沉寒而痼冷之药也。”调，治。

㊼草乌：《神农本草经》：“除寒湿痹，咳逆上气，破积聚寒热，其汁煎之名射罔，杀禽兽。” 陶弘景云：“射禽兽十步即倒，中人亦死，宜速解。” 草乌含乌头碱，毒性极强，具局部麻醉（先刺激后麻醉）作用，口服过量可因呼吸中枢及心肌麻痹而致死。炮制或加热煎煮后，生物碱含量减少，毒性亦大大降低。 “人朦”，意指被麻醉昏迷。

㊽山门：原文误作“三门”。

㊾草果：金李杲云：“温脾胃，止呕吐，治脾寒湿，寒痰；益真气，消一切冷气膨胀。”

㊿白果：亦名银杏。《本草纲目》：“白果熟食温肺益气，定喘嗽，缩小便，止白浊。”

(51)青蒿科：指青蒿。《神农本草经》：“（治）留热在骨节间，明目。” 科，亦作“棵”。

(52)桂枝：原文作“桂支”。

(53)饶：宽让。原文作“绕”，此处取中药名半夏与“半下”谐音，全句意思是一下也不能少打。

(54)百生法儿：想着各种法儿。 护，袒护。

(55)头发：人发洗净加工成中药血余炭，功能止血散瘀，补阴利尿。《本草纲目》：“发乃血之余，故能治血病，补阴，疗惊痫。”

(56)芫花：《本草纲目》：“逐水泄湿。”

(57)轻粉：《本草纲目》：“治痰涎积滞，水肿臌胀，毒疮。”

(58)米壳：即罂粟壳。《本草纲目》：“止泻痢，固脱肛。”

❺❾丁香：《本草纲目》："温脾胃，止霍乱拥胀。" 胭脂：指燕脂，中药名，《本草纲目》载，可治"小儿疔耳，乳头裂破，婴孩鹅口，漏疮肿痛"等，此处似有脱误。

❻⓪故锦：《普济方》：烧灰可治"上气喘急"。

❻①枇杷：《本草纲目》："止渴下气，利肺气，止吐逆。"

❻②乳香：明刘文泰《本草品汇精要》："下气止痛。"《珍珠囊》："定诸经之痛。"

❻③胡麻：即黑脂麻，又名巨胜子。《神农本草经》："主伤中虚羸，补五内，益气力，长肌肉，填脑髓。"

❻④桂枝：《神农本草经》："（桂枝）止烦出汗。"《本草纲目》引元王好古云："汗多用桂枝者，以之调和营卫，则邪从汗出而汗自止。"可知桂枝既可出汗，亦可止汗。

❻⑤金银屑：即金屑、银屑。《名医别录》："（金屑）镇心安魂魄。"《本草纲目》："（银屑）安五脏，定心神，止惊悸。"

❻⑥干漆：《名医别录》："疗咳嗽，消瘀血痞结，腰痛，女子疝瘕，利小肠，去蛔虫。"

❻⑦象牙：《本草纲目》主治"诸铁及杂物入肉，刮牙屑和水敷之"。

❻⑧半夏：《药性论》："消痰，下肺气，开胃健脾，止呕吐，去胸中痰满。"

❻⑨官桂：即肉桂。明倪朱谟《本草汇言》："治沉寒痼冷之药也。"

❼⓪当归：《日华子诸家本草》："破恶血，养新血，及主癥癖，肠胃冷。"

❼①膺：接受，做。 乐户人家：古代犯罪妇女或犯男之妻因罪没入官府，被迫从事吹弹歌唱，名隶乐籍，称乐户，地位低下。

❼②尝：原文误为"常"。

❼③接骨丹：中药岩笋的别名，此处泛指折伤类药剂。黑老婆：中药䗪虫之俗称，亦名土鳖、土元，入药治"折伤瘀血"（《本草纲目》），这里亦作庄稼汉的自嘲。

❼④膺：做。下句"不膺土鳖"同。都有自嘲之意。

❼⑤天灵盖：人类的头盖骨，亦名仙人盖，入药。《开宝本草》："治肺痿，乏力羸瘦，骨蒸盗汗。"《本草纲目》："（治）久瘴劳疟"。

〔山栀投热遇妖精〕

（丑醒上介）我今做事无窍，缘何蒿科睡觉❶，明明和尚戏尼姑，我在中间胡闹。忽然就到这里，令人不料，令人不料。这闲事不要管他，我主人叫我请医，我只得舍这五加皮❷脸，强筋健步，走上一遭。呀，那不是热家庄么！我想热家庄许多热性，内中有个荜薢❸，其性最热，却能温中。还有一个荜澄茄❹，善疗心疼。他父子有乌药❺，俱能治心疼，却冷气。他家还有许多丫环，各有精能❻，我去看他一遭。（唱）有一个，叫木香❼，善理气滞。有一个，叫茴香❽，治疝止痛。还有个，麝香儿❾，能开心窍。那檀香❿，定霍乱，兼愈心痛。那藿香⓫，辟恶气，又除霍乱。那枫香⓬，理瘰疮，并治瘾疹。安息香⓭，逐邪恶，鬼胎能落。苏合香⓮，杀毒虫，梦魇能兴。更有一，清木香⓯，亦能散气。惟沉香，能下气，还治心疼。⓰（白）我到门首，只说偶感风寒，寻些生姜发散，干姜暖中，良姜止我心气攻冲。⓱他就是没药⓲治我损伤，我再舍这一副陈皮⓳脸，只当开了脾胃。呀！忽然想起来了，他那有一个麻黄⓴，最不是好的，他会行病、治病，治出人家汗来，他又使他那歪根子㉑，与人家止汗。他却善治风嗽，倘或听我咳嗽，他必定携那五味子、白石英，与那蛤蚧一齐出来治，㉒我就是装头疼假咳嗽，也还要细辛。㉓（唱）我且从，川椒旁，暂且达下，㉔要益肾，要填精，还要苁蓉㉕。我将要，暖他心，可借肉桂㉖。寻鲫鱼㉗，温他胃，也算有功。得一个，续断㉘的，那怕崩漏。要生精，补崩漏，我有鹿茸㉙。

（白）韭子㉚助阳医白浊，虎骨㉛壮筋却毒风。行药破血须美语，㉜通中发汗用生葱㉝。（唱）我今日，心气迷，浑身发冷，必得那，吴茱萸㉞，暖气温中；必得那，石菖蒲㉟，开我心窍；必得那，葫芦巴㊱，治疝有益；必得那，石流黄㊲，暖胃驱虫。（白）我在此胡椒㊳一会，去了许多冷痰。若是秦艽㊴，必将风疼俱去。但我虫疼又发，且在此楝根树㊵下歇一歇。

（小旦扮作白花蛇上介）生来本事实不差，痈痪癫疹来寻咱，若问奴家名合姓，群蛇里边称白花㊶。

（副旦扮作乌梢蛇上介）学来武艺最是高，疮疡不仁皆能疗，若问奴家名合姓，群蛇数内称乌梢㊷。

（副旦见小旦问白）姐姐有何事干？

（小旦答，唱）我昨日，吃硇砂㊸，破积有效。到今日，寻缩砂㊹，止泻安胎。

（**小旦问副旦白**）妹妹有何事干？

（**副旦答小旦，唱**）我昨日，杀虫毒，中了赤箭[46]。到今日，寻白及[47]，治我金伤。

（**丑猛起对副旦，白**）好妖孽！（**唱**）古石灰[48]，止出血，拌着韭根，捣千杵，抹到疮口，手咱紧[49]，生肌肉，效甚捷。你寻我山栀有何说！（**丑又对小旦白**）好妖精！（**又唱**）阿胶珠[50]，治胎崩，拌着蛤粉，备细炒，吃到肚内最安静，止脓血，补虚羸。你要我山栀终何用，终何用。（**白**）我看你这个白白妇人，身上花花的，好似一个白豆蔻[51]，你必定会治冷泻。我又看见你这个黑黑的妇人，眼珠有个红圈儿，好像一个红豆蔻[52]，你必定会治吐酸。（**丑对小旦唱**）我想你牡蛎儿[53]，治我遗精。

（**小旦应唱**）呸！你若是助阳汤，真正天雄[54]。

（**丑对副旦唱**）我想你巴豆儿[55]，消痰破癥。

（**副旦应唱**）呸！你若是，破癥瘕，真正毒虫[56]。

（**丑白**）我看你这带白术[57]的妇人，（**唱**）好似那，能温胃，逐痰去痈。

（**丑白**）我看你这带川乌[58]的妇人，（**唱**）好像是，能破积，消痰去风。你两个，酸话儿，都若是酽米醋[59]，补益消肿。

（**小旦、副旦合白**）你这孩子，往哪里去？

（**丑白**）我主人叫我去请黄医生。

（**小旦白**）黄医生在我那里。

（**丑白**）你休哄我！

（**小旦白**）我说的是实话，谁哄你么！

（**副旦白**）你跟俺两个去罢。

（**丑白**）是实话，我就去了。（**丑暗喜介**）不管他是不是，我且跟他去混他。

（**丑对副旦介**）我今去罢。

（**小旦副旦合介**）你来罢。

（**丑问白**）你家还有什么人?

（**旦白**）就是两个。

（**丑喜唱**）我听说只两个，快乐无双，到那里，利心志，与他合欢❻。那怕这，风痰病，沉瘤疾发。吐风痰，消沉瘤，定要砒霜❻。

（**副旦行，丑跟上，小旦唱**）山栀子，跟我来，穿山甲❻过，治恶疮，医痔癣，消乳肿痛。你好似，益母草❻，女科最要。胎前后，只用你，去瘀生新。

（**副旦唱**）我今日，送到你，紫河车❻内，补虚损，治痨疗，培养根本。你好似，无名异❻，金疮最要。止疼痛，疗伤折，生肌有准。

（**小旦白**）到了，你且在岸上歇一歇，我去里头与你做饭。

（**小旦下，副旦白**）我去那里罢。

（**丑白**）你两个不在一堆住?

（**副旦白**）我两个是邻家。

（**丑白**）既是邻家，我，我在这里藏罢。

（**丑跟副旦藏介，丑白**）有缘千里来相会。

（**副旦白**）无缘对面不相逢。

（**同下**）

校 注

❶觉：原文误为"教"。

❷五加皮：《名医别录》："补中益精，坚筋骨，强志意。"

❸萆薢：味苦平，《本草纲目》："萆薢之功，长于祛风湿。"文中"其性最热"，不知何据，似为荜茇之误。荜茇，《本草求真》："以其气味辛温，则寒自尔见除。"《本草纲目》：荜茇"辛热耗散，能动肺脾之火"。

❹荜澄茄：原文误为"荜澄茄"。《海药本草》：荜澄茄"主心腹卒痛。"

❺乌药：唐陈藏器《本草拾遗》："主中恶心腹痛，蛊毒……肾间冷气攻冲背膂，妇人血气，小儿诸虫。"

❻精能：本领、能耐。

❼木香：《本草纲目》："木香乃三焦气分之药，能升降诸气。"

❽茴香：《日华子诸家本草》："治干湿脚气并肾劳癫疝气，开胃下食，治膀胱痛，阴疼。"

❾麝香：《本草纲目》："盖麝香走窜，能通诸窍之不利。"又"治中风，中气，中恶，痰厥，积聚癥瘕"。

❿檀香：《日华子诸家本草》："止心腹痛。"《本经逢原》："呕逆吐食宜之。"

⓫藿香：《名医别录》："去恶气，止霍乱、心痛。"

⓬枫香：《本草品汇精要》："枫香脂主瘾疹风痒浮肿齿痛。"

⓭安息香：唐《新修本草》："（主治）邪气魍魉，鬼胎血邪。"《本草纲目》："（主治）心腹恶气，鬼疰。"

⓮苏合香：《本草纲目》："辟恶，杀鬼精物，温疟蛊毒痫　，去三虫，除邪，令人无梦魇。"梦厌：厌，通魇。

⓯清木香：即青木香。《本经逢原》："善调膈上诸气。"

⓰惟：句首助词，无义。

⓱还治心疼：《名医别录》：（沉香）"主心腹痛。"《本草纲目》："（主治）风水毒肿，去恶气。"

⓲生姜：《本草纲目》："生用发散，熟用和中。"干姜：《神农本草经》："主胸满咳逆上气，温中，止血，出汗，逐风湿痹，肠澼下痢。"良姜：即高良姜，《名医别录》："主暴冷，胃中冷逆，霍乱腹痛。"

⓳没药：《开宝本草》："疗金疮，杖疮，诸恶疮，痔漏。"

⓴陈皮：即橘皮。《名医别录》："下气，治呕咳……主脾不能消谷，气冲胸中，吐逆霍乱。"

㉑麻黄：《神农本草经》："发表出汗，去邪热气，止咳逆上气，除寒热。"又据《本草纲目》："麻黄发汗之气，驶不能御，而根节止汗，效如影响，物理之妙，不可测度如此"。

㉒子：原文误作"之"。 歪根子，指麻黄根，入药可止汗。

㉓咳嗽：原文作"咳喇"。 五味子：《用药法象》："五味子收肺气，乃火热必要之药，故治嗽以之为君。" 白石英：《本草纲目》："治肺痈吐脓，咳逆上气，疸黄。" 蛤蚧：《本草纲目》："补肺气，益精血，定喘止嗽，疗肺痈，消渴。"麻黄、五味子、白石英、蛤蚧均能治嗽。

㉔细辛：《神农本草经》："（治）咳逆上气，头痛脑动。"此处因上句"装头疼假咳嗽"而谐音为"细心"，即仔细、小心之意。

㉕川椒：亦名蜀椒，即花椒。《本草纲目》："段成式言椒气下达，饵之益下，不上冲也。"

㉖苁蓉：即肉苁蓉。《本草汇言》"养命门，滋肾气，补精血之药也"，此处谐音"从容"。

㉗肉桂：《本草纲目》：肉桂"厚而辛烈，去粗皮用"，主治"心腹寒热冷疾"。《本草汇言》："肉桂，治沉寒痼冷之药也。"桂心，《本草纲目》：肉桂"去内外皮者，即为桂心"，主治"九种心痛，腹内冷气痛不可忍"。

㉘鲫鱼：《本草拾遗》："（鲫鱼）温中下气。"

㉙续断：《名医别录》："（治）妇人崩中漏血。"

㉚鹿茸：《本草纲目》："生精补髓，养血益阳。"《神农本草经》："主漏下恶血。"

㉛韭子：《名医别录》："主梦中遗精，尿血。"《本草纲目》："治小便频数，遗尿，女子白淫白带。"

㉜虎骨：《本草纲目》："追风定痛，健骨。"

㉝行药破血须美语：待考。

㉞生葱：指葱白。《本草从新》："发汗解肌，通上、下阳气。"

㉟吴茱萸：《神农本草经》："温中下气。"

㊱石菖蒲：原文为"石昌蒲"。《神农本草经》："（石菖蒲）主风寒湿痹，咳逆上气，开心孔，补五脏，通九窍，明耳目，出声音。"

❸❼葫芦巴：即胡芦巴。《本草纲目》："治冷气疝瘕，寒湿脚气，益右肾，暖丹田。"

❸❽石流黄：指硫黄。《名医别录》："疗心腹积聚，邪气冷癖在胁，咳逆上气"，"止血，杀疥虫。"

❸❾胡椒:《本草求真》:"凡因火衰寒入,痰食内滞,肠滑冷利及阴毒腹痛……治皆有效"。此处以胡椒谐音"胡搅"。

❹⓿秦艽：《神农本草经》："主寒热邪气，寒湿风痹，肢节痛。"

❹❶楝根树：此处指楝树，其根皮或树皮入药，即苦楝皮，《名医别录》："疗蛔虫，利大肠。"楝，原文误作："练"。

❹❷白花：指白花蛇。《本草纲目》："白花蛇能透骨搜风，截惊定搐，为风痹、惊搐、癞癣恶疮要药。"

❹❸乌梢：即乌梢蛇，功效与白花蛇近似而药力较弱。《本草纲目》："（主治）诸风顽痹，皮肤不仁，风瘙瘾疹，疥癣。"

❹❹硇砂：《本草纲目》："（主治）积聚，破积血，止痛下气。"

❹❺缩砂：即砂仁。明贾九如《药品化义》："若呕吐恶心，寒湿冷泻，腹中虚痛，以此温中调气"，"若胎气腹痛，恶阻食少，胎胀不安，以此运行和气。"

❹❻赤箭：即天麻。《本草纲目》："杀鬼精物，蛊毒恶气。"

❹❼白及：《本草纲目》："能入肺止血，生肌治疮"。又引唐甄权："（治）扑损，刀箭疮，汤火疮，生肌止痛。"

❹❽石灰：《本草纲目》："傅金疮吐血，定痛神品。"古石灰，即陈年石灰。

❹❾手咱紧：意谓手攥紧。"咱"与"攥"声近而误。

❺⓿阿胶珠：阿胶打碎，用蛤粉炒成。《本草纲目》治"女子血痛血枯，经水不调，无子，崩中带下，胎前产后诸疾。男女一切风病，骨节疼痛，水气浮肿，虚劳咳嗽喘急，肺痿唾脓血，及痈疽肿毒"。

❺❶白豆蔻：《开宝本草》："主积冷气，止吐逆反胃，消谷下气。"

❺❷红豆蔻：《本草纲目》："（主治）肠虚水泻，心腹绞痛，霍乱呕吐酸水，解酒毒。"

❺❸牡蛎：《名医别录》："止汗，气痛气结，止渴，除老血，涩大小肠，疗泄精。"

❺❹天雄：《本草纲目》引唐甄权："治一切风，一切气，助阳道，暖水脏，补腰膝，

益精明目。"

❺❺巴豆:《神农本草经》:"破癥瘕积聚,坚积,留饮痰癖。"

❺❻毒虫:指虻虫、䗪虫、水蛭之类,可"破血癥积聚",但都有毒。

❺❼白术:原文误为"白禾"。《珍珠囊》:白术"除湿益气,补中补阳,消痰逐水,生津止渴,止泻痢,消足胫湿肿。"

❺❽川乌:《神农本草经》:"风寒咳逆邪气,寒湿痿痹","破癥坚积聚血痕,金疮。"

❺❾酽米醋:即米醋。《本草纲目》:"消痈肿,散水气,杀邪毒。"又引唐陈藏器:"下气除烦,治妇人心痛血气,并产后及伤损金疮出血昏运,杀一切鱼、肉、菜毒。"酽(yàn):汁液浓,味厚。

❻⓿合欢:《神农本草经》:"安五脏,和心志,令人欢乐无忧。"

❻❶砒霜:即白砒,《本草图经》:"主老痰诸疟,齁喘癖积,蚀瘀腐瘰疬","炼成霜其毒尤烈。"沉痼,这里指旧疾、久治不愈的病。

❻❷穿山甲:《药性论》:"治山瘴疟,恶疮……痔漏恶疮疥癣。"又《本草纲目》:"通经脉,下乳汁,消痈肿,排脓血,通窍,杀虫。"谚曰:"穿山甲,王不留,妇人服了乳长流。"

❻❸益母草:《本草纲目》:"活血破血,调经解毒,治胎漏产难,胎衣不下,血晕,血风血痛,崩中漏下,尿血,泻血。"

❻❹紫河车:《本草拾遗》:"治气血赢瘦,妇人劳损,面黡皮黑,腹内诸病渐瘦者。"又《本草图经》:"男女虚损劳极,不能生育,下元衰惫。"痨疗,疑当作"痨疾"。

❻❺无名异:一种锰矿石。《本草品汇精要》:"主金疮折伤内损,止痛,生肌肉。"

[路旁幸遇马齿苋]

(武生扮作马齿苋上,引)平生本事无多能,善治白翳及青盲,痢症痈痔皆能治,还与人间杀诸虫。吾乃马齿苋是也。❶昨日在山寻使君子❷,治小儿疳疾,除泻痢,利诸虫,见洞里出了一道黑气,用赤箭射了一下,把赤箭拐去。我今请骨痹,又想寻那赤石脂❸，不免带上鬼箭❹，再使芜荑❺，把这邪风恶出一并除去。哎呀！我还有一件宝贝，他名叫预知子❻，遇毒作声，善于杀虫，我何不带着他去！（唱）预知子，缀领中，遇毒作声；还有那鹤虱儿❼，蛇虫堪逐。金樱子❽，却遇精，也能杀虫。（**丑出头看，武生白**）呀，岸上什么妖邪，待我一箭射死。

（**丑猛出白**）我不是妖邪，我是人。

（**武生白**）你是人？你来这里做什么？

（**丑白**）我来这里请黄医生。

（**武生白**）胡说，黄医生他来这里做什么？

（**丑白**）这是我亲戚家。

（**武生白**）你越发胡说起来了，这里并无人住，那得有亲戚哩！你快说实话，若不实说，招我一刀杀你。

（**丑怕，白**）我在此，我在此……

（**武生白**）你说吧，你怕什么！

（**丑白**）我在此不敢说。

（**武生白**）你来这里说。

（**丑白**）罢，罢，我说了罢。我原是在热家庄树下歇的，遇见两个妇人，他说黄医生在这里，叫我跟他来了。

（**武生白**）他说什么来？

（**丑白**）那带白术的妇人，（唱）他说是吃硇砂，破积有效，又说是寻缩砂，止泻安胎。（白）那带川乌的妇人，（唱）他说是杀毒虫，中了赤箭，又说是寻白及，治他金疮。

（**武生唱**）哎呀，听说声，杀虫毒，中了赤箭；好像似，服钩藤，治的我手足瘿疯❾；又像似，哑胡芦❿，治的我中满膨胀。恨不得，使连翘⓫，治的我气滞血凝。（白）

你说那两个妇人是什么，却是两个妖邪。他昨日中了赤箭，把我赤箭拐去。我今日正要寻他，他把你哄在这里，他要吃你的。

（丑乞白）救我罢。

（武生白）有我在此，大料无妨。

（副旦出看，又叫，白）姐姐，我的冤家来了，咱两个将他当就一顿⓬饭，吃了他罢。

（武生白）哎呀，预知子，作声个，真正妖邪来了。

（武生猛见副旦，唱）好妖邪，那里走，还我赤箭！再用这鬼箭羽，杀这毒虫。

（武生射箭，副旦接箭唱）我昨日，不防你，中你一箭。你今日，为什么，又来张精！咱两个，化谷食，消毒气，必得大蒜⓭。顷刻间，使石羔⓮，解肌热，坠你头疼。

（武生白）好妖邪，休说你俩个。（唱）就兼你，枸子儿⓯，补心气，更免惊悸。惹了我，平肝气，消滞气，揭你青皮⓰。切乌头⓱，去厥冷，叫你回阳。用白薇⓲，治的你，人事不知。

（小旦上唱）说这话，惹的我，鼻塞涕流，有香臭，不能闻，着实辛夷⓳。且把你当田螺⓴，安排醒酒。那怕你，是水蛭㉑，通经堕胎。

（副旦白）姐姐，我仔细看他，好似马齿苋，一身光棍气，㉒最不是善的，休吃了他的亏。姐姐不信，问他一问。

（小旦白）我且问你，你是何人？

（武生白）你问我，我是县学中一个朋友，有名劣生马齿苋。

（小旦白）你是凭弓马进的。㉓

（武生白）你怎知我是凭弓马进的？

（小旦白）我见你没一点儒气，想是不通。

（武生白）我进的时节，宗师㉔膀胱火盛，痛肿难止，有萹蓄通草，就进了我，那时也是小水不利，㉕幸而遇两篇窗下灯草㉖，宗师要上㉗，大家赞赏，当面把我进了，焉何㉘说我不通?

（**小旦白**）通便通，是人家替㉙你做的。

（**武生笑，白**）呵，呵，他两个一身牛气，还来訾㉚嘴笑哩。（**唱**）我今日定惊痫，安魂魄，捉这牛黄㉛。先把你跌损伤，去恶毒，治你血竭㉜。再使那蜘蛛儿，喇毒气，除恶安人。㉝

（**三人相杀，小旦唱**）好像是冰片儿㉞，治的你，狂躁妄语。又好似天竺黄㉟，治的你，急慢惊风。有磁石，那怕你，是个铁汉。我白花蛇，喇一嘴，送你墓中。

（**副旦唱**）你好像白蔹儿㊱，治的我，痈疔惊痫。又好像郁李仁，治的我，关格不通。㊲有海石㊳，哪怕你，心腹坚硬。我乌梢，吹吹风，吸你杜中。㊴

（**武生白**）你两个越发是妖精么！（**唱**）捉鬼箭，先治你，腰疼膝冷，再放我，鹤虱儿，杀这毒虫。（**放鹤虱介，唱**）你虽是定惊痫，消邪风，遇蝉蜕㊵，定叫你风气去，顽痹退，求我寄生㊶。

（**副旦白**）姐姐，不好了，我浑身发痒。（**唱**）鹤虱儿，治的我，着实心慌。

（**小旦白**）妹妹，我身上也像有些鹤虱。（**唱**）咱两个，急忙忙，且回洞中。

（**丑对武生白**）他两个都钻到石洞里。

（**武生唱**）赶上他，定治他，恶疮疥癞。钻进里，却邪风，寻到蛇床㊷。

（**丑白**）进不得里边，恐怕他有什么术法害你。

（**武生白**）恁他有什么，我是不怕的。

（**丑白**）不如我先到洞里看一看。哎呀！他那里边是什么东西？速拿一根棒儿挑出来。看，原是一条长虫皮。

（**武生白**）这一名叫做蛇退㊸，（**唱**）除翳㊹膜，兼治那，惊痫搐搦。这孽畜，见了人，脱皮一层。（**白**）他今日脱皮而去，必不再出。想是怕了我，我到明日再来寻他。

（**丑谢白**）马相公，今遇着你，若不是你来，活活的叫他两个把我害了。我今

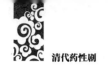

要往温村请医，不知路在那里，借重你引我上路。

（**武生白**）这也不难。但温村有一个威灵仙❶，是我厚友，他神通广大，到那里替我问候。还告你说，而今贼寇甚多，你要仔细些。

（**丑拜白**）老师你救我一场，爽利你送一送。

（**武生白**）你这一个人，得了一步，还想一步。

（**丑白**❶）老师爷，送送罢，送送罢！

（**武生白**）罢了，你跟我来。（**唱**）到我家，使一人，送你温村。

（**武生行，丑跟，唱**）到家中，对主人，只是感情。（**同下**）

校 注

❶ 马齿苋：《本草品汇精要》："马齿苋主目盲白翳，利大小便，去寒热，杀诸虫，止渴，破癥结痈疮。"青盲：中医病证名，出元巢元方《诸病源候论》，眼部外观无异常而渐失明，与视神经萎缩相似。

❷ 使君子：原文为"史君子"。《开宝本草》："主小儿五疳，小便白浊，杀虫，疗泻痢。"

❸ 赤石脂：《名医别录》："疗腹痛肠澼，下痢赤白，女子崩中漏下，难产胞衣不出。"

❹ 鬼箭：即卫矛，《神农本草经》：治"女子崩中下血，腹满汗出，除邪，杀鬼毒蛊疰"。

❺ 芜荑：《神农本草经》："主五内邪气，散皮肤骨节中淫淫温行毒，去三虫，化食。"

❻ 预知子：《本草纲目》："杀虫疗蛊，治诸毒。"又载，"相传取子二枚缀衣领上，遇有蛊毒，则闻其有声，当预知之，故有诸名。"

❼ 鹤虱：《新修本草》："主蛔、蛲虫。"又"杀五脏虫，止疟，傅恶疮"。

❽ 金樱子：《本草纲目》："（治）脾泄下痢，止小便利，涩精气。"又，金樱子花"止冷热痢，杀寸虫、蛔虫等"。

❾钩藤:《名医别录》: "主小儿寒热,十二惊痫。"《药性本草》: "小儿惊啼,瘛疭热壅,客忤胎风。" 瘛疭:瘛,音 chì,指收缩。疭,音 zòng,舒伸。瘛疭,指四肢抽搐,也叫"抽风"。

❿哑胡芦:即胡芦巴,《本草纲目》: "(主治)元脏虚冷。得附子、硫磺,治肾虚冷,腹胁胀满,面色青黑。"以上文中所说"治的我",实为"治我",或"治我的",均为述药物功效。下例同。

⓫连翘:《日华子诸家本草》: "通小肠,排脓,治疮疖,止痛,通月经。"凝,原文误作"疑"。

⓬顿:原文误作"饨"。

⓭大蒜:《名医别录》: "除风邪,杀毒气。"《新修本草》: "下气,消谷,化肉。"此处"蒜"谐音"算",大算,即好好算一算账。

⓮石羔:即石膏,《名医别录》: "除时气头痛身热,三焦大热,皮肤热。"《本草纲目》: "止阳明经头痛,发热恶寒。"

⓯枸子儿:指枸杞子。《本草纲目》: "坚筋骨,耐老,除风,去虚劳,补精气。"枸,原文误作"拘"。

⓰青皮:《本草图经》: "主气滞,下食,破积结及膈气。"

⓱乌头:《本草纲目》: "(主治)诸风,风痹血痹,半身不遂,除寒冷,温养脏腑,去心下坚痞,感寒腹痛……助阳退阴,功同附子而稍缓。"

⓲白薇:《神农本草经》: "主暴中风,身热肢满,忽忽不知人,狂惑邪气。"

⓳辛夷:《本草纲目》: 治"鼻渊、鼻鼽、鼻窒、鼻疮及痘后鼻疮"。

⓴田螺:《名医别录》: "煮汁,疗热醒酒。"

㉑水蛭:《本草纲目》: "逐恶血,瘀血,月闭,破血癥积聚,无子,利水道。"《神农本草经》: "堕胎。"

㉒一身光棍气:马齿苋茎圆直如棍,叶片肥厚多汁、无芒而有光泽,故云。

㉓弓马:指武功。进:山西方言称提拔、升官为进,义同"晋"。

㉔宗师:明清时对提督学道和提督学政之尊称。

㉕萹蓄:《本草纲目》: "治霍乱黄疸,利小便。"通草:《本草纲目》: "引热下降而利小便。"

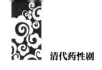

㉖ 灯草：即灯心草，《开宝本草》："（治）五淋，生煮服之。"小水不利：即小便不利。

㉗ 上：升官，提拔，方言称谓。

㉘ 焉何：为什么。虚词迭用。

㉙ 替：原文误作"赞"。

㉚ 訾：当作"呲"。呲嘴，山西方言，咧嘴，开口。

㉛ 牛黄：《神农本草经》："主惊痫寒热，热盛狂痉。"

㉜ 血竭：误为"血蝎"。《新修本草》："疗心腹卒痛，金疮出血，破积血，止痛生肌。"《日华子诸家本草》："傅一切恶疮疥癣久不合者。"

㉝ 蜘蛛：《本草纲目》："蜈蚣、蜂、虿螫人，取置咬处，吸其毒。"喇：此处当作"吸"解。

㉞ 冰片：《本草衍义》："大通利关膈热塞，大人小儿风涎闭塞，及暴得惊热。"

㉟ 天竺黄；亦作天竹黄。《开宝本草》："治小儿惊风天吊，镇心明目，去诸风热，疗金疮，止血。"

㊱ 白蔹：《神农本草经》："主痈肿疽疮，散结气，止痛除热，目中赤，小儿惊痫温疟。"

㊲ 郁李仁：《神农本草经》："主大腹水肿，面目四肢浮肿，利小便水道。"关格：小便不通名关，呕吐不已名格。《寿世保元》："溺溲不通，非细故也，期朝不通，便令人呕，名曰关格。"

㊳ 海石：即浮海石、浮石。《本草纲目》："清金降火，消积块，化老痰。消瘤瘿结核疝气，下气，消疮肿。"

㊴ 乌梢：即乌梢蛇，《开宝本草》治"诸风顽痹，皮肤不仁，风瘙瘾疹，疥癣"。杜中：即中药杜仲，《神农本草经》"主腰脊痛，补中，益精气，坚筋骨，强志，除阴下痒湿，小便余沥"，此处谐音"肚中"。

㊵ 蝉蜕：《本草纲目》："治头风眩晕，皮肤风热作痒，破伤风及疔肿毒疮，大人失音，小儿噤风天吊，惊哭夜啼，阴肿。"

㊶ 寄生：即桑寄生。《神农本草经》："主腰痛，小儿背强，痈肿，安胎，充肌肤，坚发齿，长须眉。"本品能祛风湿，舒筋络，治风湿痹痛。

㊷ 蛇床：即蛇床子，《神农本草经》："主男子阴痿湿痒。妇人阴中肿痛，除痹气，利关节，癫痫，恶疮。"

❸蛇退：即蛇蜕，《神农本草经》：治"小儿百二十种惊痫蛇痫，癫疾瘛疭，弄舌摇头，寒热肠痔，蛊毒。"《本草纲目》："治妇人吹奶，大人喉风，退目翳，消木舌。"

❹翳：原文误作"医"。

❺威灵仙：原文作"葳灵仙"，下同。

❻原文缺"丑白"。

〔威灵仙温村显武〕

（**正生扮作威灵仙上，引**）治漏安胎须艾叶❶，补肾医疝巴戟天❷，若要宣风❸气得顺，必须请我威灵仙❹。吾乃威灵仙是也。（**唱**）我杜仲❺止腰疼，益肾添精，这仙茅❻也益肾，还扶元气。装一个羌活儿❼，明目逐风，采一篮山药儿❽，健脾燥湿，坐到那阳起石❾，壮阳暖宫。（**白**）槟榔那里！

（**末扮作槟榔❿上介**）有！

（**正生白**）我今身上欠妥，你与我消痰逐水，把寸白虫杀了，再请你二位奶奶。

（**末白**）奶奶，老爷有请。

（**正旦扮作紫石英上，引**）百般武艺我能通，善疗惊悸并怔忡，世人有害崩症疾，正该请我紫石英⓫。

（**副旦扮作刘寄奴上，引**）百样武艺还数我，散血伤风败火毒，世人有害金疮苦，正该请我刘寄奴⓬。

（**正旦白**）吾乃紫石英。

（**副旦白**）吾乃刘寄奴。

（**二旦同白**）你我同见老爷。

（**正生白**）夫人请坐。

（二旦同白）老爷唤奴何用？

（正生白）吾今寒邪犯胃，作痛呕吐，招见草蔻⑬来了，心中不觉霍乱起来，泻痢不休，又闻⑭肉蔻⑮也来了，助脾治乱也！（唱）我想吃益智仁⑯，暂且安神。

（正旦白）老爷，你今寒邪犯胃，作疼呕吐，必得那止呕散寒，健脾除风之药才好。（唱）你今吃紫苏儿⑰，散寒下气，你今吃独活儿⑱，善疗诸风。你今吃厚朴儿⑲，止呕消胀，你今吃扁豆儿⑳，助脾和中。

（副旦白）你今心内霍乱，泻痢不休，必得那调和脾胃，止泻定乱才好。（唱）你吃些大腹子㉑，下气和胃，你吃些大麻子㉒，肠结能通。你吃些香茹儿㉓，消肿止乱，你吃些陈仓米㉔，止泻调中。

（正生白）我身上也觉发寒，想吃碗淡豆豉汤㉕，（唱）想吃些萝葡儿㉖，去了膨胀。

（村人喊投介）急急忙忙来到，听说草蔻作闹，来到黄府门首，先到威府一报。听说威灵仙神通广大，不妨叫他把草蔻除一除。里边有人么！草蔻来了。

（末白）外边㉗有人报知草蔻来了。

（正生唱）忽听说这枸杞㉘，阳与阴起。我今日且藜芦㉙杀这毒虫。闻着我他头疼，想我白芷㉚。定使个藁本㉛领，除这邪风。拿着我伏龙肝㉜，治他吐血。伤折了，骨碎补㉝，我才能行。他若是，强腰脚，光治狗脊㉞。再使那禹余粮㉟，治他血崩。

（正旦白）老爷你莫要去。（唱）你今日伤风寒，还要防风㊱。我有那钟乳粉㊲，补你肺气。我有那玄胡索㊸，理气调经。我有那紫苑花㊴，治你咳嗽。我有那川草薢㊵，除风添精。

（副旦白）老爷暂且息怒。（唱）你今日伤风湿，也要防己㊶。我有那玄明粉㊷，疗你湿热。我有那鹿角胶㊸，补你虚赢㊹。我有那马蔺花㊺，治你气疝。我有那笋竿叶㊻，祛湿除风。

（净扮作姜黄，副净扮作秦艽，村人喊介闹介）㊼贼来了！贼来了！

（末白）贼寇到村了！

（正生唱）听说声，混身上，汤血火烧，快牵出千里马，来治此人。

（**正生对副旦、马、正旦白**）听说声草蔻进村，（**唱**）好像似吃川芎❽，治的我厥阴头疼。❾

（**副旦白**）我也听说一声，（**唱**）好像似吃泽兰❿，治的我，折伤痛肿。

（**同下，正生迎草蔻介**）来者何人？敢犯我边界！

（**净介**）老爷性最劣，专能破积血，你若心腹痛，下气来寻爷。老爷名叫姜黄❶，（**唱**）你若是有珍珠❷，拿❸出来，免受惊痫。省我去折蜂房❹，治的你，毒气痛肿。

（**正生唱**）这茅贼，瘰疬❺来，强口齿番。以本律❻，捉住你，先要通关❼。破瘀血，止吐衄❽，掘这茅根❾。

（**副净上，正生白**）来者又是何人！

（**副净介**）老爷善攻风，逐水有奇能，你若肢节疼，先问秦爷名。老爷名叫秦艽❻，（**唱**）你若是有琥珀❶，管叫你，安魂定魄。假若是伏熊胆❷，治的你，五痫❸惊风。

（**正生唱**）这狗材，也倒食，才得狗宝❹。捉住你熬成膏❺，贴癖疾，揭你狗皮。

（**相战❻，净唱**）我今日安心志，定肝胆，与你百合❼。

（**正生唱**）我且用宣木瓜❽，治的你，霍乱转筋。

（**副净唱**）我今日定烦热，止吐血，与你藕节❾。

（**正生唱**）我再使马鞭儿❼，打的你，破血通经。

（**相战二回，正生叫**）小子！

（**众应白**）有！

（**正生白**）一面煨起苍术烟，一面烧起苏木灰！

（**众应白**）有！

（**正生望烟介**）苍术❼米泔浸，专能治目盲❼，捉住先燥皮，除湿最为良。（**望火**）

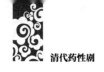

苏木性最烈,专治人扑跌,❼❸轻则通其经,重则破其血。(唱)我若是栽夏枯❼❹,定治你,散结破症。

　　(净跑白)好烟!好烟!

　　(副净白)好烧!好烧❼❺!

　　(净唱)只说我,姜黄儿,性最猛烈。谁知道,到这里,竟不能行❼❻。少不得定心疼,再下气,去寻千金❼❼。

　　(副净唱)我秦艽,疗肢节,攻风逐水。谁知道,威灵仙,竟是敌兵❼❽。少不得去惊搐,却头眩,往来天麻❼❾。

　　(正生唱)休要走!赶上他,取全蝎❽⓪,定要除风。

　　(众齐上拍手介)妙!妙!好两个贼寇,竟被那威灵仙一阵赶去。咱们各回本家,安歇去罢!请了。(齐下)

校 注

❶艾叶:《药性论》:"止崩血,安胎,止腹痛。"

❷巴戟天:《神农本草经》:"主大风邪气,阳痿不起,强筋骨,安五脏,补中,增志益气。"《名医别录》:"疗头面游风,小腹及阴中相引痛,补五劳,益精,利男子。"

❸宣风:宣散风邪,祛风。

❹威灵仙:原书误作"葳灵仙",下同。《本草纲目》:"威灵仙,气温,味微辛咸。辛泄气,咸泄水,故风湿痰饮之病,气壮者服之有捷效,其性大抵疏利,久服恐损真气,气弱者亦不可服之。"

❺杜仲:《神农本草经》:"主腰脊痛,补中,益精气,坚筋骨,强志,除阴下痒湿,小便余沥。"

❻仙茅:出《海药本草》。《开宝本草》:"主心腹冷气不能食,腰脚风冷挛痹不能行,丈夫虚劳,老人失溺,男子壮阳道。"

❼羌活：李时珍："独活以羌中来者为良，故有羌活、胡王使者诸名，乃一物二种也。""治一切风并气，筋骨挛拳，骨节酸疼，头旋目赤疼痛"（见《本草纲目》）。《珍珠囊》："治太阳经头痛，去诸骨节疼痛。"

❽山药：《本草纲目》："益肾气，健脾胃，止泄痢，化痰涎，润皮毛。"

❾阳起石：《药性论》："补肾气精乏，腰疼膝冷湿痹，子宫久冷，冷癥寒瘕，止月水不定。"

❿槟榔：《名医别录》："主消谷逐水，除痰癖，杀三虫伏尸，疗寸白。"

⓫紫石英：《神农本草经》："主心腹咳逆邪气，补不足。女子风寒在子宫，绝孕。"《名医别录》："定惊悸，安魂魄。"

⓬刘寄奴：即刘寄奴草，《本草纲目》："破血下胀……下血止痛，治产后余疾，止金疮血，极效。"

⓭草蔻：即草豆蔻，亦称豆蔻。《神农本草经》："主温中，心腹痛，呕吐，去口臭气。"

⓮闻：原书误为"间"。

⓯肉蔻：即肉豆蔻。《开宝本草》："温中，治积冷心腹胀痛，霍乱中恶，呕沫，冷气，消食止泄，小儿乳霍。"

⓰益智仁：《本草纲目》："遗精虚漏，小便余沥，益气安神，补不足，安三焦，调诸气。"

⓱紫苏：《本草纲目》："解肌发表，散风寒，行气宽中，消痰利肺。"

⓲独活：《名医别录》："治诸风，百节痛风无久新者。"

⓳厚朴：《名医别录》："温中益气，消痰下气。疗霍乱及腹痛胀满，胃中冷逆，胸中呕不止"。

⓴扁豆：《名医别录》："和中，下气。"《本草纲目》："止泄泻，消暑，暖脾胃，除湿热，止消渴。"

㉑大腹子：即槟榔。《本草纲目》："除一切风，下一切气，通关节，利九窍，补五劳七伤，健脾调中，除烦，破癥结。"

㉒大麻子：即大麻仁。《本草纲目》："润五脏，利大肠风热结燥及热淋。"

㉓香茹：即香薷。《名医别录》："主霍乱腹痛，吐下，散水肿。"

㉔陈仓米：《名医别录》："下气，除烦渴，调胃止泄。"

㉕淡豆豉：《名医别录》："主伤寒头痛，寒热，瘴气恶毒，烦躁满闷。"

㉖萝葡：即萝卜，又名莱菔。《本草纲目》：莱菔"大下气，消谷和中，去痰癖，……宽胸膈，利大小便。"莱菔子，即莱菔的种子，"下气定喘治痰，消食除胀，利大小便，止气痛"（见《本草纲目》）。

㉗外边：原书误作"外也"。

㉘枸杞：指枸杞子，《本草经集注》："补益精气，强盛阴道。"

㉙藜芦：《神农本草经》："主蛊毒……头疮，疥瘙，恶疮，杀诸虫毒。"

㉚白芷：《本草纲目》"解利手阳明头痛，中风寒热，及肺经风热，头面皮肤风痹燥痒。"

㉛藁本：《神农本草经》："主妇人疝瘕，阴中寒肿痛，腹中急，除风头痛。"

㉜伏龙肝：即灶心土。《神农本草经》："治妇人崩中，吐血，止咳逆，止血，消痈肿毒气。"

㉝骨碎补：《开宝本草》："破血止血，补伤折。"

㉞狗脊：《神农本草经》："主腰背强，机关缓急，周痹，寒湿膝痛。"

㉟禹余粮：《药性论》："主崩中。"

㊱防风：《神农本草经》"主大风头眩痛，恶风，风邪目盲无所见，风行周身骨节疼痛。"

㊲钟乳粉：即石钟乳，《神农本草经》："主咳逆上气，明目益精，安五脏，通百节。"

㊳玄胡索：即延胡索，《开宝本草》："（主治）妇人月经不调，腹中结块，崩中淋露，产后血运。"又《本草纲目》："活血利气，止痛，通小便。"

㊴紫菀花：《本草纲目》作"紫菀"，治"咳逆上气，胸中寒热结气"。

㊵川萆薢：《本草纲目》：主"腰背痛强，骨节风寒湿周痹"，"补水脏，坚筋骨，益精明目"。

㊶防己：《神农本草经》："主风寒温疟，热气诸痈，除邪，利大小便。"

㊷玄明粉：原书误作"玄胡粉"。《本草纲目》玄明粉"去胃中之实热，荡肠中之宿垢"。另有玄胡索，又名延胡索，为活血、利气、止痛药，恐非。

㊸鹿角胶：《本草纲目》："（主治）伤中劳绝，腰痛羸瘦，补中益气。"

㊹虚羸：原文误作"虚嬴"。

❹❺马蔺花:当指马蔺子,即蠡实,《本草纲目》:"治小腹疝痛,腹内冷积,水痢诸病。"

❹❻笋竿叶:未详,待查,疑为"茵芋"之误。《本草纲目》:茵芋治"年久风湿痹痛,拘急软弱。"

❹❼副净扮作秦艽,村人喊介,闹介:原文为"副净,村人扮作蓁艽闹介,喊介"。蓁艽,当是秦艽之误,下同。

❹❽川芎:《神农本草经》"主中风入脑头痛"。《本草纲目》引张元素"川芎上行头目……能散肝经之风,治少阳厥阴经头痛,及血虚头痛之圣药也"。

❹❾治的我厥阴头疼:原文作"治的我折厥阴头疼"。折,衍文。

❺⓿泽兰:《本草纲目》:"主金疮,痈肿疮脓","消扑损瘀血"。

❺❶姜黄:《新修本草》:"主心腹结积,疰忤,下气,破血,除风热,消痈肿。"

❺❷珍珠:即真珠。《本草纲目》:"镇心……除小儿惊热,安魂魄。"

❺❸拿:原书误作"那"。

❺❹蜂房:《本草纲目》为露蜂房,主治"疗肿恶脉诸毒皆瘥。"折,摘。

❺❺瘰疬:病名,又名鼠瘘,即颈腋部淋巴结结核。 强口:强,音jiàng。

❺❻本律:成律,即老规矩。

❺❼通关:疏通关窍,《丹溪心法附余》即有通关散,功能通关开窍。治突然昏厥,人事不省,牙关紧闭,痰涎壅塞。

❺❽衄:音nù。吐衄,指吐血、衄血。衄血,指非外伤所致的某些外部出血病证,如眼衄、耳衄、鼻衄、齿衄、舌衄、肌衄等,都属衄血,但一般多指鼻衄,即鼻出血。《丹溪心法》:"衄血者,鼻出血也。"

❺❾茅根:即白茅根,《神农本草经》:"主劳伤虚羸,补中益气,除瘀血,血闭寒热,利小便。"《本草纲目》:"止吐衄诸血。"

❻⓿秦艽:《神农本草经》:"主寒热邪气。寒湿风痹,肢节痛,下水,利小便。"

❻❶琥珀:《名医别录》:"安五脏,定魂魄。"

❻❷伏熊胆:即熊胆,《本草纲目》引唐·孟诜:"(治)小儿惊痫瘛疭……去心中涎,甚良。"

❻❸五痫:各类痫证的统称。

❻❹狗宝：《本草纲目》："（主治）噎食及痈疽疮疡。"此处"倒食"，盖即噎食。

❻❺熬成膏：接下文"揭你狗皮"，当指狗皮膏，贴患处，治风寒湿痹，腰腿疼痛，肌肤麻木，跌扑损伤等，但不见有治癣疾的文献记载。

❻❻相战：原书误作"相载"。

❻❼百合：《日华子诸家本草》："安心，定胆，益智，养五脏。"

❻❽宣木瓜：《名医别录》："主湿痹邪气，霍乱大吐下，转筋不止。"

❻❾藕节：《药性论》："主吐血不止，口鼻并治之。"《日华子诸家本草》："解热毒，消瘀血，产后血闷。"

❼⓪马鞭儿：《本草纲目》：作马鞭草，"（治）癥癖血瘕，久疟，破血杀虫。"又"治妇人血气肚胀，月候不匀，通月经"。

❼❶苍术：宋寇宗奭："苍术辛烈，须米泔浸洗，再换泔浸二日，去上粗皮用。"《本草纲目》："除湿发汗，健胃安脾，治痿要药。"治青盲雀目，《本草纲目》引《太平圣惠方》："用苍术四两，泔浸一夜，切焙研末。每服三钱……不拘大人、小儿皆治。"

❼❷目盲：原书误作"目盲"。

❼❸苏木性最烈，专治人扑跌：原书为"苏术性最烈，专治人补铁"。苏木：《本草纲目》："消痈肿扑损瘀血"，"少用则和血，多用则破血。"

❼❹夏枯：即夏枯草，《本草纲目》："主寒热，瘰疬，鼠瘘，头疮，破癥，散瘿结气，脚肿湿痹。"

❼❺好烧：好，此处表程度。烧，热的意思。"好烧"，意谓真热，太热。上句"好烟"用法同此，均地方常用语。

❼❻不能行：意谓不顶用，没有用，地方常用语。

❼❼千金：即千金子，又名续随子，《开宝本草》："妇人血结月闭，瘀血癥瘕疝瘕……心腹痛，冷气胀满，利大小肠，下恶滞物。"《蜀本草》："积聚痰饮，不下食，呕逆，及腹内诸疾。"

❼❽敌兵：意谓旗鼓相当的对手。

❼❾天麻：《开宝本草》："主诸风湿痹，四肢拘挛，小儿风痫惊气，利腰膝，强筋力。"金张元素："治风虚眩运头痛。"（见《本草纲目》）

❽ 全蝎：《开宝本草》："疗诸风瘾疹及中风半身不遂，口眼㖞斜，语涩，手足抽掣。"

［街前戏耍红娘子］

（**丑扮山栀上介**）❶好战，好战，骇得我一身冷汗。好藏，好藏，骇得我又是断肠。（**白**）前听马相公说威灵仙神通广大，真正不错。但我身上寒热往来，又觉恶心，且见精滑，这该怎样？（**唱**）我只得，要故纸❷，先补肾宫。再要些绿豆儿❸，去了皮，解我毒气。还要些前胡儿❹，化痰嗽，治我头疼。（**白**）我今到此，受了许多惊怕，又不知黄医生，在家没有。我只得在街前，见人问他一问。

（**丑旦扮作红娘子，手提药篮上介**）当家终日在外，无一文钱买菜。拿上几样药儿，且向医家去卖，就是偶然来家，不碍，不碍。（**白**）吾乃红娘子是也。我想当家每日在外刨药，家无一根菜吃，他也不管。孩子无一条裤子，他也不知。我今日拿几样药材，送到黄医生家里，卖几文钱，与孩子买几尺布，做条裤子，余下几文买些菜儿，捎回家里配食。就是他来家，我也不怕。（**唱**）红娘子❺，那怕他，疯狗癫狂。

（**丑看见白**）呀，前边来了一位小娘子，我不免向前戏他一戏。那娘子，往哪里去？

（**丑旦白**）哎呀，我那儿呀，你问娘做什么？

（**丑白**）你看这个婆娘，我还没有耍他，他倒骂起我来了。你说我是你儿，你倒是我……

（**丑旦白**）是你什么？

（**丑白**）是我一个人。

（**丑旦白**）好贼小烧灰，老娘只有骂人，谁敢骂老娘！你惹下老娘，老娘给你点石楠藤❻吃。（**唱**）管教你，动风淫，横行惹人。

（**丑白**）石楠藤是什么？

（**丑旦白**）是药材。

（丑白）是哪里药材？

（丑旦白）哎哟，我家男人终日刨药，甚药我没有！

（丑白）你当家会刨药？

（丑旦白❼）是。

（丑白）想你当家在外刨上湿药，送到你乐户家里，你在家的赶晒。

（丑旦白）好贼小天杀的，你又要尖峭骂人！

（丑白）我说叫你晒药。

（丑旦白）这还罢了，你惹是骂我，我孩子，现害脱肛。（唱）我到家叫一人，拿刀来，切你鳖头❽。

（丑白）做生意人，要和颜悦色，看你那光景。

（丑旦白）我指望你买我药么！

（丑白）你篮内是什么药材？我正要买药。

（丑旦白）你又不是医生，你买药作何？

（丑白）是我吃哩。

（丑旦白）看你那样子❾，是吃药的人么！

（丑白）穷汉吃药，富汉还钱。

（丑旦白）你是白吃的。

（丑白）不是白的，是没钱。

（丑旦白）既是没钱，何不吃那不使钱的药？

（丑白）不使钱的药是什么药？

（丑旦白）听我道来。（唱）你吃那人中黄❿，善解信毒。你吃那人中白⓫，能治口疮。还有那白丁香⓬，能破毒疠。还有那两头尖⓭，也去毒风。还有那童溺儿⓮，滋阴降火。还有那五灵脂⓯，调血止疼。还有那蜣螂儿⓰，善通大便。还有那，粪中蛆⓱，肠结能通。

（丑白）你叫我吃粪喝尿哩么！

（丑旦白）你不吃粪喝尿，那里有药白给你吃？

（丑白）我紧要有些肾虚。

（丑旦唱）害肾虚，你须要，吃些狗肾⓲。

（丑白）越发骂起我来了。

（丑旦白）我说这道是正经话。（唱）这狗肾，善壮阳，能补虚羸⓳。

（丑白）我不吃狗肾，你吃罢。

（丑旦白）到还有件东西补虚，恐怕没人给你吃哩。

（丑白）是什么东西？

（丑旦拍乳唱）老娘妈叫人乳，补虚最精。（白）哎呀！你又不是老娘儿子，你就问老娘要妈吃⓴！

（丑白）我要吃药哩！

（丑旦白）你要吃药，拿钱来！

（丑白）你那篮内药，我不买，我买你身上带的药。

（丑旦白）老娘身上药许多，只要你有钱。

（丑唱）你就把身上药，说来我听。

（丑旦唱）头戴着，红花儿㉑，通经破血。脸擦着，官粉儿㉒，破癥杀虫。面前这，玉花儿㉓，驱邪定魂。耳挂着，石榴坠㉔，涩肠禁精。身带这，云母石㉕，补劳明目。腰系着，青黛儿㉖，除热镇惊。

（丑白）你说你一身之法，好有一比。

（丑且白）比什么？

（丑介）我看头发似乌鸦，簪上带着红花，脸上擦着官粉，面前顶玉花，云母石儿身边带，石榴坠儿耳上挂，腰系青黛也不差，好似水牛犊儿，长两根水牛角。身材倒也罢了，就是脚大。

（丑且白）好贼小烧灰，竟敢说老娘脚大。

（丑辩介）俗云，脚大福大，陈谷子烂芝麻。（唱）那芝麻㉗，消谷食，也能除疼。

（**老生扮作东瓜上介**）老汉善劫烦躁，忽听街前吵闹，手持拐杖出去，且向人前一瞧。老汉白东瓜是也。哎呀，你两个干什么事来？

（丑白）我要请黄医生，他拦住不叫我去。

（丑且白）我去黄医生那里送药，他拦㉘路骂我。

（老生白）你两个道是一路神气。我且问你，他骂你什么？

（丑且笑白）他骂我，他说我脚大。

（老生白）他说你脚大，你到家缠一缠。

（丑且白）人家说你老东瓜，我今看你倒是老南瓜。

（**老生唱**）我若是遇东瓜㉙，那怕这小水淋漓㉚。再若是把南瓜㉛，定然间，发你病根。倒不如回家去，用猴头，软你足骨。㉜缠小些，省叫人当我是醒脾瓜仁。㉝

（丑且白）你这老混帐鬼，只说你替我说两句，谁知你也来赶笑我。

（老生白）常㉞言讲的好也，身正不怕影儿歪，根正不怕狂风摆。我看你这个根脚，（唱）好像那除湿痹，行牛膝㉟，大豆黄卷㊱。（白）我看你这个身躯，（唱）好像那疗疥疮，癞虾蟆，名叫蟾蜍㊲。（白）我看你这个头脑，（唱）又似那生津液禁淋漓，出海燕窝㊳。（白）我看你这个肚腹，（唱）又似那清肠热治下血，必定槐子㊴。（白）论起来，你两个去罢。（唱）我劝你找梨去㊵，止嗽痰，免受烦热。再不必多胡荽㊶，消宿食，痘症发生。

（丑旦白）我从来没受这号圪囊，罢罢，（唱）我今日生肌肉，却恶毒，且回漏芦❶。（白）等我男人回来，（唱）定叫你利小便，通痛乳，打他冬青❸。

（丑谢白）问你老人家，那黄医生在家没有？

（老生白）你问那黄医生么？那黄医生是我一个老邻居，我见他拿❶许多药材，（唱）与他友何首乌❶，同去治疮。

（丑白）他往哪里去了？

（老生白）不知往那里去了。

（丑白）既是这样，迟一会儿再来。（唱）我且去，拔茄根❶，洗一洗我的脚疼。
（同下）

校　注

❶ 丑扮山栀上介：原文作"山枝上介，扮丑"。

❷ 故纸：亦名破故纸，即补骨脂，《开宝本草》："（主治）五劳七伤，风虚冷，骨髓伤败，肾冷精流，及妇人血气堕胎。"

❸ 绿豆：《开宝本草》："消肿下气，清热解毒。"又"解一切药草、牛马、金石诸毒"（见《本草纲目》）。

❹ 前胡：《名医别录》："（主治）痰满，胸胁中痞，心腹结气，风头痛，去痰下气"。

❺ 红娘子：即樗鸡，又名灰花蛾，《本草纲目》："辟邪气，疗猘犬伤。"　猘，音 zhì，狗发疯。

❻ 石楠藤：即南藤。《本草纲目》："主风血，补衰老，起阳，强腰脚，除痹，变白，逐冷气，排风邪。"

❼ 原文误为"丑白"。

❽ 鳖头：《本草纲目》："烧灰，疗小儿诸疾，妇人产后阴脱下坠，尸疰心腹痛。"

此处言"鳖头",含诮骂对方之意。

❾ 样子:原文为"样作"。

❿ 人中黄:即粪清。《本草纲目》:"(主治)天行热狂热疾,中毒,蕈毒,恶疮。"

⓫ 人中白:即尿白垽。《本草纲目》:"降火,消瘀血,治咽喉口齿生疮疳蜃,诸窍出血,肌肤汗血。"垽,音 yìn,沉淀,渣滓。

⓬ 白丁香:即雄雀屎。《本草纲目》:"破决痈疖。"毒疖,原文误作"毒节"。

⓭ 两头尖:指牡鼠屎。《本草纲目》:治"鼠瘘溃坏"、"疔疮恶肿"、"中马肝毒"、"狂犬咬伤"、"猫咬成疮"、"毒蛇伤螫"等。

⓮ 童溺:《本草纲目》:人尿,"童男者尤良","滋阴降火甚速"。

⓯ 五灵脂:即寒号虫屎。《本草纲目》:"能行血止血,治血气刺痛甚效。"

⓰ 蜣螂:原文作"蜣蜋"。《本草纲目》:"治大小便不通,下痢赤白,脱肛。"

⓱ 粪中蛆:《本草纲目》:"治小儿诸疳积疳疮,热病谵妄,毒痢作吐"。蛆,原文误作"胆"。

⓲ 狗肾:《本草纲目》:"(主治)妇人产后肾劳如疟者。"

⓳ 虚羸:羸,原文误作"嬴"。

⓴ 要妈吃:民间口语有谓吃奶为"吃妈妈",故"要妈吃",即要奶吃。

㉑ 红花:《本草纲目》:"活血润燥,止痛散肿,通经。"

㉒ 官粉:即粉锡。《本草纲目》:"(主治)伏尸毒螫,杀三虫,去鳖瘕,疗恶疮。"

㉓ 玉花:此处当指"玉泉"。《本草纲目》:主治"五脏百病,柔筋强骨,安魂魄,长肌肉,益气,利血脉。"

㉔ 石榴坠:此处当指石榴皮。《本草纲目》:酸榴皮"止下痢漏精"。

㉕ 云母石:《本草纲目》:"除邪气,安五脏,益子精,明目。"

㉖ 青黛:《开宝本草》:"主解诸药毒,小儿诸热,惊痫发热,天行头痛寒热。"

㉗ 芝麻:《本草纲目》作"胡麻",主治"伤中虚羸,补五内,益气力,长肌肉,填髓脑","疗金疮止痛"。

㉘ 拦:原文误作"烂"。

㉙东瓜：即上文所称白东瓜。东，均应作"冬"。《本草纲目》：冬瓜"（治）小腹水胀，利小便，止渴"。

㉚小水淋漓：指小便不畅。漓，原文误作"浰"。

㉛南瓜：《本草纲目》："多食发脚气、黄疸。"文中"发你病根"即指此。

㉜用猴头，软你足骨：文献中未见此类记载。此处猴头，疑指猢孙头。据《本草纲目》，猢孙头即鳢肠，又名莲子草、旱莲草。存疑。

㉝当我是醒脾瓜仁：原文作"当我里醒脾瓜人"。

㉞常言讲的好：常，原文误作"长"。

㉟牛膝：《神农本草经》："主寒湿痿痹，四肢拘挛，膝痛不可屈伸。"

㊱大豆黄卷：《神农本草经》："主湿痹，筋挛膝痛。"

㊲蟾蜍：又名癞蛤蟆、癞虾蟆，《本草纲目》："（主治）阴蚀，疽疠恶疮，狂犬伤疮。"

㊳燕窝：清赵学敏《本草纲目拾遗》："大养肺阴，化痰止嗽"，"燕窝能止小便数。"

㊴槐子：即槐实，《本草纲目》："治口齿风，凉大肠，润肝燥。"《日华子诸家本草》："治皮肤风并肠风下血。" 槐子，此处谐音"怀子"。

㊵梨：《本草纲目》："（主治）热嗽，止渴……止心烦气喘热狂。" 找梨去：谐音"早离去"。

㊶胡荽：《本草纲目》："消谷，治五脏，补不足。……疗痧疹，豌豆疮不出。"胡荽谐"胡说"。

㊷漏芦：《本草纲目》："主皮肤热毒，恶疮疽痔，湿痹，下乳汁"，"续筋骨。乳痈瘰疬金疮，止血排脓，补血长肉，通经脉。"

㊸打他冬青：意谓打得他皮肤变青。 "利小便，通痈乳"，系指漏芦。

㊹拿：原文误作"那"。

㊺何首乌：《本草纲目》："主瘰疬，消痈肿，疗头面疮，治五痔，止心痛，益血气，黑髭发，悦颜色。久服长筋骨，益精髓。延年不老。"

㊻茄根：《本草纲目》："夏月趾肿，不能行走者，九月收茄根悬檐下，逐日煎汤洗之。"

〔石决明平地战海桐〕

（**黑净扮作石决明上介**）终日在深山，两眼如巨川❶，有人眼无我，定与他平肝❷。吾乃平山大王石决明是也。我想我在山中，得了日精月华，成聚气候，大凡山中精邪，无不依附，因此拜我为王。（**唱**）头戴着莪术❸冠，消积破血。身穿着蒲黄❹袍，去瘀调经。用左右，拿虎杖❺，癥瘤畏惧。使手艺，獭肝❻传，尸堪凭❼静。眍一眍龙眼❽儿，归脾益智。咬一咬龙牙❾儿，大家安魂。（**白**）孩子们！

（**众应**）有！

（**净白**）我又想起石龙子❿，能除热淋止血。他名儿叫石斛⓫，武艺高强，我见了他，我这胃气，就平了多少。我那石楠⓬女儿，武艺也是精能，我见了他，我这皮毛筋骨又松了些。还有我那平肝的妇人密蒙花⓭，明目精致。呵呵，好快乐人也。孩子们！有个木贼在哪里？

（**丑作木贼上介**）⓮听说大王一叫，不觉我浑身肉跳，闻着阿魏⓯破积，开脾大枣⓰，白附子⓱去面皮风走，菟丝子⓲补虚最要，地肤子⓳消风逐水，庵闾子⓴宽水甚妙，天仙子㉑能止风搔，马蔺子㉒寒热皆要，椿白皮㉓儿善治泻血，桑白皮㉔儿治喘也好，退肿通淋有紫草㉕，还有芡实㉖儿最妙，最妙。总不如我木贼儿，善会偷盗。我想昨日偷了一只牛子㉗，阴理风气，拴到甘松㉘上，叫他吃些莽草㉙，开开喉痹㉚。我虽肠风崩带，还想往寻棕榈子㉛，割些金星草㉜，治治丹毒发背。再割些谷精草㉝，去去翳膜遮睛。那是乌梅㉞儿去疟疾便血，想是对大王说了。有了，有了，只说与大王吃的，不妨进去见他一遭。大王在上，小人叩头。

（**净白**）我问你，昨㉟日又偷什么东西来？

（**丑白**）昨日偷来一只牛子，小人因害历节风㊱，拴到松节㊲上，往寻茜草㊳，理我风寒，兼治吐血，未得禀知大人。此牛至今未杀，等待杀时，莲肉拿来，㊴与大王清心醒脾，留牛膝㊵与大王强足补精。

（**净白**）是这么？（**唱**）叫木贼，这孩儿，你且退翳㊶。孩子们，禀奶奶，老爷有请。

（**末白**）奶奶有请！

（**正旦扮作密蒙花上引**）㊷奴是花中仙，终日在深山，纵㊸有云遮日，一拨见青天。

（净白）夫人呀!

（正旦白）大王。

（净唱）昨日木贼儿偷盗了一只牛子，接牛乳❹，补诸虚，益气通肠。现拴在松枝❺上，驱除疥癞。吃松实❻，充肚腹，无需谷粮。

（正旦白）大王，木贼近日着实可恶，我昨日阴蚀疮痔，叫他寻两根羊蹄菜❼，他当攻风皮肤，拔上羊蹢躅❽来。又欲通导乳汁，叫他买一根王瓜❾，不然就是芸薹菜❺也可。他买上个茄子❺来，反叫我精神损败。被我说了他两句，好像他娘怀他时吃了兔肉❺，嘴唇即时决了。又像吃了兔骨❺，治的心中烦热，即时装起疼痛来了。出那一个兔头，不知该怎么样，这牛想是他偷来的。

（净白）正是。

（正旦白）这牛子喂不得，倘若人家认出，叫人家看你口眼歪斜❺。（唱）依着我，通闭利，便是夫人。到不如黑铅❺出，且安神，省再反胃。大王爷，衣鱼儿❺，溺不得，抹脐即通。

（净白）夫人❺说得是，木贼既偷到家，不如宰杀了，请咱亲人，泯其形迹。

（正旦唱）那花蛇❺，遇蜈蚣❺，胎动将坠。那乌梢，花涩石❺，现治金疮。有麻油❺，善解毒，能治百病。润心肺，补元气，还是人参❺。

（净白）先把他两个接到这里，叫木贼请医生看一看。木贼在哪里?

（丑介）今日颠狂烦躁❺，正在石床睡觉，寒水石❺急救烦躁热，井泉石❺除翳甚妙，镇风石❺就养丹房，玄精石❺头疼最要，石麟❺儿治痈疮热毒，石燕❺儿催产难有窍。昨日偷盗，今日又叫胡闹。吾乃木贼是也，正在石床困觉，忽听大王有唤，只得上前去见。大王，小人来了。

（净唱）我叫你往温村，去请医生。

（丑白）大王，小人昨日害水肿，请他，不在家。偷他一件衣服，水肿即是消了。

（净白）什么衣服?

（丑唱）大王爷，岂不闻，大腹皮⓱能治水肿？

（净白）咄！快去请来！

（丑白）大王既要请他，即去。

（丑行，净对旦白）夫人，我儿素有远志⓱，不知宁心否？

（正旦白）他那个水性未曾去，必得木通⓲。

（净白）吾女偶感泄泻，不知痊愈否？

（正旦白）大王，谁知道这孩儿，虽是泄泻，幸亏那没食⓳。

（小生扮石斛上介）手执⓴三棱⓱破积血，腰系海带⓱治瘿瘤。吾乃石斛是也。父亲在上，孩儿有礼。

（净白）呵呵，我那儿呀，你从哪里来了？

（小生唱）我适才，寻山查⓱，消我食肉。遇着那黄医生，在咱山东。

（净白）我正要使木贼请他，你何不迎他一迎。

（正旦白）叫石斛接他二人去罢。

（净白）这也使⓱得。

（小生白）孩儿就去。（行介）平胃有奇能，补虚益脚气，⓱奔走如骏马，风来亦风去。（唱）我今日，使本领，驾起黄风。

（净对正旦白）咱两个暂离座，且回后庭。

（正生扮作黄芪上介）芫斑⓱水蛭及虻虫，乌头附子配天雄，野葛水银并巴豆，牛膝薏苡与蜈蚣，三棱芫花代赭麝⓱，大戟蝉蜕黄雌雄⓲，硇砂⓳干漆⓱蟹爪甲⓱，地胆⓱茅根及䗪虫⓱。（唱）治妊娠必须要，先知禁忌⓱。假若是误用了，恐有损人。

（栀丑唱）不好了，不好了，大风来了。心又乱，眼难睁，路看不清。好风呀，吹的我山栀子心神不宁。（栀丑遇黄芪，问白）那不是黄医生老爷么！

（**正生白**）是我，你来这的做什么？

（**栀丑白**）我主人叫我来请你。

（**木丑上前扯黄芪介**）大王爷叫我来请你。（**唱**）跟我来，见大王，调治病人。

（**栀丑白**）这才遭了他娘神瘟，我费了千辛❀万苦，见了他，被那个小子扯的去了，这该怎么，少不得我也回家去罢。

（**小生唱**）我今日，驾黄风❀，天昏地暗，你两个跟着我，同见父亲。

（**净旦同上，净唱**）听风响，想是那，小姐来到。咱两个，携楠叶❀，且到大庭。

（**小旦白**）爹爹在上，孩儿有礼。

（**净白**）呵呵，你两个为什么都害起病来了？叫你干娘唤楠叶，与你行礼。

（**木丑白**）大庭忽然热闹，必然小姐来到。医生既在门外，何难早些一报。大王，黄医生来了。

（**净白**）你们且回后庭，待我去迎。先生请。

（**正生白**）大王纳福。

（**净白**）多承见爱，看过酒来，先生请酒。

（**正生白**）拜谢！

（**净白**）不敢！

（**木丑报**）大王，不好了，海桐反了！

（**净白**）吾在上，他在下，安敢犯吾边界！料此无妨。先生请酒。

（**木丑白**）大王请黄爷后庭看脉。

（**同下，红生扮海桐上引**）平生武艺最多能，疥癣❀久痢及牙疼，世上虽有霍乱者，那个敢犯我海桐❀。（**白**）吾乃定心大王海桐是也。今闻石决明不行正道，使木贼终

日偷盗，百姓甚是不安。我儿海粉，我女海金沙，各有精能，不妨携他两个，同鱼鳖龟蟹，一齐攻他一遭。吾儿那里走来。

（**小生扮作海粉上介**）定喘消烦热，专能治顽痰，纵有坚硬者，见吾即时绵。吾乃海粉⑭是也。

（**小旦扮作海金沙上介**）奴要日中收，伤寒吾能瘳，纵有害热病，有奴也不愁。奴乃海金沙⑮是也。爹爹将孩儿唤来，哪里前去？

（**红生白**）无事不把儿叫来。今石决明不行正道，咱父子领定鱼鳖龟蟹，前去攻伐。唤鱼鳖龟蟹走来。

（**众拜见上白**）大王在上，小人叩头。

（**各持兵器起身，红生⑯唱**）石决明，他今日，不行正道。我今日携士卒，商陆⑰走，消灭此肿⑱。

（**黑红相迎，黑净白**）你是何人，敢犯吾边界！

（**红生白**）吾闻你是木贼，终日偷盗，着实贯众⑲，特来杀你毒虫。

（**黑净白**）哎呀！（**唱**）我今日，害痈肿，失了大蓟⑳。惹了我，使小蓟㉑，治的血崩。

（**红生唱**）你今日，楮实㉒来，阴痿当服。假若是，胀热毒，治你青相㉓。

（**战，红败，黑赶，海生与石生战，正旦与丑鱼，红生回头，正旦与海小旦战，跪用鞭打，黑净、鳖、龟、蟹齐战败，黑净唱**）石斛㉔儿，着铁气，治的我心志颠狂。

（**正旦白**）大王你且歇息，待我用计擒他。

（**黑净白**）可用什么计？

（**正旦白**）着木贼速挑一坑，顶上篷着虚土，待战时节，装㉕败而走，他实必追赶，将他陷㉖到坑内，捉他何难！

（**黑净白**）此计大妙。叫木贼走来，你把营前挑一坑，上篷虚土。

（**木丑白**）得令。

（**挑坑介。红生唱**）我今把石决明，一鞭打下，治他腹内痈肿，已成败将。

（**海生白**）回营去罢。

（**红生白**）到明日，咱再来，攻他一攻。

（**众应**）得令⑭。（**同下**）

校 注

❶巨川：大河，出《尚书·说命上》，后多用作语典，此处喻目力强。

❷平肝：石决明功能平肝潜阳，清肝明目。《本草纲目》："主肺肝风热，青盲风障，骨蒸劳极。"

❸莪术：又名蓬莪术。《本草纲目》："治一切气，开胃消食，通月经，消瘀血，止扑损痛，下血及内损恶血。"

❹蒲黄：《本草纲目》："利水道，通经脉，止女子崩中，妇人带下，月候不匀。"

❺虎杖：《本草纲目》："通利月水，破留血癥结。渍酒服，主暴瘕。"

❻獭肝：《本草纲目》引宋苏颂："（主治）传尸劳极，虚汗客热，四肢寒疟及产劳。"

❼凭：当作"平"，此误。平静：意谓全愈。

❽龙眼：《本草纲目》："开胃益脾，补虚长智。"

❾龙牙：即龙齿。古代多种大型哺乳动物的牙齿骨骼化石。《本草纲目》："镇心，安魂魄。治烦闷、热狂、鬼魅。"

❿石龙子：即蜥蜴，《神农本草经》："（主治）五癃邪结气，利小便水道，破石淋下血"。石淋：淋证之一，因下焦积热，煎熬水液杂质而致。

⓫石斛：《名医别录》："补内绝不足，平胃气，长肌肉，逐皮肤邪热痱气……定志除惊。"

⓬石楠：亦作石南，《神农本草经》："养肾气，内伤阴衰，利筋骨皮毛。"

⓭密蒙花：《开宝本草》："主青盲肤翳，赤涩多眵泪，消目中赤脉，小儿麸痘及疳气攻眼。"

⓮丑作木贼上介：原文误作"丑旦作木贼上介"。

⓯阿魏：《名医别录》："主杀诸小虫，去臭气，破癥积，下恶气，除邪鬼蛊毒。"

⓰大枣：《本草纲目》："安中，养脾气，平胃气，通九窍，助十二经，补少气少津液，身中不足，大惊，四肢重，和百药。"

⓱白附子：《名医别录》："主心痛血痹，面上百病，行药势。"

⓲菟丝子：《神农本草经》："主续绝伤，补不足，益气力，肥健人。" 菟，原文误作"兔"。

⓳地肤子：《神农本草经》："主膀胱热，利小便。"《名医别录》："去皮肤中热气，使人润泽，散恶疮疝瘕，强阴。"

⓴庵闾子：原文作"庵蔺子"。《神农本草经》：庵闾子"（主治）五脏瘀血，腹中水气，胪胀留热，风寒湿痹，身体诸痛"。宽水：利水。

㉑天仙子：即莨菪，《本草纲目》："疗癫狂风痫，颠倒拘挛。安心定志，聪明耳目，除邪逐风。"

㉒马蔺子：即蠡实，《神农本草经》："主皮肤寒热，胃中热气，风寒湿痹，坚筋骨令人嗜食。"

㉓椿白皮：《本草纲目》："止女子血崩，产后血不止，赤带，肠风下血不住，肠滑泻，缩小便。"

㉔桑白皮：《本草纲目》引唐甄权："治肺气喘满，虚劳客热头痛，内补不足。"

㉕紫草：《神农本草经》："（主治）心腹邪气，五疸，补中益气，利九窍，通水道"。《名医别录》："疗腹肿胀满痛。"

㉖芡实：《神农本草经》："（主治）湿痹，腰脊膝痛，补中，除暴疾，益精气，强志，令耳目聪明。"

㉗牛子：指牛蒡子，《本草纲目》："除诸风，去丹石毒，利腰脚。"

㉘甘松：即甘松香，《开宝本草》："（主治）恶气，卒心腹痛满，下气。"

㉙莽草：《名医别录》："疗喉痹不通，乳难，头风痒。"

㉚喉痹：原文误作"喉脾"。

㉛棕榈子：《本草纲目》："涩肠，止泻痢肠风，崩中带下及养血。" 崩带：指崩

中带下。

❸金星草：《本草纲目》："（主治）发背痈疽结核，解硫黄丹石毒。"

❸谷精草：《本草纲目》："（主治）头风痛，目盲翳膜，痘后生翳，止血。"

❸乌梅：《本草纲目》："止渴调中，去痰治疟瘴，止吐逆霍乱，除冷热痢。"

❸昨：原文误作"咱"。

❸历节风：痹症之一，亦称历节。因风寒湿邪侵入经脉，流注关节，造成关节肿痛，屈伸不利等症状。

❸松节：《名医别录》："（主治）百节久风，风虚脚痹疼痛。"

❸茜草：《神农本草经》："主寒湿风痹，黄疸，补中。"《名医别录》："止血，内崩下血。"

❸莲肉：即莲实。《神农本草经》："主补中，养神，益气力，除百疾。"《本草纲目》："交心肾，厚肠胃，固精气，强筋骨，补虚损……止脾泄久痢。" 此处"莲肉拿来"，谐"连肉拿来"。

❹牛膝：原文作"牛夕"。《神农本草经》："主寒湿痿痹，四肢拘挛，膝痛不可屈伸。"《名医别录》："补中续绝，益精利阴气，填骨髓。"

❹退翳：消除目翳，此处谐音"退匿"，即退避意。 木贼，《嘉祐本草》："主目疾，退翳膜。"

❹正旦扮作密蒙花：原文误作"正旦扮蒙花作密"。

❹纵：原文作"总"。

❹牛乳：《名医别录》："补虚羸，止渴。"《本草纲目》："治反胃热哕，补益劳损，润大肠。"

❹松枝：谐音"松脂"。《神农本草经》：松脂"主痈疽恶疮，头疡白秃，疥瘙风气。"

❹松实：即松子，《开宝本草》："主骨节风，头眩，去死肌，变白，散水气，润五脏，不饥。"

❹羊蹄菜：《神农本草经》："（主治）头秃疥瘙，除热，女子阴蚀。" 阴蚀：病名，又称阴疮，症状为外阴溃疡，脓血淋漓，肿胀坠痛，常伴有赤白带下。

❹羊踯躅：《神农本草经》："（主治）贼风在皮肤中淫淫痛，温疟恶毒诸痹。"

㊾王瓜：《名医别录》："疗诸邪气……妇人带下不通，下乳汁，止小便数不禁。"

㊿芸薹菜：《新修本草》："主风游丹肿，乳痈。" 薹，原文作"苔"。

㉛茄子：据《本草纲目》记载："凡久冷人不可多食，损人动气，发疮及痼疾。"又曰，"按生生编云：茄性寒利，多食必腹痛下利，女人能伤子宫也。"

㉜兔肉：《本草纲目》引陶弘景云："兔肉为羹，益人。妊娠不可食，令子缺唇。"此说不足为据。

㉝兔骨：《本草纲目》："（主治）热中，消渴"，"止霍乱吐利"。

㉞斜：原文误作"邪"。

㉟黑铅：指铅，又名黑锡，《本草纲目》："镇心安神，治伤寒毒气，反胃呕哕"。

㊱衣鱼：《神农本草经》："（主治）妇人疝瘕，小便不利，小儿中风项强。"

㊲夫人：原文误作"妇人"。

㊳花蛇：指前面所说白花蛇。

㊴蜈蚣：《名医别录》："疗心腹寒热积聚，堕胎，去恶血。"

㊵花涩石：疑当为花乳石，亦称花蕊石，《嘉祐本草》："（主治）金疮出血"，《本草纲目》："治一切失血伤损，内漏目翳。"

㊶麻油：指胡麻油、香油，《本草纲目》："解热毒、食毒、虫毒，杀诸虫蝼蚁"，并能用以"吐解蛊毒"，"解河豚毒"，"解砒石毒"等。

㊷人参：《神农本草经》："补五脏，安精神，定魂魄，止惊悸，除邪气，明目，开心益智。"

㊸烦躁：原文作"烦燥"。下文"寒水石急救烦躁热"同。

㊹寒水石：亦名凝水石，《神农本草经》："主身热，腹中积聚邪气，皮中如火烧，烦满。"

㊺井泉石：《嘉祐本草》："主小儿热疳，雀目青盲，眼赤肿痛，消肿毒。得决明、菊花，疗小儿眼疳生翳膜。"

㊻镇风石：未详，待查。

㊼玄精石：《开宝本草》："止头痛，解肌。"

㊽石麟：未详，待查。

❻❾石燕：《新修本草》："主淋疾……妇人难产。"

❼⓿大腹皮：《本草纲目》："降逆气，消肌肤中水气浮肿，脚气壅逆，瘴逆痞满，胎气恶阻胀闷。"

❼❶远志：《名医别录》："定心气，止惊悸，益精，去心下膈气，皮肤中热，面目黄。"

❼❷木通：《药性论》："治五淋，利小便…… 主水肿浮大。"

❼❸没食：即没食子，《新修本草》："（主治）赤白痢，肠滑，生肌肉。"

❼❹手执：原文误作"手热"。

❼❺三棱：《日华子诸家本草》："治妇人血脉不调，心腹痛，落胎，消恶血，补劳，通月经。治气胀，消扑损瘀血，产后腹痛，血运，并宿血不下。"

❼❻海带：原文作"海代"。《本草纲目》：海带，"治水病瘿瘤，功同海藻。"

❼❼山查：即山楂，《本草纲目》："化饮食，消肉积癥瘕，痰饮痞满吞酸，滞血痛胀。"

❼❽使：原文误作"是"。

❼❾平胃有奇能，补虚益脚气：指石斛功能养胃阴，生津液，滋肾阴，强腰膝。

❽⓿芫斑：原文误作"玩班"。芫斑：指芫青、斑蝥。芫青、斑蝥、水蛭、虻虫，均能堕胎（见《本草纲目》）。

❽❶代赭麝：指代赭石、麝香。《本草纲目》代赭石"堕胎下血"，麝香"（主）妇人产难堕胎"。麝：原文误作"石"。

❽❷黄雌雄：即雄黄、雌黄，《本草纲目》雄黄"化腹中瘀血"，雌黄"（治）血气虫积"。

❽❸硇砂：原文误作"硼砂"。《新修本草》：硇砂"（主）烂胎"。

❽❹干漆：《本草纲目》："（主）女人经闭"。

❽❺蟹爪甲：《本草纲目》："堕生胎，下死胎。"

❽❻地胆：《神农本草经》："堕胎。"

❽❼茅根及䗪虫：原文误作"芽根都失中"。茅根：《神农本草经》："除瘀血，血闭寒热"。䗪虫：《神农本草经》："主血积癥瘕，破积下血闭。"

❽❽禁忌：上文"芫斑水蛭及虻虫"至"地胆茅根及䗪虫"为妊娠服药禁忌歌。在"大戟蝉蜕黄雌雄"后缺"牙硝芒硝牡丹（肉）桂，槐花牵牛皂角同，半夏南星与通草，瞿麦干姜桃仁通"四句。

(89)辛：原文误作“心”。

(90)黄风：眼科病证名，亦称“高风雀目内障”或“黄风内障”。《准治证绳》：“瞳神已大而色昏浊为黄也。”下文“天昏地暗”即缘此。

(91)楠叶：《本草纲目》：“主霍乱吐下不止。”

(92)疥癣：原文误作“疥瘌”。

(93)海桐：《开宝本草》：“主霍乱中恶，赤白久痢，除疳 疥癣，牙齿虫痛。”

(94)海粉：即海蛤粉，《神农本草经》：“主咳逆上气，喘息烦满，胸痛寒热。”《本草纲目》：“清热利湿，化痰饮，清积聚。”

(95)海金沙：《嘉祐本草》：“通利小便……疗伤寒热狂。”《本草纲目》：“治湿热肿满，小便热淋，……解热毒气。” 宋掌禹锡：“七月收其全科，于日中暴之，小干”。故文中有“奴要日中收”之语。

(96)红生：原文误作“正生”。下句“红生唱”同。

(97)商陆：《神农本草经》：“主水肿，疝瘕，痹；熨除痈肿。”此处“商陆走”，谐音“上陆走”，即从陆路走。

(98)消灭此肿：“肿”，谐音“众”，指石决明等众。

(99)贯众：《神农本草经》：“主腹中邪热气，诸毒，杀三虫。” 此处“贯众”谐音“惯纵”，即放纵，失于管教。

(100)大蓟：《本草纲目》：“叶，治肠痈，腹脏瘀血，血运扑损。”

(101)小蓟：《本草纲目》：“破宿血，生新血，暴下血，血崩，金疮出血，呕血等。”

(102)楮实：《名医别录》：“（主治）阴痿水肿，益气充肌，明目。”

(103)青相：即青葙子，《药性论》：“治肝脏热毒冲眼，赤障青盲翳肿。”

(104)石斛：《名医别录》：“定志除惊。”

(105)装：原文作“妆”。

(106)陷：原文误作“限”。

(107)令：原文误作“会”。

［茯神和谐为媒证］

（**老生扮作天南星上介**）终日投姜浴身体，被服牛胆❶却风痰，破伤强直❷皆能治，惊悸搐搦我能安。（**白**）吾乃天南星下界❸。我想往年平定之时，倒也罢了，（**唱**）说民间，收糯米❹，温中和胃。打了些赤小豆❺，消水利肿。摘了些豆叶儿❻，作酸浆，除烦通淋。喂几个，肥猪儿，伐猪苓❼，利水通津。喂几只，鸭子儿，鸭头血❽，也能利水。到年间，宰上猪❾，猪蹄儿❿，能治乳肿。猪腰儿⓫，补肾虚。猪肝儿⓬，能明眼目。猪心血儿⓭，也除风，更能止惊。安排些，干柿子⓮，止痢涩肠。胡桃肉⓯，肥肌润，何不是良。到今日，养脾胃，谷芽⓰也没。消导食，大麦芽⓱，也便不见。好像那，通水淋，皆食榆皮⓲。又像那，除翳膜，明眼目，皆食蒺藜⓳。（**白**）甚至头疼泪眼，打些蔓荆子⓴吃。五痔㉑肿疼，打些槐子㉒吃。（**唱**）休说那，除疥风，缺少水银㉓，就是那，跌打伤，定排脓血。火烧醋淬的铜，㉔硬也没有㉕。（**白**）其穷如此，可怜人也。今奉玉帝敕旨，遣差白茯神㉖，平定山海，除恶安民。我且在此变个白头老翁㉗，刮磨肠垢，坐到终日㉘上，消消毒热，再向白茯神说，好回旨意。（**唱**）我这里，百姓们，如同刺猬㉙，医五痔，开胃气，阴疝肿疼。可怜他，形迹儿，蚯蚓㉚相似。害伤寒，发诳言，大热瘟疫。

（**石旦、石生、木丑向红索战，石旦唱**）我今日，奉亲命，营前索战。

（**木丑唱**）心慌乱，不怕谁，只怕海桐。

（**石生㉛唱**）到那里，不说甚，只说挑坑。

（**石生白**）胡说，这是咱一计，你为何告他说。

（**木丑白**）我告他说，他管不㉜杀我。

（**石生白**）咄！你到回去罢！

（**木丑唱**）我回去，捉住你，谁通大王？

（**石生白**）这就该杀你，方才㉝你说什么话些？

（**木丑白**）我有窍儿。

（**石生白**）你有什么窍？

（**木丑白**）我到那里，只说投降来了，他必使鱼鳖龟蟹一齐出来，我哄出营外，小将军听，（**唱**）是鳖精，脱鳖甲❸，治他骨蒸；是龟精，揭龟板❸，滋他阴宫；是鱼精❸，治胎胀，止渴消肿；是蟹精，解爪甲，破血通经。❸（**白**）咱把他甲将去了，难说他再往海内，叫那除风散湿的鳝鱼❸么。

（**石生白**）倒不怕他，叫那医痔杀虫鳗鲡鱼❸，只怕他父子逃去，不能报一鞭之仇。

（**木丑白**）就让他除风热，却齿疳，再迟五倍子❹，也要报这仇哩。

（**石生白**）目下到了，你要仔细看。

（**木丑白**）是了。（**呼介**）谁在营前，我今投降来了。

（**鱼精白**）是谁投降？进来先见大王！

（**木丑白**）听说见大王，好像有些胆矾❶，治的我，热毒攻身，风痰痫痫起来。罢了，只得应他一声。是我投降来了。

（**正生白**）着海粉出去迎接。

（**海生白**）是那个投降，报上名来！

（**石生白**）不是投降，是来交战！

（**海生白**）你两个还敢交战，捉住你剪草❷除根，治你一切出血。

（**木丑白**）哎呀，哎呀！我只说你是个止渴生津的橄榄❸，谁知道他是个好强阴道的蚕蛾❹，骇得我阴遗阳遗，尿了一裤裆。

（**石生白**）休说你是海粉，就是那疗疮治声海螵蛸❺，我也是不怕的。我若是放下狼毒❻心来，破的你瘿瘤鼠瘘❼。

（**海生白**）叫石斛休想逃走，领你一阵，（**唱**）使大戟❽，治你，腹胀痛坚。

（**石生白**）这海粉，说话牙麻，顺马来！（**唱**）治丹毒安胎，先❾除你麻根❺。（**石生败，海生跟，石生唱**）你敢来到膀胱，断齿蚖跟着屋游❺。

（**海生唱**）那怕你害劳烦，并大热，上到天景❺。（**落坑**）我今日，带崩漏，落到地榆❺❸。

（**石生唱**）叫木贼，使昆布❺❹绑起来，除你水肿。

（**木丑唱**）你莫要，胡黄连❺❺，偷盗虚惊。捆的你，好像个蛴螬❺❻虫儿。我想那，蛴螬虫，点眼翳，能除肉刺。楝子❺❼儿，我膀胱去见大王。

（**净上，木丑白**）大王，小人除风定痫，僵蚕❺❽把他这孽畜拿住。大王爷，（**唱**）先打三七❺❾下，治的他血不归经。

（**净白**）哎呀，我那儿呀，你父亲一鞭打的我浑身毒气，至今还觉发燥。（唱）我今日用蜜计❻⓿，捉住你，解毒润燥。惹了我急性子❻❶，破积血，消癖去痛。

（**海生唱**）我海粉拿往你，剔骨头，苏油来炙。惹我父百药煎❻❷，除风热，治你疮脓。

（**净白**）好个硬嘴小子，你那意思说，你父子共有七员猛将。那怕你有七员，就是八员，（**唱**）泻胃火，生津液，治他柿霜❻❸。孩子们！把海粉，绑营门，开刀除斩！

（**正旦看海生，对净白**）大王，这孩子相❻❹貌堂堂，志愿非常，必定是一员好将，劝大王暂且留住。

（**净白**）你又不癖块发热，要这水红子❻❺儿何用？

（**石旦白**）爹爹，杀不得。

（**净白**）怎么杀不得？

（**石旦白**）只管杀不得。

（**净白**）我且饶他一命。

（**红生听说急上阵，骂唱**）好一个狼毒心，这班毛贼❻❻，定拿你，利水道，破血通经。你今日，有肿毒，故来皂刺❻❼。疙疹眼❻❽，捉住你，落草决明❻❾。

（**木丑白**）大王，海桐骂阵来了。

（**净白**）他是个治❼⓿疥疮的大风子❼❶，理❼❷他做什么！

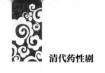

（**木丑白**）大王，你说他是个治疥疮的大风子，你看他有些朝老气，脸上怒冲冲的，好像治吐血古墨❼。大王你出去罢。

（**净唱**）罢罢，石斛儿，你出去罢。你若是，添精气，再治覆盆❼。

（**木丑白**）大王，那计是不上了，人家早已知道，不如大王出去。

（**净白**）出不得。

（**木丑唱**）大王，你今日，染风湿，大痹弱❼，着实萎蕤❼。害肿疼，怕打仗，白蜡❼别人。

（**红生白**）快还我海粉儿子出来！（**唱**）登时间，折到你，土蜂窝❼，治你红肿。

（**木丑白**）人家在外只顾骂的。

（**石生唱**）孩儿去，壮筋力，哪怕黑豆❼！

（**且引石生头看，红生白**）哎呀，你说你投降来，把我儿子哄去，这木贼，真是个秦人。（**唱**）先洗眼，添精力，揭你秦皮❽。

（**石生唱**）你莫要，胡紫葳❽，崩中带下。惹了我，捉蝼蛄❽，治你水肿。

（**红生唱**）好一个，小娃子❽，补虚损，甚为美馔，用萹蓄❽定治你，小儿蚘虫❽。

（**战介，石生唱**）我今日，吃饴糖❽，健中敛汗。拿住你，当葛花❽，解我酒毒。

（**红生唱**）我今吃，白沙糖，生津止渴。治的你，当红铅❽，补我虚损。

（**红生打❽，石生下马，捉获，回头走介，木丑唱**）赍❾赍消消肿，还求芙蓉❾。（**回怒介，唱**）大王爷，如鱼鳔❾，动也不动。这一遭，管治你，杨梅肿疼。

（**红生回营，唱**）你这个山萸儿❾，着实长精。我且用刺刺菜❾，治你吐血。再用那，百草霜❾，治你血崩。（**白**）士卒们，（**唱**）把石斛，绑营门，乱枪刺死。

（**海且白**）爹爹，刺死不得。

（**红生白**）怎么刺死不得？

（**海旦白**）我哥哥现在他营，爹爹害了石斛，他必定害了我哥哥，如何是好？

（**红生白**）这该怎么样？

（**海旦白**）不如咱以礼貌待他，他父亲或念咱好处，送回我哥哥也是有的。

（**红生白**）儿呀，你说错了。咱现今与他对敌，他如何肯送？

（**海旦白**）吾闻他妻密蒙花，甚是贤良，或者劝他丈夫投顺咱，也是有的。

（**红生白**）士卒们，把石斛解下，每日以酒肉待他，不可亵慢，再往前营打听消息，我到后庭吃一杯茶除疾，消消宿食。你们须要仔细着。

（**鱼精白**）得令！

（**老生⑨扮作白茯神，引二茯苓上，唱**）我茯神，除惊悸，宁神益智。奉天命，平山海，百姓安宁。（**白**）我想石决明，密蒙花，原是眼光殿中童男童女，一个叫成铜绿⑨，一个叫成铜青，他两个俱是敛金枪，洗眼暗。只因叫他收兔粪⑨儿磨⑨眼翳，他两个误杀了兔儿，取下脑子⑩，安排催生，因此落凡。石斛原是石莲子⑩脱生，他也能治白浊遗精。石南叶原是石莲肉⑩变化，他也能治风寒湿痹。那木贼也是眼光殿中拨眼金针，磨下针砂⑩成精，他也能治气郁嗳酸。我想海桐皮⑩是海边一棵⑩梧桐大树，唐时魏征丞相⑩，在此树斩过光龙，将龙胆粉上，皆成精气，所以鱼鳖龟蟹皆能驱使。那龙胆⑩善能镇肝经烦热，也是眼科要药。这海粉是湖青盐⑩变化，也能疗腹痛，滋肾水。海金沙是莲蓬草⑩成精，也能滋肾乌须，僻性好带一孕⑩。葵花⑩能疗赤白带痢。这几个在世，如同风热瘾疹，水上浮萍⑫一般⑬。我今正寻生卷柏⑭破破痛瘕，腽肭脐⑮治治劳疾，旱莲草⑯乌乌胡须。乃又奉玉帝敕旨，召我平定山海，安宁百姓，我只得与他两家和谐和谐，叫他两家结成姻亲，各回本寨，勿得扰乱黎民。

（**唱**）白茯苓⑰，化痰涎，助脾⑱渗湿。赤茯苓⑲，能利窍，通水有功。（**白**）白茯苓过来，你把佛前落下，消软疮⑳、通喉噎梁上尘㉑，扫一扫，棹面向有个散风火辟钱休动。㉒再把昨日制的杀虫雷丸㉓，豁痹黄药㉔，与那滋阴补虚的秋石㉕，一概收住。与你两道金牌，白茯苓把石决明诏来，赤茯苓把海桐诏来。

（**外扮作白茯苓诏介，到介，白茯苓答白**）石决明听诏，吾师白茯神奉玉帝敕旨，诏你进见，勿得迟误㉖。

（赤茯苓白） 海桐听诏，吾师白茯神❷，奉玉帝敕旨，诏你进见，不可违误。

（净唱） 听说声，奉敕旨，浑身打战，连忙走，见茯神，再讲军情。

（红生唱） 忽听说，奉敕旨，心中畏惧，定心志，见茯神，且看事情。

（净、红齐到介，净见红白） 哎呀，你好鞭！

（红生白） 既知好鞭，何不把我儿子送来？

（老生白） 莫要吵闹，听我吩咐。**（唱）** 我今日奉天命，特❷来平你。听我说，换了亲，各自安生。

（净唱） 我听说，换亲事，满心欢喜。急忙忙，拜茯神，谢你恩情。

（红生白） 哎呀，他竟依了。罢罢罢，我只得遵圣旨，结了姻亲。拜茯神，好恩意，便宜决明。

（老生白） 你两个既已应允，就把四人唤上来。**（唱）** 各安排仔细乐，当面拜亲。

（净白） 叫他安排罢，那一日打我一鞭，治的我折伤痛腰，肿疼难支。寻了一周，竟是木鳖❷。

（木丑白） 既没木鳖，就叫戏上拿鼓板吹一吹罢。

（红生白） 勿得取笑。

（净白） 唤他们出来，都来拜亲，罢罢罢，我今日才放下心了。

（四人拜天地，拜父母，拜茯神，黑红生同拜茯神，红生白） 俺两家，结姻亲，二水为和好。

（净唱） 自今后，再不怕，吃你一鞭。

（老生唱） 平和村，有甘草，名唤国老。你俩个，依顺他，再无争竞。天生下各样药，能治百病。南天门，缴回旨，治病安人。（下）

校 注

❶ 被服牛胆：《本草纲目》："造胆星法：以南星生研末，腊月取黄牯牛胆汁和剂，纳入胆中，系悬风处干之。" 文中所谓"终日投姜浴身体"，指造南星曲法。

❷ 破伤强直：《开宝本草》：天南星"主中风，麻痹，除痰下气"。《本草纲目》：治"风痫痰迷"，"角弓反张"，"破伤中风"等。 强，通"僵"，屈伸不自如。

❸ 下界：此指"下凡"。

❹ 糯米：《本草纲目》："暖脾胃，止虚寒下痢"，"缩小便，收自汗，发痘疮"。

❺ 赤小豆：《神农本草经》："（主治）下水肿，排痈肿脓血。"

❻ 豆叶：《本草纲目》：赤小豆叶"（主治）去烦热，止小便数"。

❼ 猪苓：《神农本草经》："利水道。"《本草纲目》："（主治）妊娠子淋胎肿，小便不利。"

❽ 鸭头血：《本草纲目》：鸭头"煮服，治水肿，通利小便"。

❾ 宰上猪：口语，意谓杀猪。

❿ 猪蹄：《名医别录》："煮汁服，下乳汁，解百药毒"。《本草纲目》："煮羹，通乳脉，托痈疽，压丹石。"

⓫ 猪腰：即猪肾，《名医别录》："理肾气，通膀胱。"

⓬ 猪肝：《本草纲目》："补肝明目，疗肝虚浮肿。"

⓭ 猪心儿血：《本草纲目》：猪心血"调朱砂末服，治惊痫癫疾。"《名医别录》：猪心"主惊邪忧恚"。《本草纲目》引唐孙思邈"（治）虚悸气逆，妇人产后中风，血气惊恐"。

⓮ 干柿子：《本草纲目》："柿乃脾、肺血分之果也。其味干而气平，性涩而能收，故有健脾涩肠、治嗽止血之功。"

⓯ 胡桃肉：《开宝本草》："食之令人肥健，润肌，黑须发。"

⓰ 谷芽：《本草纲目》："快脾开胃，下气和中，消食化积。"

⓱ 麦芽：《名医别录》："消食和中。"

⓲ 榆皮：即榆白皮，《神农本草经》："（主治）大小便不通，利水道，除邪气。"

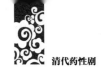

《本草纲目》："利窍，渗湿热，行津液，消痈肿。"山西民间以榆白皮干透碾粉，与高粱面等掺合煮食，灾年亦代食品。

❶⑲蒺藜：《神农本草经》："（主治）恶血，破癥结积聚……明目轻身。"

⓴蔓荆子：《名医别录》："主风头痛，脑鸣，目泪出，益气，令人光泽脂致。"

㉑五痔：指牡痔、牝痔、脉痔、肠痔、血痔。

㉒槐子：即槐实，《名医别录》："久服，明目益气，头不白，延年。治五痔疮瘘。"

㉓水银：《神农本草经》："主疥瘘痂疡白秃，杀皮肤中虱，堕胎除热，杀金银铜锡毒。"

㉔火烧醋淬的铜：《本草纲目》载，自然铜入药"今人只以火煅醋淬七次，研细水飞过用。""（主治）折伤，散血止痛，破积聚，消瘀血，排脓，续筋骨"。淬：原文误作"碎"。

㉕没有：原文误作"没又"。

㉖白茯神：《名医别录》："止惊悸，多恚怒，善忘，开心益智，安魂魄，养精神。"本品宁心安神功用甚好，故云"平定山海"。

㉗白头老翁：指白头翁，《药性论》："止腹痛及赤毒痢，治齿痛。"

㉘终日：应为"终石"。终石，《名医别录》："主阴痿痹，小便难，益精气。"

㉙刺猬：《神农本草经》："（刺猬皮主治）五痔阴蚀，下血赤白，五色血汁不止，阴肿，痛引腰背。"刺猬肉主治"反胃"，"理胃气，令人能食"。

㉚蚯蚓：《名医别录》："疗伤寒，伏热狂谬。"《本草纲目》引陈藏器："主天行诸热。"

㉛石生：疑应为"木丑"。

㉜管不：原文误作"不管"。管不，意即"总不"，"保险不"。

㉝方才：原文误作"方好"。

㉞鳖甲：《本草纲目》引甄权："除骨热，骨节间劳热，结实壅塞，下气。"

㉟龟板：《本草衍义补遗》："下甲补阴，主阴血不足。"

㊱鱼精：指鲤鱼，陶弘景曰："鲤鱼诸鱼之长，形既可爱，又能神变。"《日华子诸家本草》："（鲤鱼）治怀妊身肿，及胎气不安。"《本草纲目》："煮食，治咳逆上气，黄疸，止渴；生者，治水肿脚满，下气。"

㊲是蟹精，解爪甲，破血通经：蟹爪，《本草纲目》："破胞堕胎。"《本草别录》：

"破宿血，止产后血闭。"

❸❽ 鳝鱼：鱓，鳝的异体字。鳝鱼即鳝鱼，《本草纲目》："补五脏，逐十二风邪。"《本草拾遗》："主湿痹气，补虚损……除腹中冷气肠鸣。"

❸❾ 鳗鲡鱼：《名医别录》："主五痔疮瘘，杀诸虫。"

❹❶ 五倍子：《开宝本草》："疗齿宣疳，肺脏风毒流溢皮肤，作风湿癣疥痒脓水，五痔下血不止，小儿面鼻疳疮。"

❹❶ 胆矾：《神农本草经》："明目，目痛，金疮，诸痫痉，女子阴蚀痛。" 胆矾，原文作"胆凡"，暗示胆寒。

❹❷ 剪草：《本草纲目》："主一切失血。"

❹❸ 橄榄：《本草纲目》："生津液，止烦渴，治咽喉痛。"

❹❹ 蚕蛾：《本草纲目》：雄原蚕蛾"壮阳事，止泄精、尿血，暖水脏"。《名医别录》："益精气，强阴道，交接不倦，亦止精。"

❹❺ 海螵蛸：《本草纲目》："研末，傅小儿疳疮，痘疮臭烂，丈夫阴疮，汤火伤，跌伤出血。""同银朱吹鼻，治喉痹。"海螵蛸：原文作"海漂蛸"。

❹❻ 狼毒：《神农本草经》："（主治）咳逆上气，破积聚饮食，寒热水气，恶疮鼠瘘疽蚀。"

❹❼ 鼠瘘：原文作"鼠瘘"。

❹❽ 大戟：《神农本草经》："主十二水，腹满急痛，积聚"。

❹❾ 先：原文误作"元"。

❺❶ 麻根：指苎麻根，《名医别录》："（主治）安胎，贴热丹毒。"

❺❶ 屋游：又名瓦衣、瓦苔，《名医别录》："主浮热在皮肤，往来寒热，利小肠胱气。"

❺❷ 天景：此指景天，《神农本草经》："主大热火疮，身热烦，邪恶气。"

❺❸ 地榆：《神农本草经》："主妇人乳产痉痛七伤，带下五漏，止痛止汗，除恶肉，疗金疮。"此处地榆谐音"地狱"。

❺❹ 昆布：《名医别录》："（主治）十二种水肿，瘿瘤聚结气，瘘疮。"

❺❺ 胡黄连：《新修本草》："主骨蒸劳热，补肝胆，明目，治冷热泻痢……厚肠胃。治妇人胎蒸虚惊。"

❺❻ 蛴螬：《药性论》："取汁滴目，去翳障。"《本草纲目》："主唇紧口疮，丹疹，

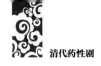

破伤风疮，竹木入肉，芒物眯目。"

❺ 楝子：原文误作"练子"。楝子，亦名金铃子，《本草纲目》："入心及小肠，止下腹部痛。泻膀胱。"

❺ 僵蚕：《神农本草经》："治小儿惊痫，夜啼，去三虫，灭黑，令人面色好，男子阴痒病。"僵蚕，原文误作"姜蚕"，此处谐音"将才"，山西方言，即"刚才"。

❺ 三七：《本草纲目》："止血散血定痛，金刃箭伤跌扑杖疮血出不止者……亦主吐血衄血下血血痢，崩中经水不止，产后恶血不下，血运血痛，赤目痈肿，虎咬蛇伤诸病。"

❻ 蜜计：指蜂蜜。《神农本草经》："益气补中，止痛解毒，除众病，和百药。"《本草纲目》："和营卫，润脏腑，通三焦，调脾胃。"

❻ 急性子：即凤仙，《本草纲目》：凤仙花"治腰胁引痛不可忍者……活血消积"。凤仙根、叶"（主治）杖扑肿痛，散血通经，软坚透骨"。

❻ 百药煎：出《本草蒙筌》，为五倍子同茶叶等经发酵制成的块状物。《本草纲目》："清肺化痰定嗽，解热生津止渴，收湿消酒……牙齿宣，面鼻疳蚀，口舌糜烂，风湿诸疮。"

❻ 柿霜：《本草纲目》："清上焦心肺热，生津止渴，化痰宁嗽，治咽喉口舌疮痛。"此处柿霜谐音"四双"，隐指上文之"八员猛将"。

❻ 相：原文误作"像"。

❻ 水红子：即荭草实。《本草纲目》："（主治）消渴，去热明目益气"，"癖痞腹胀"。

❻ 这班毛贼：隐含"斑蝥"。《名医别录》："（治）血积，伤人肌，治疗癣，堕胎。"《本草纲目》引甄权："治瘰疬，通利水道。"

❻ 皂刺：《本草纲目》："治痈肿妒乳，风疠恶疮，胎衣不下，杀虫。"此处谐音"造次"，意谓轻率、鲁莽。

❻ 圪哜眼：俗语，惯用语，义近"眨眼间"、"反掌之间"，表示不费吹灰之力。

❻ 落草决明：指中药草决明。此处"决明"谐音"绝命"。

❼ 治：原文缺。据下文"他是个治疗疮的大风子"句补。

❼ 大风子：《本草纲目》："主风癣疥癞，杨梅诸疮，攻毒杀虫。"大风子，原文作"大枫子"。

❼❷理：原文误作"礼"。

❼❸古墨：《开宝本草》："止血，生肌肤，合金疮，治产后血运，崩中卒下血。"

❼❹覆盆：即覆盆子。清汪昂《本草备要》："益肾脏而固精，补肝虚而明目，起阳痿，缩小便。"

❼❺痹弱：有软弱、行动不便的意思。痹，病症名，指风湿侵袭肌体导致肢节疼痛、麻木、屈伸不利的病症。

❼❻着实萎蕤：萎蕤，又名玉竹，《神农本草经》："主中风暴热，不能动摇，跌筋结肉，诸不足。"可知此语有暗示"大王"太痿弱的意味。

❼❼白蜡：《名医别录》："疗久泄澼后重见白脓，补绝伤，利小儿。久服，轻身不饥"。这里谐音"白赖"，有无故推委，拉别人顶替之意。

❼❽土蜂窝：即土蜂房，《药性论》："（主治）痈肿不消。"《本草纲目》："疗疔肿疮毒。"

❼❾黑豆：据《本草纲目》"服食大豆，令人长肌肤，益颜色，填骨髓，加气力。"此处黑豆谐音，有恶斗、狠斗一场之意。

❽⓿秦皮：《名医别录》："疗男子少精，妇人带下，小儿痫，身热。可作洗目汤。久服，皮肤光泽，肥大有子。"

❽❶紫葳：即凌霄花，《神农本草经》："（主治）妇人产乳余疾，崩中，癥瘕血闭，寒热羸瘦，养胎。"

❽❷蝼蛄：《日华子诸家本草》："（主治）水肿，头面肿。"《本草纲目》："利大小便，通石淋，治瘰疬骨哽。"

❽❸小娃子：此处谐音指"蛙"，即田鸡。明陈嘉谟《本草蒙荃》："（蛙）馔食，调疳瘦，补虚损，尤宜产妇。"

❽❹萹蓄：原文误作"笃蓄"。

❽❺蚘虫：即蛔虫。蚘，蛔的异体字。据《本草纲目》引甄权："（萹蓄）煮汁饮小儿，疗蛔虫有验。"

❽❻饴糖：《名医别录》："补虚乏，止渴。"《食疗本草》："健脾胃，补中。"

❽❼葛花：《名医别录》："主消酒。"

❽❽红铅：未详，待查。

(89)打：原文作“扮”。

(90)贳：《正字通》引郑樵“贳即葉字”，这里指木芙蓉叶。

(91)芙蓉：即木芙蓉，《本草纲目》：“清肺凉血，散热解毒，治一切大小痈疽肿毒恶疮，消肿排脓止痛。”

(92)鱼鳔：据《本草纲目》载，鱼鳔“烧灰，傅阴疮、瘘疮、月蚀疮”。

(93)山萸儿：即山茱萸，《名医别录》：“主耳聋，面疱，温中，下气，出汗，强阴，益精，安五脏，通九窍，止小便利，明目，强力。”

(94)刺刺菜：亦名刺儿菜，即小蓟，《本草纲目》引陈藏器“（小蓟）破宿血，生新血，暴下血血崩，金疮出血，呕血等，绞取汁温服”。

(95)百草霜：又名灶突墨，《本草纲目》：“止上下诸血，妇人崩中带下，胎前产后诸病。”

(96)老生：原文误作“者生”。

(97)铜绿：亦名铜青，《本草纲目》引陈藏器“（主治）妇人血气心痛，合金疮止血，明目，去肤赤息肉”。

(98)兔粪：亦名明月砂、兔蕈，《本草纲目》：“（主治）目中浮翳，劳瘵五疳，疳疮痔瘘，杀虫解毒。”

(99)磨：原文误作“麽”。

(100)脑子：指兔脑，《本草纲目》：“催生滑胎。”

(101)石莲子：《本草纲目》：“主交心肾，厚肠胃，固精气，强筋骨，补虚损，利耳目，除寒湿，止脾泄久痢，赤白浊，女人带下崩中诸血病。”

(102)石莲肉：即石莲子。

(103)针砂：原文作“针沙”，《本草纲目》：“消积聚肿满黄疸，平肝气，散瘿。”

(104)海桐皮：《海药本草》：“主腰脚不遂，血脉顽痹，腿膝疼痛，赤白泻痢。”

(105)棵：原文误作“科”。

(106)丞相：原文误作“承相”。

(107)龙胆：出《神农本草经》，又名龙胆草、胆草，金李杲《用药法象》：“退肝经邪热，除下焦湿热之肿，泻膀胱火。”金张元素《珍珠囊》：“去目中黄及睛赤肿胀，瘀肉高起，痛不可忍。”

⑩湖青盐：即戎盐，《名医别录》："主心腹痛，溺血吐血，齿舌血出。"《大明本草》："助水脏，益精气，除五脏癥结，心腹积聚，痛疮疥癣。"

⑩莲蓬草：八角乌之别名，为福建民间草药，功能清热解毒，活血止血。此处疑为莲蕊须，《本草纲目》："清心通肾，固精气，乌须发，悦颜色，益血，止血崩、吐血。"

⑩好带一孕：《本草纲目》莲藕"其根藕，其实莲，其茎叶荷"，并引郭璞注："莲乃房也，菂乃子也。"一孕之说疑即指此。

⑪葵花：《本草纲目》葵叶"除客热，治恶疮，散脓血，女人带下，小儿热毒下痢丹毒"。

⑫水上浮萍：指水萍，《本草纲目》："治热毒，风热，热狂……风疹。"

⑬一般：原文误作"一班"。

⑭卷柏：《神农本草经》："主五脏邪气，女子阴中寒热痛，癥瘕血闭绝子。"

⑮腽肭脐：一名海狗肾，《药性论》："治男子宿癥气块，积冷劳气，肾精衰损，多色成劳，瘦悴。"

⑯旱莲草：即鳢肠，《本草纲目》："乌髭发，益肾阴。"

⑰白茯苓：《本草纲目》引张元素："止渴，利小便，除湿益燥，和中益气。"又，李杲："逐水缓脾，生津导气，平火止泄，除虚热，开腠理。"

⑱助脾：原文误作"助痹"。

⑲赤茯苓：《本草纲目》："泻心、小肠、膀胱湿热，利窍行水。"

⑳疮：原文作"疬"。

㉑梁上尘：《新修本草》："（主治）腹痛，噎膈，中恶，鼻衄，小儿软疮。"

㉒棹面向句：句中"向"当为"上"。

㉓雷丸：《神农本草经》："杀三虫，逐毒气、胃中热。"

㉔黄药：即黄药子，《开宝本草》："（主治）诸恶肿疮瘰喉痹，蛇犬咬毒。"《本草纲目》："凉血降火，消瘿解毒。"

㉕秋石：《本草纲目》："滋肾水，养丹田，返本还元，归根复命，安五脏，润三焦，消痰咳，退骨蒸，软坚块，明目清心，延年益寿。"

㉖迟误：原文误作"迟埃"。

㉗白茯神：原文误作"白茯苓"。

㉘特：原文误作"时"。

㉙木鳖：《开宝本草》："（主治）折伤，消结肿恶疮，生肌，止腰痛。"

祖述歧黄意独新，聊将优孟说前因
——清代的药性梆子戏

我国古典戏曲的发展，清代是一个重要的时期。康熙以前，昆曲在戏曲舞台独领风骚；康熙至乾隆中，以梆子腔为主的花部乱弹与昆曲激烈争胜；至乾隆末以至嘉庆道光时期，花部诸地方戏取得了绝对优势，我国的戏曲发展进入了又一个大繁荣时期。花部诸腔来自民间，源于生活，展示了十分广阔的历史画卷，因此受到人民群众的喜爱，长期脱离生活的昆曲遂称式微。

在此过程中，一个值得引起注意，却又长期为人忽视的方面是，在地方戏曲繁荣局面的推动下，中医药学开始借助戏剧舞台来表现自己，并占有了一席之地。20世纪50年代，路大荒氏着手编辑《蒲松龄集》，有人在山东一带收集到署名蒲松龄的药性梆子戏《草木传》。由于一时尚难认定它的作者确为蒲松龄，故路氏将这个剧本收入《蒲松龄集》的附录，并在后记中写下了"这篇作品是否为蒲氏本人的作品，尚待考证"的话。《草木传》是现知的几个药性梆子戏剧目中，因误入《蒲松龄集》而得以刊载面世的唯一一部。90年代初，我们在山西民间发现并收集到另一部，即道光十四年钮延年抄本《群英会》，这是一个未见报道的剧目。《草木传》为10回，《群英会》则少了两回。两剧情节有出入，出场"人物"也以后者为少。而后，我们又陆续收集到道光十九年至民国十八年的《药会图》抄本数种，并先后对《群英会》和《药会图》作了校注和点校。至此，有关药性剧的剧目增至4个，除《本草记》访而未得外，其余均已收集在手。积十年辛苦，一方面为发现和保存了我国古典中医药科普创作中这一具有划时代意义的成果而高兴，也为这项工作终于有了初步结果而暂时松了一口气。

现知的几个剧本，《群英会》共收药名490余种，《草木传》和《药会图》各收药名近600种，其规模已超过了《本草备要》和《本草求真》。三剧所有出场人物，如甘菊、菊花、栀子、木香、威灵仙、密陀僧等悉取药名。不仅讲述了诸多的药性功用，还涉及到用药禁忌和部分常用方剂的组成。这与一般偏重文学情趣的药名联、药名诗、药名谜语、尺牍，乃至药名传奇、章回小说有着很大不同。作为戏曲，虽然没有《窦娥冤》《赵氏孤儿》那样的悲壮激越，也没有三国戏《群英会》似的波澜壮阔，但它同样具备了戏剧文学的基本要素，人物讲个性，情节有起伏。随着剧情的展开，将药

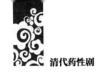
名和它们的性味功能融于故事发展和人物对话乃至诗词歌赋中。其内容严谨平实，不尚浮言，不拘独学，无一般药书之枯躁，也不同于一些文人作品那样的近乎文字游戏。一剧在目，胜读一部通俗本草。这也是像《药性赋》《本草歌括》这样一些医家著作不能望其项背的。故自19世纪30年代，这些剧本曾在我国北方梆子戏地域广为流传，绵延一百余年。不仅传播了中医药知识，也把古代中医药科普创作推向了新的高峰。

《药会图》和《草木传》共为10回，两剧同体异名。可以肯定，《草木传》作者其实并非蒲松龄，而是"晋之郭子秀升"。秀升字庭选，关于他的身世，所知甚少，仅知他大约在嘉庆十三年，在河北满城县官署完成了《药会图》的写作，并且是一位"儒医"，曾否任官尚不清楚。籍贯是山西，很可能为壶关。对于这样一位名不见经传的人物和他的作品，曾有不止一人写了不止一首赞颂的诗篇，兹录其一，算作纪念：

> 祖述岐黄意独新，聊将优孟话前因。
> 绘成一幅有形象，画极千秋弱体人。
> 格外文章能赞化，局中草木自生春。
> 紫团深处琴音奏，谁作高歌步后尘。
>
> （浙绍周寓庄）

（原载山西中医学院学报 2000 年第 1 期《群英会》校注前）

2.《药会图》清古晋壶关郭廷选秀升氏编次^注

（据清道光十九年抄本整理点校）

写在前面：现知的清代药性剧剧目有五个。1990 年，笔者在山西农村收集到《群英会》，做了校注；1994 年又收集到另一部，即路大荒氏在《蒲松龄集》编订后记中提到的《药会图》。因系抄本，抄录者显然大多并不精通中医学，加之辗转时日久远，其中错讹阙漏甚多，以至难以卒读，有必要整理点校。《药会图》极有可能是这几个药性剧剧本中最早写成的一部。其他的药性剧剧本，都是以它为底本，在流传演唱过程中，好事者增易而成。不唯改了情节，也改了题目。但这几个剧本，只有《草木传》误载于《蒲松龄集》，可惜未经整理校勘。故《药会图》的点校除这几个剧本可以参稽外，可资参考的第一手资料就很少了。其中难免不当之处，切盼指正。

注：所见《药会图》及同体异名的各种不同钞本，凡有邱世俊序及兼有作者署名的，所署均为"古晋壶关郭廷选秀升"。学界对此已少有异议。故借此排印的机会，我们决定将本剧作者的名氏移于剧本题下，以示对作者的尊重，还历史以本来面目。

序　黔南邱士俊拜识

医之一道，甚难言也。医者，意也，必得心领神会，方能应手。而药性之补泻寒热，攻表滑涩，种种不一，更得深识其性，然后可以随我调度。故用药譬之行兵，奇正变化，神明莫测。晋之郭子秀升先生，儒医也。穷极素问，阐抉❶灵枢，而居心慈祥，人品端方，非市井者俦。余与订交，不殊金兰。其暇谱有传奇一则，乃群药所会。余阅之，不胜佩服。遂观其首，曰《药会图》。要知非游戏也，实在使诸药之寒热攻❷补，简而甚明，则显而易学。业仁术者果会心于此，庶于医道不无小补云。

自叙

余尝留心于医道者非一日矣。甲子夏❸，在汴省公寓与原任宝丰县悬邱公❹

忽谈及《草木春秋》❺，乃谓其无益于人也。余不禁有感于药性，择其紧要，正其错误，不必整襟而谈，但从戏言而出，或寄情于草木，或托兴于昆虫，无口而使之言，无知识情欲而使之悲欢离合。名士见之固可喷饭，俗人见之亦可消遣，乃吾之意不在此。合本草一大部，煅炼成书，欲起死人而活之，先活草木金石之腐且朽者。如甘草金石斛之属，尽使着优孟衣冠，歌舞笑啼于纸上，以活药药死人，未有不霍然❻而起者。纵不日用乎活药，亦岂肯忘情于活药，鼓舞欢诵，则人人知其药，❼亦即人人知其❽性。用药者不至有错误之遗憾，服药者不至有屈死之冤魂。而吾之心已足矣。然自好高之流❾多，药活而人则未必尽活也。故即有呼我为迂者，我即应之以为迂；呼我为狂者，我即应之以为狂。但求不愧吾心，庶于医道不无小补焉，是则吾之志也矣。

校注

❶抄本误作"扶"。

❷抄本误作"功"。

❸即嘉庆九年，公元 1804 年。

❹邱世俊，贵州大定府人，庚寅恩科举人，嘉庆四年任宝丰县知县，嘉庆六年离任。

❺即《草木春秋演义》，全书 32 回，作者不详，书中仅收药名，未言药性及有关知识。

❻霍然：抄本误作"或然"。《文选·七发》"霍然病已"。

❼抄本为"鼓舞劝欢诵则人人知其药"。

❽抄本"知"下无"其"据上下文改。

❾道光二十八年抄本作"好高者流"。

药会图全本　十字梆子腔

〔第一回 栀子斗嘴〕

（**老生扮作甘草上**）名传上古羲皇世，品重当今医士家。（**甘草坐诗**）光阴送尽两鬓苍，克壮其猷四海扬。虽有许多神妙手，谁能独效在疆场。（**白**）老汉姓甘名草，山西汾州府汾阳县❶人氏。不幸夫人早亡，所生一女名叫菊花，曾许于金石斛为婚，年方二八，尚未出闺。思量起来，好不闷人也。（**唱**）考本草有百姓，名传不朽。一个个显奇能，万病无忧。谁似我性甘平，善调诸药。亦善会解百毒，名著千秋。就叫我温中去炙也有益。❷但是我年高迈，女大难留。

（**花面扮贼使一正一副，手持❸聘礼上场**）伙计，这就是甘草门首了。待我问他一声，里面有人么？

（**甘草白**）栀子哪里！

（**丑扮栀子上引**）来了。爷爷说什么？

（**甘草白**）看是何人叫门？

（**栀子白**）晓的。（**栀子出门作惊介**）呀！你们是什么人？

（**贼使同答**）俺是逐水寨来的，要见你家爷爷。

（**栀子白**）少站。（**白**）禀爷：逐水寨有人要见爷爷。

（**甘草白**）待我去看。

（**甘草出门问介**）你们到此何故？

（**贼使同答**）我大王闻说你菊花小姐素有佳色，今送玉盆绣帐要娶你女成亲。

（**甘草怒白**）胡说！（**唱**）你好像生卷柏，煨来破血。岂知我用煎熬，断不容情。恨一恨吞吃了，你这草蔻。才免的肠内痛，积寒不生。（**白**）你们还不走开！

（**二贼使同白**）伙计，他竟是骂起来了，便怎么？

（**副使答白**）咱就回去，见了大王再作商议。

（**正使答白**）罢了，便宜他么。（**二贼使同下场**）

（**甘草进门怒白**）好恼！好恼！

（**栀子亦进门发怒**）可恶！可恶！

（**小旦扮菊花，副旦扮木香，菊花引**）款冬寒已至，半夏热初行，用治风痰嗽，前胡艺独精。（**白**）奴家甘菊花是也。不知前庭❹吵闹所为何事，待奴上前去问。

（**菊花上前拜介，问白**）爹爹❺你与何人吵嚷？

（**甘草白**）女儿哪晓，逐水寨出了海藻、大戟、甘遂、芫花，这四大贼寇送来玉盆绣帐，要娶吾儿成亲，方才被吾抢白而去。

（**菊花惊白**）呀！不好了。（**哭介，唱**）奴本是贞节性，去风明目。到如今有灾祸，难傲雪霜。他好像茯苓皮，治奴肿胀，还有些气不顺，须用木香。（**白**）爹爹呀，孩儿汗出不止，心内又觉烦躁。

（**甘草白**）如此说，就叫栀子去请黄医生来，与你疗病。木香，将你姑娘扶在东楼，好好伺候。

（**木香笑白**）晓的。（**木香扶菊花下**）

（**甘草上白**）吾想那半夏、瓜蒌、贝母、白及、白蔹与乌头相反，诸参辛芍与藜芦纷纷相争，已叫吾时刻谨防，恐遭毒祸。今又有海藻大戟甘遂芫花与吾相反，要娶吾女成亲，真乃可畏人也。（**唱**）害的我菊花儿，神昏气短。不住的浑身战，汗出如津。闻听说老黄芪，善医此症，只得去恭请他，调治儿身。（**白**）吾想那黄芪补中益气，固有尊长之称，他就是调理杂症，亦皆各有奇方。那一日在天门冬前，麦门冬后，摇起兜铃，忽然闪出两个夫人，一个叫知母，头带一枝旋覆花，搽着一脸天花粉。一个叫贝母，头带一枝款冬花，搽着一脸元明粉，款动金莲，来求咳嗽奇方。黄芪抬头一看，知其头面所有枳棋，❻俱是止咳嗽奇药，❼放下兜铃，会成一方，便将他热嗽痰喘一并治去，真可谓国手无双。（**唱**）他喂着一羚羊，善清肺肝，带一挂金铃子，治疝杀虫。喝几口胶泥水，呕吐能去。吃一把豨莶草，除去湿风。上常山理痰结，瘟疟并治。又吃些山豆根，能止咽痛。（**白**）栀子，你去把黄医生请来，好与你姑娘疗病。

（栀子白）爷爷，我姑娘有病，何不自己调治？

（甘草白）栀子听我道来。（唱）那香附理滞气，调经最要。侧柏叶止血衄，善理血伤。熟地黄能补血，且疗虚损。生地黄能凉血更医诸疮。赤芍药破积血，热毒亦解。白芍药生新血，退热尤良。琥珀儿安心神，镇惊定魄。胡黄连退烦热，疳疾须尝。有柴胡并干葛，疗肌解毒。有枳实并枳壳，气降胸宽。（白）吾想此种药材俱皆可，但是我心中恍惚毫无定见，你把黄医生请来吾就有了主意了。

（栀子白）爷爷，不用请他，小人也会治。

（甘草白）你会调治？

（栀子白）爷爷听来。（唱）用一味车前子，通通小便。割瞿麦再治他，热淋有血。地肤子用一些，洗了疼痒。再用些当门麝，打胎去捷。

（甘草怒白）胡说，你快去把黄医生请来。

（栀子白）我不去，叫木香去罢！

（甘草白）咄！那木香系一女流，如何去的？你快去罢！

（栀子白）我不去！

（甘草怒白）小畜生！（唱）你仰着那一副苏皮脸，疗足顽痹。

（栀子白）小人是苏皮脸，难道说爷爷是没皮脸了？（唱）他也是地骨皮治我骨蒸。

（甘草怒白）畜生！此话从何说起？

（栀子白）想当日黄医生与你消肿，你连金银花也是没有。今日又要白矾他，消痰解毒，谁不知你是块龙骨。

（甘草白）怎么叫我龙骨？

（栀子白）是个涩精。

（甘草白）咄！胡说！你快去请来，与你姑娘看看脉。

（栀子白）若是看脉可不必。（唱）咱家有大麦芽，可以宽肠。又有那小麦儿，可以养心，咱还有浮麦儿，方才漂下。纵然间不甚奇，可止汗津。

（甘草白）你一派胡说。每日吃药，哪一个医生不知道我甘草？你速去请他，到那里嘱咐他多捎几样凉药来。

（栀子白）捎什么凉药？

（甘草白）听我道来。（唱）捎元参治浮火，清利咽膈。捎丹参理崩滞，益血通经。捎荆芥治疮疥，肠风下血。捎竹茹清胃火，呕吐不生。捎竹叶疗伤势，虚烦亦解。捎竹沥补阴虚，痰火能清。

（栀子白）就捎这？还捎什么？

（甘草白）还要的，捎泽泻降阴火，利水通淋。捎丹皮除肝热，破血有功。捎芒硝通大肠，软坚润燥。捎扁蓄清膀胱，小水能通。捎地榆疗肠风，并止血痢。捎瓜蒌润肺喘，还治结胸。

（栀子白）我看你把人家药橱❽儿都抬来罢，还有什么说？

（木香跑上❾白）爷爷，不好了。不知我姑娘看见什么？又说又笑，赤身露体，扑下床去了。

（甘草白）这该，该怎么么处？

（栀子白）爷爷不要害怕，小人吃过大力丸，管把他搂在床上。

（甘草白）咄！胡说！快取药包来，待吾捡❿药。（**栀子取药包上，甘草捡药说**）枸杞天之精，地黄地之精，川椒日之精，白菊花月之精，柏子仁金之精，菟丝子木之精，肉桂水之精，苁蓉火之精，白茯苓是土之精，怀山药是万年精。木香，这是十精药，大有补益，亦能辟⓫邪，快忙拿去将你姑娘扶在床上。

（木香白）晓的。

（甘草怒白）栀子！你还不曾去么？这等慢事，该吃打。（唱）你就是八角虫，也有百部。用着你癞蛤蟆，那怕疥癞。惹动我三焦火，定叫你去，若不去打碎你，还要煎熬。

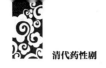

（**甘草作打状白**）你是去也不去?

（**栀子白**）我去罢。

（**甘草白**）快去快去!

（**栀子白**）这就奇了，往日请医生还当成一件事儿，今日就这个模样，着实❶不堪了。（**唱**）雄黄儿治的我，满身毒气。消结肿去毒气，快寻公英。（**白**）俗话，是疮不是疮，先吃地丁汤。（**唱**）蒲公英，他就是黄花地丁，外科家治疮疔，还用陀僧。（**栀子下场**）

校注

❶《草木传》作"和平村"。

❷《草木传》无此语，疑为衍文。

❸抄本原无"持"字。

❹抄本原作"亭前"，据《草木传》改。

❺抄本误作"爷爷"，下同。

❻抄本误作"即其头面所有之贞"，据《草木传》改。

❼抄本"俱是止咳嗽奇"下无"药"字，据《群英会》补。

❽抄本误作"药树儿"，据《草木传》改。

❾抄本误作"跪白"，据道光二十八年抄本改。

❿抄本误作"攒"，据《草木传》改。

⓫抄本误作"逼"，据《草木传》改。

⓬抄本误作"定"，据《草木传》改。

〔第二回 陀僧戏姑〕

（**副净扮陀僧上场引**）浪汤密陀僧，熬膏治疮疖，酒肉为朋友，相与众医生。（**白**）吾乃红炉寺密陀僧是也。内有银老师因吾秉性最毒，不肯容留。多蒙众医生用吾熬膏代治疮疖，因此结为厚友，每日以吃肉为事。（**唱**）我今日吃驴肉，动了风淫。吃狗肉狗肉温，壮阳益气。吃羊肉羊肉热，大发疮疖。吃猪肉虽养脾，生痰有忌。吃牛肉补脾虚，最能益人。吃鳖肉有鳖甲，滋阴退热。吃鸡肉鸡内金❶，磨积最神。（**白**）想我平日各样肉，无所不吃，今日跟着黄医生，浓浓❷水水吃了多少烂肉，内中有碗驴肉，叫❸我吃了，把我的疗疾发了，不妨且入苦蒂庵寻他一寻。（**唱**）抖一抖大象胆，能免惊搐。好像那下乳汁，王不留行。（**白**）来此已是，我不免把门儿敲一敲。

（**且扮慈姑上白**）是何人叩门？（**开门介**）呀，原来是老师傅么。请到庵中。

（**陀僧进门介白**）慈姑你可好么？

（**慈姑白**）老师傅费心了。

（**栀子窥见陀僧白**）嗳呀，好个秃驴子，他往姑姑庵做什么去了？待我跟他进去，听他一听。

（**慈姑拉陀僧走白**）老师傅，你来这里来。（**唱**）咱两个，入莲房，暂解欲火❹。我还要涂蟾酥，发了麻痒。

（**陀僧答白**）哈哈！我前日吃驴肉，动了风淫，你今日这个模样，莫非也是吃了驴肉了？

（**慈姑笑白**）我不吃驴肉，我要吃你这驴肾呢。

（**陀僧唱**）忽听说吃驴肾，痿阳立起。（**白**）慈姑不信，你就摸的一摸。

（**慈姑手摸唱**）呀！这一个斑❺毛虫，这等性硬，只怕他破了血，还要嫌疼。

（**陀僧白**）不怕他。（**唱**）我有那茜草根，与你止血。我还有明没药，也善止疼。

（**慈姑白**）这等说来，我倒越发中意❻了。我且问你，那一日，却怎么没有这等坚硬？

（陀僧白）实对你说罢，我今日吃上壮药了。

（慈姑问白）你吃的什么壮药？

（陀僧唱）吃的是海狗肾、母丁香，大兴阳道，又吃些金樱子、石莲肉，且固肾精。

（慈姑白）难道就❼这几样药么？

（陀僧白）倒也还有，我其时❽顾不的说了。你快忙脱了罢。（唱）露出你黑仙茅，壮阳益肾。还要你赤小豆，解毒消痈。弄出些阴阳水，霍乱有用。速使你，嫩莲蕊，治我遗精。

（**栀子听罢骂进房中，手指陀僧白**）咄！你来这里调戏尼姑么！

（**又指慈姑白**）你叫他到这里来做什么！

（慈姑白）我叫他与我唱个神曲儿，开开胃气。

（栀子白）我不信！就叫他与我唱一个神曲儿，我也听听！

（陀僧唱曲）波滴波罗摩阿萨，能治雀目夜明砂。清热利水海金砂，镇心宁神寻朱砂。和胃安胎有缩砂，消咽散❾肿有硼砂，要去风温有蚕砂。波滴波罗摩阿萨。

（栀子白）倒也唱的好，唱的妙！

（**又指慈姑白**）尼姑你也唱个我听。

（慈姑白）我不会唱。

（栀子白）你只会陪着和尚睡觉么？（唱）我想着你爹娘，真是混帐。送到你姑姑庵，玷辱祖先。

（慈姑白）俺也是佛家弟子！

（栀子白）善治头风蔓荆子，吸出滞物蓖麻子，驱风除湿是个苍耳子，善化胁痰是白芥子，消食宽胸莱菔子，敛毒止泻五倍子，清音涩泻有诃子❿，下气定喘有苏子，解散结毒还有那皂角。子儿甚多，你说你是子，我今不知你是甚子了。（唱）想必是你身上，也有疮毒，心儿内常怀着，一个孩子。

（慈姑白）胡说！难道我就不是个人了？

（栀子白）你又说你是人，你是什么人？养胃进食有砂仁，通经破血有桃仁，宣水润肠郁李仁。（栀子唱）我看你倒像个善治喘嗽，恰是那秃和尚理肺❶杏仁。

（陀僧发怒白）胡诌！硫磺原是火之精，朴硝一见便相争，水银莫与砒霜见，狼毒最怕密陀僧。（密陀僧唱）谁不晓我平日秉性最劣！你就是真狼毒，若还犯我，顷刻间管叫你一命快绝。

（栀子白）巴豆性烈攻最上，一见牵牛不顺情，丁香莫与郁金见，牙皂难合京三棱。（唱）连忙走到衙前，先禀牙皂。叫牙皂速通关，逐这风邪。

（慈姑拦住白）你休走！川乌草乌不顺犀，人参最怕五灵脂。官桂善能调冷气，若遇石脂便相欺。（慈姑唱）我见那草乌儿能❷解风痹。生用了，管叫他，即刻蒙迷。（白）叫弟子，将山门与我闭了！

（栀子白）闭不的！还要去的。

（陀僧白）你且莫走！我有个草果儿与你吃了，叫你消消膨胀。

（慈姑白）我也有个白果儿与你吃了，叫你定定嗽喘。

（栀子白）你们哄我！

（陀僧上前扭住栀子，慈姑手灌药，陀僧唱）我今用生草乌，把你蒙住。送到你青蒿科❸，治你骨蒸。（众尼将栀子抬下）

（慈姑自问陀僧介，白）咱今将人害了，却怎么处？

（陀僧白）你说怎么处？有了，还要头顶留下头发，鬓角插着蒙花，脸上搽着青粉，脑后带着米壳花，丁香贯耳边，胭脂把嘴搽，身穿着昆布，手拿着枇杷，开怀露乳香，人见必胡麻，相与个千金子，他自有金屑银屑与咱。有人来欺，干漆棍儿打他。打的他呕吐痰涎，总不饶他半夏。倘或遇官桂，百生法儿护咱。那时节，吃斋也罢，不吃斋也罢❹。情愿跟你当归，再不想寺里出家，再不想寺里出家。

（慈姑白）你说的是什么？滋阴止血用头发，退翳明目要蒙花，杨梅肿毒轻粉搽，涩肠止泻米壳加。丁香快脾胃，胭脂涂痘家，消瘰疬昆布，治咳逆枇杷，止疼痛乳香，

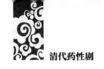

补虚损胡麻。见了破积千金子，倘有心慌金银镇压。破血杀虫干漆，嗽吐堪入半夏。遇❺热性官桂，冷❻气不能奈咱。为什么吃斋也可，不吃斋也罢。养荣血惟当归，怎愿应乐户人家？

（密陀僧白）这何尝是乐户人家？不过应一个接骨的，成一个黑老婆。

（山慈姑白）那黑老婆是个什么？

（陀僧白）名叫土鳖虫。

（慈姑白）哪有出家人应鳖？

（陀僧白）出家人还俗了，不当鳖还会干什么事？

（慈姑白）你当鳖罢，我不愿去。

（陀僧拉慈姑白）你不愿去么？不好了，有人来了。（陀僧唱）我看你跟着我，留下头发，除瘟疟逐鬼邪，去应天灵。

（慈姑白）天灵是个什么？

（陀僧白）你只管来，底下还有一个字哩。

（山慈姑问白）一个什么字？

（密陀僧白）你常问的什么？你来这里，我告诉你说，是个盖字。

（慈姑白）嘻嘻！（白）松月静庵多薄命，烟花柳巷试红妆。

（密陀僧白）从今不把弥陀念，强搽❼烟粉诱青❽郎。（二人同下）

校注

❶抄本作"用鸡胗"《群英会》作"鸡中金"，按入药统称"鸡内金"。

❷抄本误作"脓"。

❸抄本误作"交"，下同。

❹抄本下无"火"字，据《群英会》补。

❺抄本误作"班"。

❻抄本作"爱中"，据《草木传》改。

❼抄本误作"说"，据《草木传》改。

❽抄本"其"下无"时"，据《草木传》改。

❾抄本"咽"下无"散"字，《群英会》同，据《草木传》补。

❿抄本误作："柯子"。

⓫抄本作"肺里"，据《草木传》改。

⓬抄本作"解"，据《群英会》改。

⓭抄本作"棵"，据《群英会》改

⓮抄本无本句，据《群英会》《草木传》补。

⓯抄本作"偶"，据《群英会》改。

⓰抄本作"今"，据《草木传》改。

⓱抄本误作"虽扶"，据《草木传》改。

⓲抄本误作"废"，据《草木传》改。

附注：文中"密陀僧"皆作"弥陀僧"，均改，不另出校。

［第三回　妖蛇出现］

（**栀子醒过上白**）好蹊跷！好蹊跷！缘何在青蒿科里睡觉？明明和尚戏尼姑，我在中间胡闹。忽然就到这里，令人不料，不料。闲事我且莫管。与我爷爷去请医生，我只得舍着一副五加皮面，强筋健步走一遭。我想那黄医生他住在温家庄，倒有许多温性也。（**唱**）有一个荜澄茄，入肾除冷。有一个高良姜，暖胃止疼。有一个覆盆子，固精暖肾❶。还有个荜茇儿，去把寒攻。有附子能回阳，逐寒益胃。有乌药理肠胃，

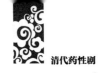

顺气调中。胡芦巴益肾火，疝疼有功。吴茱萸暖肝肾，也治肠疼。（白）就是他温性的奴婢，亦且不少。（唱）有一个叫麝香，善开心穷。有一个小茴香，理疼暖宫。（白）我若到他门首假装偶感风寒，寻些生姜发散，干姜暖中。他就是没药儿治我损伤，我不过舍这一副陈皮脸，只当开开脾胃。呀！我又想起来，他那里有一个麻黄，最是不好的，他会行病治病，治❷出人家汗来，又是根儿，与人家止住汗眼。他又偏好治人风嗽，倘忽听我咳嗽一声，他必要举动桔梗，偕上他五味子，一齐治我。罢罢！（唱）装头痛假咳嗽，还要细辛。我昨日川椒❸根，一旁所遇。要止痒散寒风，暂且❹停住。补精血益肾宫，还要苁蓉。我将欲补命门，可借肉桂。胡桃肉补命门，也算有功。得一个续断儿，伤折能治。生精血补崩漏，还有鹿茸。韭子儿能助阳，且医白浊。虎骨儿壮筋骨，能去毒风。（白）我今日在此胡椒一会，去了多少的冷痰。若是秦艽，必将风冷俱去。但是我虫疼又发，（唱）且在此树根下，歇歇再行。

（白蛇、乌蛇先上场舞蹈，然后回身一变，小旦扮白蛇上场引）生来本领实不差，瘫痪瘾疹来行咱。若问奴家名和姓，群蛇队中称白花。

（正旦扮乌蛇上场引）学来武艺最是高，疮痒不仁皆能疗。若问奴家名和姓，群蛇数中叫乌稍。

（二蛇相见问白）妹妹，今日出洞有何事干？

（白蛇唱）我误吃蟹爪甲，伤了胎孕。到今日寻艾叶，止漏安胎❺。

（乌蛇白）妹妹呀，孕妇忌用的东西你就忘记！斑毛水蛭及虻虫，乌头附子配天雄，枳实水银并巴豆，牛膝槟榔与蜈蚣，三棱芫花代赭麝，大戟蝉褪黄雌雄。牙皂芒硝牡丹桂，槐花牵牛皂角同。半夏南星与通草，瞿麦干姜桃仁通。硇砂干漆蟹爪甲，莪术大黄俱失中。这都是孕妇忌用的东西，妹妹何不留心。

（白蛇问白）姐姐今日到此有何事干？

（乌蛇唱）有一人逐邪风，放了赤箭。我要去寻白及，速治金疮。

（栀子猛然起，对乌蛇白）好妖孽！好妖孽！古石灰止血，拌着韭根捣千杵，抹到伤口手紧捏，治金疮甚效捷，你寻我栀子有何益？

（又对白蛇说）好妖精，安胎虽然艾叶好，加上阿胶始见灵。止漏血，补气羸，你要我栀子终何用？终何用？

（**又指白蛇说**）我看你白白个妇人，你好像，（**唱**）像一个白豆蔻，会治反胃。

（**又指乌蛇说**）我又看你这一个黑黑的妇人，眼珠上有一个红圈儿，你好像，（**唱**）像一个红豆蔻，会治吐酸。

（**又对白蛇唱**）这一会儿，我想你水牡蛎，治我遗精。

（**白蛇唱**）你是个菟丝子，也治遗精。

（**栀子又对乌蛇唱**）我想你巴豆儿，破水开积。

（**乌蛇唱**）咄！你若是有血积，煎你归尾。

（**栀子又对白唱**）你的头白术儿，真真好看。逼真是能健脾，燥湿消痰。

（**又对二蛇白**）你两个这酸货儿，（**唱**）都像是酽米醋，补益消肿。

（**乌蛇同白蛇说**）妹妹呀，你看，这孩子竟将你我调戏，咱就来卖俏，将他引到洞内把他吃了罢。

（**白蛇说**）待我哄他一哄。

（**白蛇问栀子白**）你这孩子，往哪里去的？

（**栀子白**）我主人叫我请黄医生去哩。

（**白蛇白**）黄医生在我家里。

（**栀子白**）你哄我哩。

（**白蛇白**）我说的是实话，你跟我两个来罢，到那里还有些意思哩。

（**二蛇眼内送情，将栀子引动，栀子自白**）好呀！他二人眉来眼去，引的我魄散魂飞。想他是心上有了我了，不管是不是，我且跟他去臊臊皮儿。（**栀子又转过白**）我去。

（**二蛇又眼内传情白**）你来！

（栀子白）你家还有什么人？

（二蛇白）就是俺二人。（唱）听此言喜的我，浑身发软，他好是棉子仁，能治瘫软。到那里阳起石，兴阳顽耍。我还要吃人乳，滋补肾元。那怕这劳嗽病，血痰发动❻，去痨❼嗽，血痰动，还有紫菀。

（栀子跟二蛇行，白蛇唱）叫栀子你跟我来，穿山甲过。消痈肿理痔漏，透毒排脓。你好是益母草，女科最要。胎前后正用你，去瘀生新。

（乌蛇唱）我今日送到你，紫河车内。补虚损治劳疗，培养根本。你好似无名异，金疮最要。止疼痛疗伤折，生肌有准。

（白蛇对栀子说）到了。你且在石岸下歇的一歇，待俺先进去看看有人无人，俺再出来。

（栀子白）好呀！你看他两个都钻进去了，想是他把床褥铺就，（唱）然后才要请吾石韦，通他小便。还要用蛤蜊粉，治我遗精。（白）却怎么这时候，还不出来？想必是里边有人，我就此藏的一藏。这正是，有缘千里来相会，无缘对面不相逢。

校注

❶抄本作"胃"，据《草木传》改。

❷抄本无"治"字，据《群英会》补。

❸抄本误作"树"，据《群英会》改。

❹抄本无"且"字，据《草木传》补。

❺抄本无"胎"字，据《群英会》补。

❻抄本作"血发劳怯"，据《草木传》改。

❼抄本作"咳理嗽"，据《草木传》改。

[第四回 石斛降妖]

（小武生扮金石斛上场引）初步青云气象雄，胸藏韬略耀黉官。益阴定志补虚怯，烦热剪❶除赞化工。（白）小生金石斛是也。我昨日在郊外寻那史君子，要治小儿疳疾，只见洞里出了一道黑气，我用赤箭射了一箭，他竟把赤箭拐去。我今日精滑泻痢，又想寻那赤石脂，少不得带上鬼箭，再寻芜荑❷，把这些邪风恶虫一并治去。呀！我还有一件宝贝，叫名预知子❸，遇毒作声，善于杀虫。我不免带领着去，（唱）预知子缀领中，遇毒作声。这宝贝善杀虫，万载留名。❹还有那鹤虱❺宝，诸虫皆避。雷丸儿除积热，也会杀虫。

（栀子出头观看。金石斛看白）石岸下什么妖邪？待我一箭射死。

（栀子猛站起白）我不是妖邪，我是人！

（金石斛白）你是人？你来这里做什么？

（栀子白）这是我家亲戚。

（金石斛白）你越发胡说了！这里并无人家居住，哪得有你亲戚？你说实话！不说实话，我一刀将你杀死！

（栀子白）我在此不敢说。

（金石斛白）你来这里说。

（栀子白）罢了，我实说罢。我原在楝根下歇了一歇，遇这两个妇人，他说黄医生在他家里，他叫我跟他到此。

（金石斛白）他还对你说什么来？

（栀子白）那穿白的妇人，（唱）他说是吃蟹爪，伤了胎孕。又说是寻艾叶，止漏安胎。

（栀子又说）那穿乌的，（唱）他说是逐邪风，放了赤箭。又说是寻白及，治他金疮。

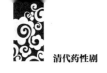

（**金石斛唱**）听他说那妇人，中了赤箭。好像是服钩藤，治我瘾疢。那葫芦治的我中满鼓胀。恨不得使连翘，治我肿痛。（**白**）你当那两个妇人是什么人？那是两个妖邪。昨日把我的赤箭拐去，今日正要寻他，他又把你哄在这里。他要吃你哩！

（**栀子跪乞**）呀！相公快忙救命罢！

（**金石斛白**）起来，有我在此大料无妨。

（**乌蛇出头看，急叫。白蛇说**）妹妹！我的冤家又来了！咱两个爽利把他当饭吃了罢！

（**方说完，预知子便作声起来。石斛白**）真个有了妖邪了！

（**金石斛猛然看乌蛇唱**）好妖邪！那里走！还我赤箭。再用这鬼箭羽，刹你妖虫！

（**乌蛇唱**）我昨日不防你，中了赤箭。你今日为什么，又来唬人！化谷食消毒气，用❻咱大蒜。用石膏清胃火，治你牙疼。

（**金石斛唱**）好妖孽！且慢说只你两个，你就是柏子儿，补心定悸。若是我消痞结，平肝破滞。定然要那利刀，揭你青皮。切❼乌头去厥冷，风湿并治。用白薇治的你，人事不知。

（**白蛇唱**）说着话惹的我，鼻中流涕。有香臭不能闻，还要辛夷。且把你当葛花，安排醒酒。那怕你使水蛭，打胎去瘀。

（**乌蛇暗叫白蛇说**）妹妹，你仔细看，他好像金石斛，一身棍气，最是不善，休吃了他的亏。妹妹不信，问他一问。

（**白蛇问**）你是何人？

（**金石斛白**）我是县学中一个武秀才，有名的劣生金石斛是也。

（**白蛇说**）我看没有一点儒气，必是不通。

（**金石斛白**）你怎见我不通？宗师考我的时节，他膀胱火盛❽，小便不通。我那时有通草两篇，故把我进了。怎见得❾我不通？

（**白蛇白**）通便通，是别人做的。

（金石斛冷笑白）哈哈！他两个一身妖气，也笑话起我❿来了！

（乌蛇暗叫白蛇白）妹妹呀！他果是金石斛，这⓫便怎么处？

（白蛇说）姐姐放心，妹妹有麒麟竭，管叫他变化麒麟，扑向前去唬他，将他唬死。

（乌蛇白）这等说，吾也有蜈蚣全蝎，一齐放出，定治他口噤脐风。

（白蛇说）如此即各显神通便了。（二蛇念咒作法）

（栀子白）相公，你看他两个唧唧哝哝，不知说些甚。（**忽然麒麟跑出，后跟全蝎蜈蚣。栀子白**）呀！不好。相公快忙逃命罢！（**栀子拉金石斛下。麒麟蜈蚣全蝎一齐去追**）

（白蛇白）姐姐，你看他两个逃命而去，你我随后赶他。（**二蛇跟下**）

（栀子跑上敬白）这这，这该怎，怎么处？

（石斛白）吾想此种异兽，世间哪有？必是邪术作怪，待吾用辰砂将他镇住。（**麒麟跑上，金石斛用辰砂打倒在地**）

（栀子笑白）哈哈！这个异兽现出本像来了，红红的好像一块红花膏。

（金石斛白）待吾看来！这原是麒麟血竭，去瘀和血，大有可用，快忙收了。嗳呀，嗳呀！这是怎么说！

（栀子白）那金头蜈蚣暗暗咬了一口，那全蝎又螫了一刺，好疼，好疼！

（金石斛白）快取胆矾，用唾沫调搽，则疼痛立止。

（二蛇赶上同白）你这劣生，哪里走！

（白蛇唱）你好像，牛黄儿，治我痰热。又像是天竹黄，治我惊风。有磁石那怕你，是个铁汉。我白蛇咬一口，送你墓中。

（乌蛇唱）你好像皂矾儿，治我黄疸。又像那木鳖子，治我疮痈。有三棱哪怕你，腹积坚硬。我乌稍使使风，吸你杜仲⓬。

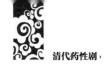

（**金石斛白**）你两个越发是蛇精了。（**唱**）取鬼箭先治你，腰腿疼痛。再放那鹤虱儿，杀这邪虫。定惊痫去邪风，还要蝉蜕。定叫你风痹去，求我寄生。

（**乌蛇向白蛇说**）妹妹，不好了！我有些浑身发痒。（**唱**）鹤虱儿咬的我，着实❸心慌。

（**白蛇唱**）我身上好像是，也有鹤虱。咱两个急忙忙，且回洞中。

（**栀子向石斛白**）你看他两个都钻进石洞去了。

（**金石斛唱**）赶进去，要治他，风湿疥癫。我定要起痿阳，寻他蛇床。

（**栀子白**）且慢进去，恐怕他有邪毒害你！

（**金石斛白**）任他有什么邪毒，我全不怕他。

（**栀子白**）不如我先到洞口看他一看。

（**栀子看白**）嗳呀！那里面是些什么东西？速拿一根棍儿❹来，挑出来看看。（**栀子持棍挑出来介白**）原来是条长虫皮。

（**金石斛白**）这一名叫蛇蜕，除目翳也治惊痫。这孽畜定然脱皮而去，想是他怕了我了，他再不敢出来。我就到石岸上，留下诗句作为铭记可也。诗曰：堪笑痴迷好色流，妖魔乘隙媚容投❺。百般艳态春情露，天外魂飞不自流。（**又**）妖魔变出幻而真❻，窥❼透机关有几人。正气但能百丈高，群邪胆丧化灰尘。

（**栀子白**）好诗，好诗，我今日幸遇着相公，若不是相公，白白的叫他把我害了。多谢相公！（**栀子叩谢**）

（**金石斛白**）请起。

（**栀子问白**）请问相公，方才你说是县学中一个秀才，名叫金石斛，我甘草爷爷有一位门婿名叫金石斛，莫非就是相公么？

（**金石斛白**）正是，你是何人？

（**栀子白**）小人是甘草爷爷的奴仆，名叫栀子。

（金石斛白）到此何故？

（栀子白）姑爷听来。（唱）逐水寨新❶出了，四大贼寇，他要聘我姑娘，押寨成亲。害的他父女们，成了病了，才叫我温家庄，去请医生。

（金石斛怒唱）听这事不由我，心头火起。我定要寻牛脑，治他头风。（白）吾想灵仙❶府有一威灵仙，是我的厚友，他的神通极大。你随我速去请他，先平贼寇，然后再请医生也不当迟。

（栀子答白）是了。

（金石斛诗白）草蔻穿山到异乡，心操狼毒聘红娘。灵仙若展玄精艺，定剥腹皮木贼伤。（二人同下）

校注

❶ 抄本误作"煎"，据《草木传》改。

❷ 抄本误作"芜荑"，据《本草品汇精要》："（芜荑）杀中恶中毒。"

❸ 抄本误作"之"，据《草木传》改。

❹ 抄本误作"万戴晋名"，据《草木传》改。

❺ 抄本误作"黑虱"，《唐本草》作"鹤虱"。

❻ 抄本无"用"字，据《草木传》改。

❼ 抄本误作"功"，据《草木传》改。

❽ 抄本误作"肾火"，据《群英会》改。

❾ 抄本无"得"字，据《草木传》改。

❿ 抄本无"我"字，据《草木传》改。

⓫ 抄本误作"着"，据《草木传》改。

⓬ 抄本误作"肚仲"，据《图经本草》："去风毒脚气及久积风冷。"

⑬抄本作"只实"，据《草木传》改。

⑭抄本作"棍幌"，据《草木传》改。

⑮抄本作"报"，据《草木传》改。

⑯抄本作"妖魔变出幻儿真"，据《草木传》改。

⑰抄本误作"规"，据《草木传》改。

⑱抄本无"新"字，据《草木传》补。

⑲抄本作"深山散府"，据《草木传》改。

［第五回 灵仙平寇］

（正生扮威灵仙上场引）驱风壮骨千年健，益肾兴阳巴戟天。若要宣风气得顺，必得寻我威灵仙。（坐白）想我在蕊石山从师学艺，学会了驱风放火，人就号我为威灵仙。只是我凡心不退，不愿在山，下的山来，身有微恙，不知如何才好。（唱）那杜仲理腰痛，壮骨强筋。鹿角胶补精血，益肾有功。川牛膝理腿疼，能通消淋。且吃个肉果儿，止泻补中。再吃些怀山药，脾阴有益。坐到那沉香木，降逆暖宫。（白）叫槟榔，我今日身上少安，你与我消胀逐水，把寸白虫杀了。再请你二位奶奶来。

（丑扮槟榔白）奶奶！爷爷有请。

（正旦扮紫石英上引）百般武艺我都通，善疗惊悸并怔忡。世人有害崩中疾，正该请我紫石英。吾乃紫石英是也。

（贴旦扮刘寄奴上引）百般武艺还属我，散血疗伤败毒火。世人有害金疮苦❶，正该请我刘寄奴。吾乃刘寄奴是也。

（威灵仙白）夫人请坐。

（二旦合说）老爷唤奴有何话说？

（威灵仙白）我今日寒邪犯胃，呕吐作痛，心内有些霍乱，腹中又兼泄泻，这该怎么着？

（**紫石英白**）老爷，今日之病，必得那止呕散寒，健脾除风之药才好。（**唱**）你吃些紫苏叶，散寒下气。你吃些香薷儿，去去暑气。你吃些川厚朴，理疼消胀。你吃些白扁豆，益脾和中。

（**刘寄奴白**）还要那，渗湿和胃止泻定乱之药才好。（**唱**）你吃些乌梅肉，治治暑气。你吃些藿香叶，定乱止疼。你吃些大腹皮，利水消胀。你吃些白茯苓，渗湿调中。

（**紫石英白**）呀！这一会儿，我身上也嫌发冷，想是偶感风寒，我又不肯使钱买药，这该怎么呢？有了，（**唱**）喝一碗葱姜水，散散风寒。再吃些萝卜儿，去去膨胀。

（**刘寄奴白**）太太呀！吾看你舍命不舍钱，也是个甲鱼头。

（**紫石英白**）你瞎说！

（**金石斛，栀子同上。石斛唱**）急忙忙来到了，威府门首。我不免上前去，问他一问。（**白**）谁在这里？

（**槟榔出白**）我爷爷正在暖宫，与二位奶奶叙话。

（**金石斛白**）快忙传禀，就说我到。

（**槟榔白**）少待。

（**槟榔进禀介白**）启上爷爷，门外有一金相公要见。

（**威灵仙白**）夫人！金相公是我厚友，你们不必回避，请他进来，看他有何话说。有请。

（**槟榔退下白**）有请相公。

（**金石斛白**）栀子，你且少站，待我进去。（**金石斛进见作揖介白**）大哥在上，小弟有礼，二位嫂嫂，小弟也有礼了。

（**威灵仙白**）贤弟请坐，吾看贤弟面色苍黄，不知所为何来？

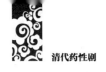

（**金石斛白**）大哥听我道来。（唱）逐水寨出了那，四大贼寇。要聘我甘小姐，押寨成亲。弟特来求大哥，去泄此恨。剔了他乌贼骨，好治❷带崩。

（**威灵仙发怒唱**）忽听说这枸杞，阳兴❸阴起。我今日有贯众，杀这毒虫。闻着我他头疼痛，想要白芷。定使个独活儿，逐这邪风。拿着我伏龙肝，治他吐血。伤折了骨碎补，我才能行。（白）这一会儿急的我浑身是汗，倒觉爽快许多，即随贤弟前去可也。

（**紫石英白**）老爷且莫去。（唱）你今日伤风寒，还要防风。我有那人参儿，补你元气。我有那明玉竹，也益肺津。我有那制首乌，滋阴补肾。还有那白茯神，你且安神。

（**刘寄奴白**）老爷你且息怒。（唱）你今日伤湿热，也要防己。我有那川萆薢，能去风湿。我有那明❹龟胶，也益肾阴。我还有结猪苓，利水❺去热。有枣仁叫你睡，且宜养心。

（**威灵仙白**）夫人休劝，是我去心已定了。

（**二旦合说**）老爷既然去心已定，奴家也要前去，到那里与老爷助的一阵，奴才放心。

（**威灵仙白**）如此甚好。（唱）叫一声利便的，火麻能仁。

（**火麻仁扮马童上**）有。

（**灵仙白**）快牵那壮阳的，千里海马。速取那玄精石，救阴前行。（白）金贤弟请来同行。

（**金石斛白**）请。（威灵仙，人、马，金石斛、栀子同下）

（**黑净扮海藻上场引**）生来性烈力最猛。

（**大花面扮大戟上场引**）破水消肿本领大。

（**二花面扮芫花上场引**）王道不行尚霸术。

（**三花面扮甘遂上场引**）十枣神祜称豪雄。（白）吾乃海藻是也。吾乃大戟是也。

吾乃芫花是也。吾乃甘遂是也。（**表名已毕，即对站开**）

（**海藻白**） 众贤弟，吾前日差人与甘草送去聘礼，要娶他女儿成亲，竟被他抢白而回，这便怎么处？

（**众答**） 大哥，他既不从亲事，该准备马匹，多带人役，将他女儿抢进寨来，与他成亲，也无可奈何。

（**海藻白**） 此计甚妙，今日前去。

（**贼使跑上白**） 大王，不好了！威灵仙领着两个夫人，尽力发表，要攻水寨。

（**海藻白**） 好呀！我正要抢亲，他就送上门来。姜黄，秦艽听令！

（**姜黄秦艽同上白**） 伺候大王！

（**海藻白**） 威灵仙领着两个夫人，快忙抢来，吾好与他成亲。

（**姜黄秦艽同应**） 得令！（**二人同下**）

（**众弟说**） 大哥，这等凑巧，就该预备贺礼才是。

（**海藻白**） 既然如此，就请排筵。（**四寇同下**）

（**姜黄秦艽同上，姜黄唱**） 咱大王他要想，急力成亲。

（**秦艽唱**） 他那晓威灵仙，亦会横行。

（**姜黄唱**） 他好像羌活儿，叫我出汗。

（**秦艽唱**） 他好像紫草儿，发我痘疹。

（**姜黄唱**） 我只怕失了血，三七才止。

（**秦艽唱**） 我又怕气不固，屎尿直流。

（**威灵仙迎住白**） 来者何人！敢犯我威灵仙边界！

（**姜黄白**）听讲！老爷性最烈，消肿又破血，你若心肠疼，下气寻老爷。老爷姜黄是也。（**唱**）你若有珍珠儿，免受惊痫。省的我寻川芎，治你头疼。

（**灵仙怒白**）你这草蔻！（**唱**）去寒积理胀疼，拿你草蔻。治血崩止吐衄，掘你茅根。（**灵仙又问**）你是何人？

（**秦艽白**）老爷善驱风，逐水有奇能。你若肢节痛，先问秦爷名。老爷秦艽是也。（**唱**）你若有好金箔，免受惊搐。省的你黄疸了，还要茵陈。

（**灵仙怒白**）好狗才！（**唱**）壮腰腿我定要，剥你狗脊。摊膏药我还要，揭你狗皮。（**二人相战**）

（**姜黄唱**）我今日宁肺咳，与你百合。

（**灵仙唱**）用木瓜治的你，心恍霍乱。

（**秦艽唱**）我今日止吐血，与你藕节。

（**灵仙唱**）用马鞭打的你，破血通经。（**相战二回**）

（**姜黄唱**）只说我姜黄儿，性情猛烈。谁知我到这里，竟不能行。少不得下气儿，去寻郁金。

（**秦艽唱**）我秦艽养筋血，风热能解。谁知那威灵仙，竟是敌家。少不得止惊搐，往来天胆。（**姜黄、秦艽败回**）

（**海藻上场白**）耳听好消息，眼观报捷旗。（**海藻坐下**）

（**姜黄、秦艽进见，禀白**）大王在上！二将交令。

（**海藻问白**）胜败如何？

（**二将同答**）败回阵来。

（**海藻怒白**）咄！那是土木草人，你也杀他不过！快请你众大王。

（**二将白**）有请众大王！

（**大戟、甘遂、芫花三人同上白**）大哥将弟唤来有何话说？

（**海藻白**）贤弟哪晓，二将败回营寨，须你我出马。（**唱**）割来他灵仙皮，补阴益肾。还叫他求海藻，去治瘰疬。

（**三人同唱**）大哥咱今日要，治他肠风赤带。我定要剥取他，椿根白皮。

（**海藻白**）众家快忙上马。（**四寇上马齐下**）

（**威灵仙与二夫人同上，灵仙唱**）忽听说那水寇，也敢出马。我就到高阜上，望望贼形。（**白**）夫人，随我来。

（**灵仙与夫人在高处望见贼寇，灵仙笑唱**）哈哈哈！吾看他一个个，贼脚贼手，也竟敢除热渴，显他芦根。他就是破积血，雄猛有力。我定使刺蒺藜，治他眼睛。（**白**）夫人听令！（**望紫石英白**）你一面焚起苍术香。（**望刘寄奴白**）你一面架起苏木火。

（**二夫人同应**）得令！

（**紫石英放烟说**）苍术米泔浸，专能治目盲，捷来先燥脾，除湿最为良。（**唱**）我再用安息香，逼除邪恶。

（**刘寄奴放火说**）苏木性亦烈，专治人扑跌，轻则通其经，重则破其血。（**唱**）我再用，夏枯草，散血消痂。

（**四寇同白**）好烟，好烟！好烧，好烧！（**同唱**）这哪有寒水石，涂我烧疮。倒叫咱无处躲，同赴九泉。（**四寇死**）

（**威灵仙白**）贤弟你看，这些贼寇尽行烧死，你速到甘府完你❻婚姻大事，吾便辞别而去了。

（**金石斛白**）小弟感恩不尽了，异日登门叩谢。送大哥。

（**威灵仙白**）贤弟请回。（**灵仙下场**）

（**石斛坐白**）栀子那里！

（**栀子跑上白**）好战，好战，骇的我浑身是汗。好藏，好藏，骇的我几乎脱阳。

前日我姑爷说，威灵仙神通极大，竟是不错。但是我心内有些惊慌，底下有些滑泻，这该怎么样哩？（唱）用故纸益肾火，暖腰补肾❼。用僵蚕再治我，急慢惊风。

（石斛怒白）这奴才，他往哪里去了？

（栀子答应）来了！姑爷说什么？

（金石斛白）这请医生的事儿，就忘记了么？还不快去！

（栀子应白）是，小人去了。（栀子下场）

（石斛白）栀子请医生先前去，我不免到甘府，看看小姐病体何如。（诗曰）骂声贼寇太轻狂，只落巫山梦一场。射中雀屏天有定，关雎岂是妄歌扬。

校注

❶抄本作"金疗者"，据《草木传》改。

❷抄本无"治"字，据《草木传》补。

❸抄本作"阴兴起"，据《草木传》改。

❹抄本无"明"字，《草木传》作"名龟胶"。

❺抄本无"水"字，《神农本草经》："猪苓利水道"。

❻抄本"完"下无"你"，据《草木传》补。

❼抄本"补"下无"肾"，据《草木传》补。

［第六回　甘府投亲］

（甘草上引）人逢喜事精神爽，梦来愁肠瞌睡多。（白）老汉甘草是也。我女儿身染重病，前日叫栀子去请医生，到于今尚未回来，好不烦躁人也。（唱）我吃些天门冬，先清肺咳。再吃些银柴胡，暂退骨蒸。建莲肉清心火，醒脾须用。吃几杯甘松酒，解郁和中。

（**金石斛上场白**）来此已是甘府门首了，我不免上前去问他一声。里面有人么？

（**甘草笑白**）这就好了！木香快来！

（**木香答应**）来了！爷爷说什么？

（**甘草白**）外边有人叫门，想是栀子回来了，快忙开门去！

（**木香答白**）晓的。

（**木香开门介惊白**）呀！你是何人？

（**金石斛白**）往里传禀，就说我金石斛，前来投亲。

（**木香白**）少待。

（**木香进门禀介白**）禀爷爷，外边有一金相公，前来投亲。

（**甘草白**）是你姑爷到此，请他进来！

（**木香出门介白**）里边有请。

（**金石斛进门叩见白**）岳父在上，小婿拜见。

（**甘草白**）请起，坐了叙话。

（**金石斛白**）告坐。岳父身体❶可好？

（**甘草白**）罢了。贤婿一向作何事业，不期而来，必有缘故。

（**金石斛白**）容禀。（**唱**）我那日在路旁，遇见栀子。被妖邪缠住他，几乎难脱。我用那鹤虱箭，将他救出。方才说温家庄，去请医生。他又说逐水寨，出了贼寇。要聘他甘姑娘，押寨成亲。听这事不由我，心中发怒。速搬了威灵仙，才把寇平。他上那温家庄，请医前去。我今到宝府上，卜吉完婚。

（甘草白）既是这样，且到舍下款住几日，待小女病体全愈，然后成亲，就❷你夫妇大礼。

（金石斛白）全在岳父。

（甘草白）请到书馆。（甘草金石斛同下）

（木香唱）好呀！他要娶女贞子，急补肾水。我就到东篱下，速报佳音。

（木香跑至东篱禀白）请姑娘。

（菊花妆病形上场引）嗳！每日间肝火动，哪有佛手。金相公想的奴，步也难行。纵有那好燕窝，善补元气。奴也是，懒餐他，痘不发生。（白）请姑娘有何话说？

（木香答白）姑娘不晓，我姑爷前来投亲！

（菊花白）他在那里？

（木香答白）现在书馆。

（菊花白）当真么？

（木香白）那个哄你不成！

（菊花喜白）好呀！（唱）他好像绿升麻，能散风热。喜的奴心花放，头也不晕。真个是薄荷叶，能清头目。犀牛角解心火，大有奇能。（白）叫木香，快取菱花镜，待姑娘梳妆❸便了。（唱）整一整青丝发，能止血漏。盘成了水磨云，风飘桂香。有官粉理虫疾，佳人饰面。饰就了闭月貌，仙女临凡。戴几朵金银花，肿毒能去。穿一件绿豆衣，热毒何妨。叫木香快醒脾，请你姑爷。叫他到金线楼，叙叙家常。（白）木香，附耳来。快去速来，休叫你爷爷知晓。

（木香应白）晓的。

（菊花喜白）妙呀！（唱）时昏暮，月不明，无人看见。会一会，金相公，才显夜光。他若是，急性子，即速来到。攻去了癥瘕病，奴才心宽。

（木香引金石斛上场白）快来罢。

（**石斛白**）我不去了，若是你爷爷知晓，吾就有丹皮面，也难清他的肝火。

（**木香白**）怎么叫丹皮面？

（**金石斛白**）羞的吾面色发红，岂不是丹皮面么？

（**木香白**）姑爷呀！你哪晓的。根深不怕风摇❶动，树正何愁月影斜？你来罢。到了。你且少站，待吾进去禀知姑娘。

（**金石斛白**）丫环姐姐，你去快速来。

（**木香白**）姑爷你也太性急了。（**木香进门低声白**）姑娘附耳来，俺姑爷到了。

（**菊花白**）快忙有请。

（**木香出门自说**）嗳呀呀！只说吾是急性子，谁知两个比吾还性急！待吾洒笑他一洒笑。

（**金石斛白**）丫环姐姐出来了，你姑娘说什么？

（**木香白**）我姑娘说你好像有了疝气，就不用大茴香，也该用小茴香。

（**金石斛白**）这是怎么说？

（**木香白**）我姑娘叫你回去哩。

（**金石斛白**）罢了，我就回去罢。

（**木香白**）吾是作玩哩！

（**金石斛白**）嗳！这是什么时候，还要作玩！

（**木香白**）随我来，这就是吾家姑娘。

（**金石斛白**）这是小姐，小生拜过。

（**木香白**）吾姑娘也有一拜。

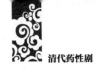

（**菊花白**）与你姑爷看坐。

（**金石斛白**）谢坐，请问小姐贵恙可曾痊愈否？

（**菊花白**）病已痊愈，只有逐水寨出了贼寇，要娶奴家成亲，相公快忙与奴作主。

（**金石斛白**）小姐哪晓，我搬来威灵仙，已将四寇平灭，才到你甘府投亲。那贼寇只落的，尽水无风空作浪。

（**菊花对白**）绣花有色不闻香。多谢相公了。

（**丑扮木贼草轻步上引白**）吾乃木贼草是也。吾在巅顶山，常见两瞳人，日在晶明池玩耍，竟被那眼妖邪，驾起云翳，将他蒙住。是吾心中不悦，暗将他云翳盗去，才把那瞳人救出。人就号我为木贼，这也不题。闻说甘草老儿，有菊花小姐，秀色可爱，今晚跳进他府，暗与小姐配合，偷盗他些障蔽之物，岂不是美。来此已是，吾便越墙而过。（**木贼跳过墙去，又白**）呀！天色昏暗，两眼看之不真，也不知什么地方。待吾用夜明砂将眼❺一耀，便知分晓。好呀！这正是东篱绣阁，怎么这般时候灯尚未息？待吾听他一听。（**木贼暗听**）

（**甘草上白**）女儿身染重病，叫我睡也难安。（**唱**）生就的傲霜枝，岂敢败残。不辞劳夜半里，东篱去看。（**甘草看木贼白**）呀！那绣楼外黑隐隐的，莫非是个贼人么？待我问他一声。咄！你是个何人在此！（**木贼躲在一旁**）

（**石斛跪地惊白**）小，小，小婿金石斛在此。

（**甘草白**）我问的是贼，哪个问你？你看那贼，想必是来盗汗，快取霜桑叶，将他拿住。（**木贼听说即跳墙而去**）

（**甘草惊白**）不好了，越墙而去了！

（**金石斛白**）岳父不必惊怕，小婿在此，大料无妨。

（**甘草又惊又怕白**）咄！你不在书馆，到此何故？

（**金石斛怕答白**）前，前，前来拿贼。

（**甘草怒白**）咄！你什么是来拿贼！依我看，你就是贼首。好恼，好恼，你真是（**唱**）

泻肺的桑白皮，全无血色。止血的棕榈皮，皮有千层。

（**菊花白**）木香，快请你爷爷来！

（**木香白**）爷爷，我姑娘有请。

（**甘草白**）我正要见他。

（**甘草进门怒白**）好奴才！你做的这样好事！

（**木香从旁劝白**）爷爷呀。（**唱**）我姑娘他本是，明目俊秀。他才与我姑爷，结下良缘。就等候月重阳，玉蕊开放。那时节蜂采去，也要蜜甜❻。总不如白蔹他，趁早成亲。防备那欲火动，肿毒来缠。（**白**）爷爷呀！你再思再想。

（**甘草笑白**）哈哈哈！我今日心气迷，知识朦蔽。有你这石菖蒲，才把窍开。（**白**）快请你姑爷来。

（**木香出门白**）请姑爷。

（**石斛怒白**）我是个贼首，请我做什么？我不去！

（**木香笑白**）嘻嘻，嘻嘻！姑爷呀，今晚正叫你做贼呢，你来罢，你快去罢！（**木香将金石斛用手拉进门**）

（**甘草白**）贤婿，老夫吃了几杯晚酒，醉脾乱性，多有得罪。

（**金石斛白**）好说。

（**甘草白**）老夫看来，当此日完婚之际，你夫妇正宜配合。木香撒开拜毡，请你姑娘拜华堂。

（**木香白**）请姑爷，姑娘一拜华堂！

（**拜堂已毕。甘草白**）木香掌灯来，送老夫回去，到明日再来排筵。

（**木香应白**）晓的。（**木香掌灯**）

（**甘草出门白**）今❼日结成秦晋好，何妨鸾凤下妆楼。（**木香甘草同下**）

（**金石斛怒白**）嗳！好晦气呀！

（**菊花唱**）相公，非是奴菱零草，清香可爱。也要你三春柳，快毒松肌。你若是配清香，还须三奈。为什么怒不息，惜误佳期？

（**金石斛笑唱**）好呀！吾好像痘疹家，犯了紫滞。可喜你嫩紫草，活血有功❽。

（**菊花唱**）奴不过粉干葛，聊以解渴。岂像那灵芝草，自古罕稀。

（**金石斛白**）小姐，你也太谦了。（**唱**）我爱你桃花面，破血消积。我爱你福龙眼，养血归脾。我爱你金莲小，能解烦热。我爱你蚕蛾眉，痿阳立起。咱就到象牙床，生肌治漏。少不得用龙脑，入窍通门。（**二人搂抱下场**）

校注

❶抄本误作"傍"。

❷抄本无"就"字，据《草木传》补。

❸抄本"梳"下无"妆"字，据《草木传》补。

❹抄本"风"下无"摇"字，据《草木传》补。

❺抄本作"待吾那夜明砂将一耀"，据《草木传》改。

❻抄本作"酣"，据《草木传》改。

❼抄本误作"昔"。

❽抄本作"智"，据《草木传》改。

〔第七回　红娘卖药〕

（**丑旦扮红娘上场白**）当家终日在外，他人常来讨债，拿上他几样药材，且往医家去卖。换上几百铜钱，买来些肉菜，他就是偶而回家，大料无甚妨碍。（**白**）吾乃红娘是也。只因我家主人终日在外刨药，家下没有一文铜钱使用，他也不知，我只得拿了他几样药材，送到黄医生家去，换上几百铜钱，买些美味来吃便了。（**唱**）买几个鲜鲫鱼，暖暖胃气。买一只白鸭儿，补补虚羸。取一壶好黄酒，调经和血。称一两顶细茶，明目清心。买几个山楂果，消消肉积。嗑吃些冬瓜子，益脾和中。他就是回家来，问吃何饭，就说是吃豆豉，解热散风。（**红娘下**）

（**栀子上白**）嗳！我倒受了许多惊唬，还不知那黄医生在家没有，且在街上等一个人来问他一问。呀！那壁厢来一位娘子，我有心问他一声，又恐怕是妖怪出现，等他到来，我先诈他一诈。

（**红娘上白**）我今要去黄医生那里送药，但是这些药材俱不要紧，还不知他要与不要。（**唱**）那黄芪除虚热，不肯留下。我定要破血积，缠他裁术。

（**栀子迎住白**）咄！面前来者，莫非又是怪物么？

（**红娘怒白**）你这孩子好生无礼，竟骂起❶老娘来了！你若骂娘，我儿子现害脱肛，（**唱**）我叫人拿利刀，切你鳖头。叫我儿研成末，好涂脱肛。

（**栀子白**）做生意的人要和颜悦色，你看你像什么样光景！

（**红娘怒白**）老娘样子不好，你快快与老娘爬开！老娘还要去卖药呢。

（**栀子白**）你有什么药？我正要药哩。

（**红娘白**）你又不是医生，你买甚药？

（**栀子白**）我要吃哩。

（**红娘白**）你看你这个样子，像个吃药的人不像？

（**栀子白**）像不像？你没❷听人说，穷汉吃药，富汉还钱。

（**红娘白**）你白吃不成？

（**栀子白**）不是白吃，这是无钱。

（**红娘白**）你既无钱，何不吃那不使钱的药儿哩？

（**栀子白**）不使钱的是什么药儿哩？

（**红娘白**）你问那不使钱药么？听我道来。（**唱**）你吃些人中黄，善解热毒。你吃些人中白，能治牙疳。还有那白丁香，能破毒结。还有那两头尖，也治头风。还有那童小便，滋阴降火。还有那五灵脂，调血止疼。还有那望月砂，退翳明目。还有那粪中蛆，肠结能通。

（**栀子白**）这等说起来，你竟是叫我吃屎喝尿么！

（**红娘白**）你不吃屎喝尿，哪有许多与你白吃！

（**栀子白**）我是有一点要紧的病。

（**红娘白**）你有什么病？

（**栀子白**）我不好说。

（**红娘白**）我晓的了。（**唱**）想是你小便血，要吃小蓟。想是你害瘰疬，要吃土苓。想是你害痔疮，要吃槐角。想是你清心肺，还有那沙参。你若是卵胞肿，我有橘核。你若是大头瘟，我有蓝根。

（**栀子白**）不是，不是，我有些肾虚。

（**红娘白**）你若是害肾虚，还吃狗肾。

（**栀子白**）你越发骂起我来了！

（**红娘白**）我说的是正经实话。（**唱**）你若是吃狗肾，壮阳补羸。

（**栀子白**）我不吃狗肾，你吃罢。我是要吃药哩，我也不吃你卖的那药。

（**红娘白**）为什么不吃？

（栀子白）你听，（唱）你卖的，不过是泽兰叶，通经破血。不过是炒蒲黄，止血治崩。不过浮萍草，治你瘙痒。不过是桑螵蛸，治你漏精。（白）我是要吃你身上带的那药。

（红娘白）老娘身上带的药倒有许多，只要你有钱。

（栀子白）就把你身上带的药说来我听。

（红娘唱）头带着红花儿，通经和血。脸搽着海石粉，坠痰压惊。鬓插着紫菊花，壮阳益肾。耳挂着石榴坠，止泻固精。身带着紫降香，破血降逆。腰缠着青黛儿，肝火能清。

（栀子白）这等说来，你身上好有一比。

（红娘白）比作什么？

（栀子白）我看你，头发似❸乌鸦，簪上带红花，脸上搽海粉，鬓角插紫花，紫降香身边挂，石榴坠耳上压，腰紧着青黛儿，倒也不差，不差。（唱）你好像牡牛犊，也会说话。头顶上反长着，一个大❹角。

（红娘白）这是怎么说！

（栀子白）身材儿倒也罢了，就是有些脚大。

（红娘白）好贼烧灰骨，竟说老娘脚大。你没听人说脚大福也大，陈谷烂芝麻。

（栀子笑白）哈哈哈！我且问你，那陈谷碾成米，会止虚泻，那芝麻做成油，会理毒疮。你这脚大会做什么，你说？

（净❺扮白冬瓜上场引）老汉白冬瓜是也。生来善驱烦燥，忽听街前吵闹，手拿着一根拐杖，出去瞧上一瞧。（白冬瓜作见白）嗳呀！你二人都是干什么事？

（栀子白）我要去请黄医生，他拦住不叫我去。

（红娘白）我去要黄医生那里送药，他拦住路骂我。

（冬瓜白）他骂你什么来？

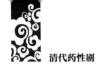

（**红娘白**）他骂我脚大。

（**冬瓜白**）他就是这样骂你，他说你脚大，你到家里再缠上一缠。

（**红娘手指冬瓜唱**）怪不的人家叫你老冬瓜！我看你好像一个老南瓜。

（**冬瓜唱**）你若是遇冬瓜，解渴利便。你若是遇南瓜，发你疮根。倒不如用猴头，软你足骨。裹小些叫他们，醒脾王瓜。

（**红娘唱**）你越发老混帐了。你就是有疮脓，孩儿茶自然可赠❻。我并非久害红痢，白头翁何必显能！

（**冬瓜唱**）咄！你是个大风子，专治疥癞。你并是白附子，能去游风。论起来你两个，各自滚开。分❼梨去止嗽痰，免受热蒸。再不必到此地，多要胡荽。反惹的消谷食，痘疹发生。

（**红娘白**）我今日真是晦气，药材也无卖了，倒叫他二人放了多少狗屁，罢了！回去罢。（**唱**）行乳汁却恶毒，且回漏芦。等着我海南子，逐水还乡。先用他玉簪根，取了牙齿。我还要逐膀热，揭他龟板。（**红娘下**）

（**栀子向冬瓜作揖白**）借问老人家，那黄医生在哪里？

（**冬瓜白**）黄医生在那里。黄医生是我一个老邻居，他与朋友何首乌，同去治疮去了。

（**栀子白**）他会治疮，你怎晓的？

（**冬瓜白**）他作了一篇外科赋，甚是通明，❽我虽不能全记，亦曾记的一二。待我念来你听：岂无阴疽，亦有阳疮，肿疼由于外感，轻重关乎内外。所喜的红浮高肿，可畏者气血虚尫。先事解散兮，十全八九，临时区处，反费张皇。肿硬时艾灸为要，溃破后红升最良。然仅消阴疽以艾火，❾去腐肉由升丹，又不若十全兼补气血而有益，不数日长肌肉而非常。你听此赋，岂非治疮的名手么？

（**栀子白**）如今他往哪里去了？

（**冬瓜白**）今早他二人说说笑笑，同行而去，我也不知他往那里去了。

（**栀子白**）这等说来我也寻不见他，倒不如即速回去罢。

（冬瓜白）你且慢去，我对你说，他还有六个儿子，（唱）一个儿叫黄连，善清心火。一个儿叫黄芩，泻肺有功。一个儿叫黄精，大有补益。一个儿叫黄柏，补泻肾宫。一个儿叫黄蜡，磨疮破积。❿一个儿叫黄香，拔毒消肿。（白）你何不请他一位，同你前去？

（栀子白）老翁哪晓，未禀我爷爷知晓，焉敢请他？待我即速回去，见了我家爷爷，再作商议。

（冬瓜白）既然如此，老汉失陪。（冬瓜下）

（栀子白）罢了，回去罢。（又唱）急的我，两腿酸，难以存站。速使个钻地风，健步前行。用松节吃虎骨，两腿加力。跑的我两腿痛，还要海桐。我回去寻木香，快快膈气。我还要拔茄根，洗我脚疼。（白）来到了。

（栀子唱）我进了麦门冬，止嗽解烦。且坐在青礞石，定定痰喘。

（甘草上白）嗳！这奴才，他也不来了。

（甘草作见介白）哦！那不是栀子么。

（栀子白）你当是谁？

（甘草白）你请的那医生呢？

（栀子白）爷爷哪晓，黄芪甚是兴时，小人寻他不见。

（甘草笑白）哈哈哈！倒也亏他不在，既省几顿饭，又省许多钱。

（栀子白）这是怎么说？

（甘草白）栀子哪晓，自你姑爷来到咱府，你姑娘的病即时痊愈，今已拜过华堂了。

（栀子白）这等说来，我姑爷的药方倒比那黄医生的还妙。

（甘草白）胡说！正是：人逢喜事情偏乐，

（栀子对白）蜂采花心分外香。

（甘草怒白）打嘴！

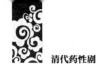

（**栀子白**）是了，打嘴。（**栀子自作打状同下**）

校注

❶抄本"骂"下无"起"，据《草木传》补。

❷抄本误作"莫"，据《草木传》改。

❸抄本误作"是"，据《草木传》改。

❹抄本误作"水"，据《草木传》改。

❺抄本误作"老旦"，道光二十八年抄本作"老生"。据《草木传》改。

❻抄本误作"增"，据《草木传》改。

❼抄本误作"粉"，据《群英会》改。

❽抄本作"甚是明公"，据盛伟《蒲松龄全集·草木传》改。

❾抄本作"然仅沟阴疽以艾火"，据《草木传》改。

❿此处冬瓜对话中讲到"他还有六个儿子"，原文中缺黄柏、黄蜡。今据盛伟本《草木传》补。

［第八回　金钗遗祸］

（**金石斛上场引**）暂屈凤鸾栖枳棘，

（**菊花上场引**）终腾凫鹤上云霄。（**二人同坐**）

（**石斛白**）小姐，今逢大比之年，吾有心上京赶选，去求功名，只是吾意尚不决。闻听人说阆阳市有一决明先生，甚是灵验，吾有心卜得一课，不知你意下如何？

（**菊花白**）任凭相公。

（金石斛白）既是这说，小姐请回，待吾前去便来。（唱）因为这功名事，主意未决，可否求益智子，❶缩便固精。来到了滑石街，行行小便。再到那闹阳市，去会决明。（金石斛下）

（丑扮草决明上场引）五行生父子，八卦定君臣。（白）吾乃草决明便是。自幼善治眼疾，亦会卜易，人将我草字不提，皆称为决明先生。今在大街卖卦，便将招牌挂出，赚几个接骨的古钱也就罢了。（唱）吾今日，挂招牌，原非五❷味。问卦的他来到，岂是白矾❸。（草决明坐下）

（金石斛上白）是吾正往前走，那壁厢有招牌一面，待吾看来。决明堂善卜周易，兼治眼疾。想必这就是决明先生了，待吾问他一声。你就是决明先生么？

（决明笑白）不敢，就是小弟，请坐叙话。相公到来为着何事？

（金石斛白）小弟原来为功名之事。

（决明答白）待吾与你卜来。（决明摇钱看卦毕，惊白）嗳呀！你不久就有杀身之祸，还问什么功名！

（金石斛白）先生还要细看。

（草决明白）待吾与你看变卦何如。（决明又摇钱看卦白）这变卦里面虽有逢凶化吉，总有恶毒缠身。不成卦，不成卦。

（金石斛白）这是先生卦礼。

（决明白）卦礼不要，请回。

（石斛白）如此请了。（唱）忽听那决明子，立卦吉凶。倒叫我为功名，疑病复生。我实想用黑豆，滋阴和血。谁知他痔疮发，还要瓦松。唬的我魂不定，去寻小草。少不得养心血，还要归身。（石斛下）

（决明白）嗳！三天未曾发市，今天又遇此卦，败兴，败兴！待吾将招牌摘了，专治眼疾去罢。（唱）无论他风火眼，吾皆能治。就是他有云翳，吾也能攻。（白）再不卖卜了。（草决明下）

（金石斛白）今天占了不幸呀，小姐哪里？

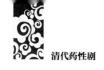

（**菊花上白**）相公回来了？

（**石斛白**）回来了。

（**菊花白**）你今日可是怎么样了？

（**金石斛白**）是我占了一课，甚是不祥，这功名事吾就心淡了。

（**菊花唱**）相公呀，你若想折桂枝，调荣和胃。还要你有远志，益智安神。休听那决明子，胡说乱道。才显你炙升麻，提气上升。（**白**）奴想这功名乃为大事，还要与你我爹爹商议。有请爹爹！

（**甘草上引**）芙蓉花随时开放，消肿毒四季平安。（**白**）请出老夫有何话说？

（**金石斛白**）今逢大比之年，小婿有心上京赶选，不敢自专，只得上禀岳父。

（**甘草白**）贤婿有此远志，老夫也不留行了。

（**金石斛白**）只❹是小婿在大街上占了一课，甚是不祥。

（**甘草白**）贤婿，你没听人说，算卦的口，没梁的斗。俱是胡诌，不必❺听他。栀子哪里！

（**栀子白**）有！

（**甘草白**）你姑爷上京赶考，准备弓马行囊，即随你姑爷前去。

（**栀子答应**）晓的！（**栀子下**）

（**甘草白**）贤婿稳坐草堂，老夫还有嘱托。（**唱**）圣天子开科选，你今前去。到路上节饮食，起居须防。你吃些白蜂蜜，解热润燥。带上些枳椇子，能治酒伤。配吃些红枣肉，益脾和胃。取上些大麦芽，消食润肠。住店时要目明，沙苑适当。无人处免惊热，壮你熊胆。

（**菊花站起，背过唱**）忽听说备弓马，射干前去。要知那咽肿闭，风火毒缠。奴有心用菊酒，与❻他晋饯。真来是花才放，不敢胡言。（**白**）相公你来这里，来！

（**金石斛就过去问介白**）说什么？

（**菊花白，西江月**）相公既要赶选，奴家岂敢留❼恋。特赠金钗一枝，时时配带身边。茅店逼除恶梦，荒郊压去惊颠。盼情郎气爽神静，❽定赴琼林胜筵。

（**金石斛白**）多谢小姐美意了。（**金石斛转回**）

（**甘草白**）贤婿请坐。

（**栀子上白**）禀爷，弓马行囊俱已齐备。

（**金石斛作揖白**）小婿拜别。

（**甘草白**）送贤婿。

（**金石斛白**）岳父请回。（**金石斛上马，栀子跟下**）

（**菊花甘草转回白**）女儿，你看我贤婿，壮怀忽奋凌宵志，

（**菊花对白**）大勇还喜厚朴才。

（**甘草白**）丹桂高攀临帝阙，

（**菊花对白**）青云独步上天台。

（**甘草喜白**）好好，好一个青云独步上天台！（**菊花甘草同下**）

（**密陀僧扮店主上场引**）生就的狼毒心肠，但治疗癣客商。暗用些信石，下进了壶觥，管叫他命丧黄泉。（**白**）吾乃密陀僧的便是。自从在姑姑庵害了栀子，我与山慈姑逃门在外，无处投奔，就改换姓名在此地开了黑店一座。今日天色已晚，我不免出去了望一回。（**密陀僧出门介**）

（**金石斛栀子同上，石斛唱**）离桑梓到中途，水大风湿。霎时间，日坠落，两腿发酸。（**白**）栀子向前去问，此处可有店房无有。

（**栀子答应**）晓的。此处可有店房么？

（**密陀僧白**）老客莫非是要投宿么？

（**栀子答白**）正是。

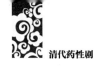

（密陀僧白）请进来，就到上房安歇。（金石斛栀子同进）

（密陀僧问白）相公可用什么饭？

（金石斛白）饭已用过了，只要明灯一盏。

（密陀僧白）小伙计掌灯来。相公，这是明灯一盏，内有灯草数寸，既是清心，又能利水，你就歇了罢。

（金石斛白）店主请回。

（陀僧出门暗说）嗳呀！那位相公身带金钗，怎么得到我手？有了，单等二更时候，一刀两断将他杀死，这金钗行囊何愁不到我手！就是这番主意了。（密陀僧下）

（栀子白）姑爷，我看那店主好像那密陀僧，他秉性最毒，必有歹心，姑爷须要防备。

（金石斛白）不必惊惶，我自有主意了，歇了罢。

（鼓打一更。金石斛唱）忽然间想起了，众位朋友。有一个楮实子，壮肾明目。有一个，叫青盐，也壮肾宫。还有个青葙子❾，除风退翳。石决明理内障，并治疮痈。众兄弟，到闹场，争光夺目。我定要显奇能，尤见精工。

（鼓打二更。陀僧上场暗说）忽听樵楼已打二更鼓了，相公想已睡了，待吾手取短刀，上前动手便了。

（陀僧将门拨开，用刀砍去，叫白）招刀！（金石斛闪过，将刀夺住，二人相打。密陀僧下，金石斛赶去）

（栀子跑出白）不好了，当真有贼！须得躲避才好。吾就快去后店寻他蜂房，若有葱白，佳人必然见艾，叫他与我温洗温洗，待贼风消除，我再出来。

（栀子跑下。山慈姑扮娼妇上，白）嗳，自从那日来了个吃狗肾的嫖客，放着前门不走，他将吾后门闯开，闯的我肠风下血，不一时就便了几次，须得些槐花治治才好。待吾寻一寻。

（栀子跑上，看见蜂房白）怎么这座房内灯尚未熄，想必是蜂房，要避贼风，待吾进去。

（**慈姑惊白**）呀！你是什么人？快出去！你若不出去，我就喊叫。

（**栀子揪住山慈姑，怒白**）你若喊叫，吾有怀庆刀一把，定要将你一片一片切了。吾且问你，那个店主是谁？快说实话！

（**慈姑惊白**）他，他，他，密陀僧。

（**栀子又问**）你是何人？

（**慈姑答白**）我，我，我是山慈姑。

（**栀子怒白**）好个秃贼，前者在姑姑庵，你两个几乎把我害了，今日又想在这里害我，那里吃我一刀！（**杀白**）吾既将山慈姑杀死，就是那密陀僧，也难脱吾姑爷之手，待吾即速去看。（**栀子跑下**）

（**陀僧跑出，立在高处大叫白**）众伙计快来！

（**众应**）哪里使用？

（**陀僧白**）咱店内住的那个虻虫，破血消癥，甚是利害！大家动手与吾打了！

（**金石斛跑出，用力打来白**）招打！（**金石斛将众伙计打死，即速跑下寻密陀僧**）

（**陀僧上惊白**）不好了！他将我众伙计俱都打死，吾到哪里去藏？吾有帽子一顶，人皆称为团鱼盖，善破血癥，待吾藏在里面。

（**栀子听见，跑出白**）咄！就藏在你娘屁里面，也要将你搜出，要想活是万万不能。

（**陀僧用刀杀来白**）招刀！

（**栀子闪过，大叫白**）姑爷快来！

（**金石斛跑上，与陀僧相打，即将陀僧扭倒在地白**）你这恶僧，爷爷将你拿住，那容分说，打碎你去下油锅去罢！（**金石斛又将陀僧杀死**）

（**栀子白**）姑爷，咱既把人伤害了，就该速速逃去，走到京中，倘得一官半职，

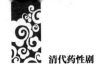

此等罪案方消灭。

（金石斛白）既是这样，快牵马来。

（金石斛上马白）今霄脱去金钩钓，

（栀子对白）他日还沾玉玺恩。（二人下）

校注

❶抄本作"因为功名事未决，可否要吾求益智子"，据《草木传》改。

❷抄本误作"吾"，据《草木传》改。

❸抄本误作"前"，据《草木传》改。

❹抄本原作"这"，据《草木传》改。

❺抄本误作"别"，据《草木传》改。

❻抄本作"将"，据《草木传》改。

❼抄本作"恋情"，据《草木传》改。

❽抄本作"盼情朗精神爽"，据《草木传》改。

❾抄本作"青箱子"，据《草木传》改。

〔第九回　番鳖造反〕

（大花面扮番鳖子上场舞白）哦呀，哦呀！吾乃西番御前驸马番鳖子是也。生来秉性最毒，又且力大无穷，今在西番招为驸马，改名又叫马前子。岳父王差我领定人马反进中原，使出恶毒，俱叫他吐倒而死。天开黄道，正好起程。小番儿！带马前去。（番鳖子领定人马齐下）

（老旦扮饴糖跑上白）呀，不好了！（唱）我饴糖能建中，大有补益。不料我年高迈，也遇灾殃。番鳖子造了反，不久就到。唬的我稀屎病，还要枯矾。（白）快跑！快跑！

（**小旦扮瓦楞子上场迎白**）老人家，你惶惶张张，所为何事？

（**饴糖白**）瓦楞子，你这孩子，只顾与人家破血消癥，你哪晓番鳖子造反，不久就到。不好了，腹内作响，我要出恭。（**饴糖跑下**）

（**瓦楞子唱**）忽听的老人家，说了一声。惊得我痰火甚，去寻胆星。还有些气不调，苏梗须用。再用些荔枝核，速止疝疼。（**白**）吾想那水红花，他子幼母嫩，是我一个好邻居，我何不晓他知道，也叫他即速逃命。来此已是。快忙开门！快忙开门！

（**正旦扮水红花，小生扮水红子同上，开门介白**）是哪个叫门？

（**瓦楞子白**）嫂嫂，不好了！番鳖子造反，不久就到，你母子还不逃命罢！（**瓦楞子跑下**）

（**水红花哭唱**）呀！唬的我水红花，魂飞魄散。龙齿❶儿定惊痫，也是枉然。叫吾儿，你慢慢，将我扶住。省的那苏合香，理厥化痰。咱今日无熟地，难以逃命。倒叫娘眼发红，泪珠不干。你娘舅虽善会，乌须染发。他是个没食子，家内贫寒。（**哭白**）这该怎么样？有了。（**唱**）忽想起那阿魏，是你仁叔。他善会化痰饮，度权时光。咱母子快忙走，投他前去。你与他同治痞，才把儿安。你就是烦渴了，还要知母。再休想贝母性，去化燥痰。（**白**）儿呀，随娘来。（**二人同下**）

（**金石斛扮武将军上场舞白**）圣德醍醐天宠渥，王言纶绋国恩多。末将金石斛是也。大比之年，上京赶选，行至中途，吾将店主杀死，逃奔京都，幸中武进士第一名，皇上将我分发四川大将军帐下听用。今日元帅升帐，只得在此恭候。

（**红净扮大将军上场引**）君恩多雨露，臣节壮风云。

（**坐诗白**）勇力刚强气象豪，皇恩赐爵树旗标。通癥破结功劳重，身着黄裳拜圣朝。（**白**）吾乃四川大将军，姓锦名装黄，外号大黄是也。圣天子因我有荡涤邪寇之力，并除恶积之能，将我封为四川大将军，中原地界少有不靖，我即东当西除，南征北战，决不肯少为惜力。今坐大帐，帅字旗无风自摆，必有军情大事。

（**报子上白**）一心忙似箭，两脚快如飞。报子告进。（**报子禀白**）启上元帅，

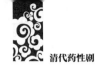

番鳖子领定人马，反进中原。

（将军白）下去，再去打探。好反贼！（唱）他竟敢学螃蟹，横行散血。岂知我配生肌，要剥蟹黄。他就是刺猬皮，能除痔瘘。也叫他寻象❷皮，去治刀伤。杀来他鸡头子，固精有效。省的他眼烂了，还要胆矾。（白）金石斛听令！命你前站先锋，速传四营兵将，挨次听点。

（金石斛白）得令！（石斛传令）前营火兵听点！（**火兵齐应**）

（**将军听命**）石硫黄！（**答白**）有！

（将军唱）你速去用烈火，烧他肠胃！马牙硝引郁火，也有奇能。

（石斛传令）南川乌！（答应）有！

（将军唱）你速去烧寒痹，兼除风湿。取上个雷火针，治他腿疼。

（石斛传令）后营水兵听点！（**水将齐应**）

（**将军点名**）商陆！（答应）有！

（将军唱）你速去逐水府，二便齐下。拿住他冬葵子，破血通关。

（石斛白）左营弓箭手听点！（**弓箭手齐应**）

（**将军点名**）皂角刺！（答应）有！

（将军唱）你速去透脓毒，治他肿硬。多带些鬼箭羽，杀这邪虫。

（**将军点名**）蕤仁子！（答应）有！

（将军唱）还有你有准头，治他眼肿。他若是癫狂了，快用铁浆。

（石斛传令）右营压粮兵听点！（**压粮兵齐应**）

（**将军点名**）禹余粮！（答应）有！

（将军唱）你速去运粮草，提防湿热。多用些苡米仁，脾健湿瘥。

（**将军点名**）马齿苋！（**答应**）有！

（**将军唱**）还要你涂痈肿，谨防贼火。路途上水不利，快寻木通。

（**将军点名**）副将枳实！（**答应**）有！

（**将军吩咐说**）先锋官，今将人马点就。辕门外放炮起营！（**炮响三声，人马齐下，复上**）

（**众将禀白**）禀上元帅，此地已离贼营不远了。

（**将军白**）一拥杀上前去！

（**番鳖子迎住白**）你这黄脸小儿，见了驸马老爷就该下马投降！

（**将军怒白**）满口胡说！想你是邪热大甚。枳实，芒硝听令！二马连环一齐攻下！（**两兵合战，番鳖子败走，将军追去**）

（**番鳖子跑上白**）那个黄脸小儿，甚是骁勇，不来追赶就罢，若来追赶，吾将石燕使出，打的他破血坠产。（**大将军与众将赶来，番鳖子使出石燕打来**）

（**将军败下白**）好个反贼！竟使出石燕从空飞打，待吾请天雄神将。

（**大将军伏剑作法白**）天雄赴坛！

（**大花面扮天雄上场舞白**）法师请了！牒文相召，有何见谕？

（**将军白**）天雄哪晓，番鳖子使出石燕，从空飞打，请尊师到来，放出烈火，将他焚碎。

（**天雄答应**）遵法旨❸！

（**天雄看见石燕白**）果是石燕从空飞打，岂知我性如烈火，待吾即速放出。（**石燕从空坠落而死，天雄回禀**）启上法师，千百石燕俱已焚碎。

（**将军白**）有劳天雄了，天雄请回。传众将，赶上前去！（**将军领追兵去**）

（**番鳖子跑上白**）好个黄脸小儿，竟将吾宝贝破了。他那晓吾还有硇砂角一个，

一阵风布列空中，就如大雪一般。吹入眼中，管叫他俱成瞽目，吾就即速使出便了。（**番鳖子念咒作法**）

（**将军领兵赶上白**）好个反贼，使出邪术，快忙收兵！（**将军败下**）

（**小番白**）启爷，大黄人马俱皆掩目败走了！

（**番鳖子白**）败将莫追，收兵回营！（**番鳖子收兵齐下**）

（**将军领兵跑上，下马，怒白**）好恼！好恼！

（**先锋禀白**）禀上元帅，众军士不知受了什么毒，二千余人俱皆瞎眼，耳旁边但听的痛苦之声。

（**将军惊白**）呀！不好了。（**唱**）吾本想用柿蒂，降逆止呃❹。谁知他旱莲草，也会乌须。他好像休息痢，叫我难治。必得个鸦胆子，才保无虞。（**白**）这该怎么处？

（**先锋白**）启上元帅，山西汾州府汾阳县，有一甘草善解百毒，也会眼科。元帅修本奏于圣主，叫他速到阵前作为参谋，番鳖子纵❺有恶毒，他也就投降而去了。

（**将军白**）罢了，要治他巅顶疼痛，少不得速进藁本。你就差人去请甘草，传众将下去歇马。（**众将齐下**）

（**将军诗白**）贼炮如雷夜几千，由他霹雳响晴天。心坚不为虚声恐，吩咐三军且自眠。（**大将军下场**）

（**金石斛白**）元帅修本，待吾修书便了。（**修书已毕，吩咐栀子白**）栀子快来！

（**栀子上白**）小人伺候。

（**石斛吩咐**）这是书信一封，送到太原汾州府，送与你甘爷爷，速去快来。

（**栀子答应**）晓的。（**栀子收书下**）

（**金石斛白**）好呀，时事急需平莫待，十年磨剑试军威。国方有难贤才重，也须万里觅封侯。（**金石斛下**）

校注

❶抄本误作"子"，《神农本草经》："龙齿……治惊痫"。

❷抄本误作"寻"，据《草木传》改。

❸抄本误作"语"，据《草木传》改。

❹抄本误作"呢"，据《草木传》改。

❺抄本误作"总"，据《草木传》改。

〔第十回　甘草和国〕

（**栀子上场引**）昔日曾为葭荙子，今天始得大茴香。茴香能治疝疼症，葭荙虫牙也最良。（**白**）吾乃栀子便是。我姑爷叫我到汾州府西河，与我甘爷爷下书，速去快来，我即星夜奔走便了。（**唱**）我姑爷他叫我，快忙前去。好像是荆芥穗，催毒去风。又好像兔脑丸，催产立下。两腿足害肿毒，去寻紫荆。跑的我气喘了，蛤蚧须用。使的我痨火甚，秋石也行。（**白**）快去，快走。嗳呀！来到了平和村，吾家门首哪里去了？待吾问他一问。众位请了！哪一座是甘府门首？

（**众位答白**）哈哈哈！你不是栀子么，面前就是你家，你又认他不得，真真可笑！

（**栀子白**）众位，你说此话，有些大便不通。那晓我栀子就是小便也通，我原是因反贼唬的我把门也摸不着了，罢了，我进去罢。爷爷快来！

（**甘草上白**栀子来了么？你家姑爷呢？

（**栀子白**）爷爷，俺姑爷有书呈上。

（**甘草白**）呈上来，老夫一观。（**甘草观罢白**）原是你姑爷到京高中，遂即奉差出征，不幸军前有难。我且问你，那反贼可是什么模样？

（**栀子白**）爷爷听来。（**唱**）生就的铜青面，能医烂眼。长就的红莲须，还要遗精。戴一顶白鸡冠，能治白带。穿一件猪蹄甲，痔漏有功。身跨着橘红马，化痰止嗽。

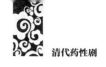

手取的大戟斧，要把水攻。

（甘草白）这等可恶，快请你姑娘出堂！

（栀子白）请姑娘。

（菊花上唱）只见那并头莲，花花绢绢。香附来扑奴面，惹动心猿。想金钗不能见，椿堂又换。必是他折桂枝，衣锦还乡。（**菊花进见拜白**）爹爹，唤孩儿有何话说？

（甘草白）女儿哪晓，（唱）我贤婿占鳌头，军前书到。番鳖子不投降，叫我和番。我想那反贼儿，有何作用，不过是草芦荟，善治虫疳。他本是巨胜子，大补精血，也竟敢泻肝火，要治龙胆。惹的我干地龙，下行清热。才叫我爬山虎，治他腿伤。

（菊花白）爹爹呀，（唱）你今日年高迈，精神短少。岂像那大力子，能治喉疼。岂像那充蔚子，明目有用。岂像那土蝼蛄，耳可不聋。他就是毒藜芦，叫人吐倒。该使个青麻仁，吸他谷精。叫爹爹去和番，已属不可。为什么使君子，也去杀虫。

（甘草白）女儿不晓，我贤婿现在军营，（唱）他像是鱼骨儿，梗在喉内。必得我橄榄果，才保无恙。

（菊花白）爹爹既然要去，路上须要小心。

（甘草白）女儿不必多虑，还要谨守门户，老夫即便去了。

（菊花白）送爹爹。

（甘草白）女儿回避了。（**甘草栀子同下**）

（菊花转又唱）嗳，今有这老荷叶，游鱼来戏。想是他欲助胃，还要升麻❶。惹的奴莲心子，烦渴须用。单等这马勃回，毒热才凉。

（菊花白）木香，将门关上。

（**木香应白**）晓的。（**木香将门关上，二人同下**）

（栀子、甘草上唱）渡汾河，出潼关，沿山前去。尽是些树木林，百草葱葱。我见那透骨草，除风去湿。山茱萸补肝脏，也固肾精。闻着那香排草，扑鼻可爱。还有那番白草，洗痔消痈。炉甘石点眼疾，大有奇效。老鹳草治腿疼，药去功成。

（**栀子白**）爷爷，你看路途上那手推丸药的，他是什么人？

（**甘草白**）栀子哪晓，名叫蜣螂，外号屎圪螂，善于破血，也会通肠，又好用丸药保养❷，故天天用力推丸，不误早晚吞服。

（**栀子笑白**）哈哈哈！怪不的吃的黑胖。爷爷，你看那个大肚汉子，身架丝罗，好像一个有钱的，他又是什么人？

（**甘草白**）他名字叫蜘蛛，最是不好的，凭空就起事，好吃飞食，人家就是蝎螫难堪，他也要使嘴吸吸。

（**栀子白**）就叫他与我吸吸。

（**甘草白**）闲话莫讲，快忙走罢。

（**甘草唱**）咱今日抖精神，快忙前去。会一会番鳖子，要免祸殃。我若是壮大力，将他拿住。定然要剥去皮，还要油煎。

（**栀子白**）爷爷，这就是军营了。

（**甘草白**）禀你姑爷，就说老夫来到！

（**栀子白**）爷爷少待。

（**栀子禀介**）禀姑爷，我家爷爷到来了。

（**金石斛白**）待吾出去迎接。（**金石斛出迎，揖白**）岳父来了，有请！

（**甘草进门，石斛拜白**）岳父在上，小婿拜揖。

（**甘草白**）请起。

（**金石斛白**）远路迢迢，有劳岳父。

（**甘草白**）老夫性平和，不会厮杀，有辱贤婿推荐。

（**石斛揖白**）岳父暂且歇马，小婿即禀元帅便了。（**甘草石斛同下**）

（**将军上场引**）行兵自愧无长算，失去了虎威一半。谋臣尽筹计多般，❸要把前羞

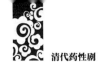

尽捐。❹（**将军笑白**）嗳！我国受了番鳖子的恶毒❺，先锋差人去请甘草，到于今尚未回音，岂不烦闷人也。（**唱**）恨不能到天上，去摘南星。定把这风痰去，胸膈才清。今就有代赭石，镇肝降逆。也显我威灵仙，天难消平。

（**金石斛进禀介**）启上元帅，甘草已到。

（**将军白**）快忙有请！

（**金石斛出门介白**）有请岳父！

（**甘草白**）贤婿有何话说？

（**石斛白**）元帅有请。

（**甘草白**）贤婿头行。

（**甘草进见介白**）元帅在上，甘草叩头。

（**将军白**）请起，坐了叙话。

（**甘草揖白**）告坐了。元帅有何见教？

（**将军白**）先生哪晓。番鳖子造反，不知使的什么毒物，忽然倾出一阵风，布的如大雪一般，吹入眼内俱成瞖目。

（**甘草白**）元帅不知，西番惯出硇砂，虽能去瞖又能消烂，这番狗必是此物作祟。这是空青数枝，速散军中，用此一点，即便开明。

（**将军白**）先生真国手也，若是他再用此物，先生何以当之？

（**甘草白**）元帅听禀。（**唱**）他若是用硇砂，再来作祟，吾有那青风藤，惯会驱风。一阵风将硇砂，吹向云内。管教他拨云瞖，有吉无凶。

（**将军白**）他若不肯投降，又将如之奈何？

（**甘草唱**）元帅，他若是气血滞，叫人腹痛。吾还有索一条，名叫元胡。理气血，吾竭力，将索使出。他一就投顺了，横逆全无。

（**将军白**）先生竟有此奇方，先锋官听令，发起人马，即同先生前去。

（**金石斛白**）得令!

（**石斛传令**）众将官，点起人马，闯进番营。（**人马齐下**）

（**番鳖子迎住白**）咄!你们这瞎眼小子又来睁眼说话，想是你睁开半眼，待吾再用硇砂。

（**甘草白**）好个反贼，竟用硇砂作祟，岂知你甘爷爷有青风藤，惯会驱风。一阵风将硇砂吹向云内。

（**番鳖子惊白**）呀!你是什么人?竟敢坏吾法术!

（**甘草笑答**）你甘草爷爷是也。

（**番鳖惊白**）小番儿，快忙收兵!（**番鳖子败下**）

（**众将白**）启元帅，反贼败下，逃走了。

（**将军白**）随后追赶!（**将军追**）

（**番鳖子跑上，怒白**）呀，不好了!（**唱**）有甘草解百毒，名传天下。又有那大将军，叫我怎当。总不如写降表，趁早投顺。就叫我去壮力，这也何妨。

（**大将军赶上白**）你这反贼哪里走!

（**番鳖子白**）元帅，不必动手，这是降书顺表，带进天朝请功受赏去罢。

（**大将军接表白**）待吾看来，（**将军念白**）伏惟番臣，生长外邦。未蒙中国之化，秉性毒恶，又少平和之养，所以草木无知，擅出地界，人马猖獗，偶犯天威。虽曰益以人力，臣有片长，亦不过与鹰爪为偶，助人猛浪之力;与土子同伴，益筋骨之伤。岂若白鱼鳔强筋健骨，自然铜接骨续筋，续断而有益，骨碎补而最良。臣今不胜惶愧之至，伏乞圣主宽恩，番臣益加感激，俯伏待命，朝贡不绝。谓予不信，有如皦日。特此上恳，谨以表闻。❻

（**大将军念罢白**）罢了，饶你不死。众将一统回朝，启奏圣主便了。（**大将军与番鳖子各自收兵，分两路而下**）

（**皇帝上场引**）百般药性尝优劣，万国衣冠拜冕旒❼。（**白**）朕乃神农皇帝在位。前者锦将军有本奏上，说道番鳖子反进中原，他与金石斛领兵征讨，甘草作为参谋。

吾想那种恶毒，既有将军推荡，又有甘草和解，凯歌捷报，不久回朝。

（**黄门官道**）圣旨下，有事出班早奏，无事卷帘回朝。

（**大将军白**）臣锦装黄有本奏上。

（**黄门官道**）奏来。

（**大将军上殿白**）臣锦装黄见驾。

（**皇帝问白**）锦将军去征反贼，胜败如何？

（**将军奏白**）启奏我主，那反贼闻见甘草，即写降表逃命而去了。臣将降表呈上。

（**皇帝白**）呈上来待朕一观。（**看毕笑白**）果然如此。❽真是：韬略贯胸中，别有奇谋能济勇，威名扬于外，不须劲战自成功。朕心甚喜，就宣甘草听旨上殿。

（**将军传旨**）圣旨下，甘草上殿。

（**甘草上殿跪白**）臣甘草见驾。

（**皇帝封白**）甘草听旨：朕因你和解有功，封为国老，带职还家。

（**甘草叩白**）谢恩。

（**皇帝封白**）锦将军听旨！

（**将军跪白**）朕因你领兵征讨，不惜余力，真可为汉马从龙第一功，夺关斩将世无双。朕心甚喜，封你为世袭大将军，仍在四川镇守。

（**将军叩白**）谢恩。

（**皇帝白**）宣金石斛上殿。

（**将军传旨**）圣旨下，宣金石斛上殿！

（**金石斛跪白**）金石斛见驾，有本奏上我主万岁。

（**皇帝白**）奏来。

（**石斛奏白**）臣于大比之年上京赶选，夜宿招商旅店，不料那店主见臣身带金钗，便起不良之意，被臣杀死，望乞万岁恕罪。

（**皇帝封白**）朕因你治乱有功，将功折罪，即号你为金石斛副将，封你六安名山去罢。

（**石斛叩白**）谢恩。

（**帝白**）荣封已毕，领旨下殿。

（**甘草，大将军，金石斛齐呼**）我主万岁！万万岁！（**皇帝下朝而去。三人拜送同下**）

校注

❶抄本原作"升阳"，据《草木传》改。

❷抄本原作"保恙"，据《草木传》改。

❸抄本原作"伏谋臣尽计多般"，据《草木传》改。

❹抄本原作"要把前差潓"，据《草木传》补。

❺抄本无"恶毒"，据《草木传》补。

❻降表错讹甚多，据《草木传》改。

❼抄本误作"纔旒"，据《草木传》改。

❽抄本作"果等如此必然"，据《草木传》改。

题《药会图》诗五首^注

（一）

得病虽殊各有因，良医心苦费精神。
漫将起死回生手，且作微歌逐舞身。
木叶草根成幻相，秘方灵笈尽阳春。
他年演出梨园队，举世应无不疗人。

浙绍周寓庄（道光十九年钞本为"浙绍用寓庄"）

（二）

祖述岐黄意独新，聊将优孟说前因。
绘成一幅有形象，画极千秋弱体人。
格外文章能赞化，局中草木自生春。
紫团深处琴音奏，谁作高歌步后尘。

屯邑暴铭

（三）

药性精时意欲伸，别开生面出奇新。
演来一派幻中相，绘得群芳分外神。
喜怒曲传甘苦味，衣冠直肖木花春。
老年学问皆成趣，聊出戏言唤俗人。

晋太道温敬书（修德堂本作"屯邑暴铭"）

（四）

医术源流借笔伸，修成绝唱独标新。
一图绘尽千方秘，十出传来百药神。
谁识青囊翻白雪，直将素问奏阳春。
仙家三昧曾游戏，愧杀寻章摘句人。

玉川张思英敬题（修德堂本作"侄温敬读"，陈一槐本作"霸州吴邦庆"）

（五）

藁本传佳制，才同史国公。
玄明征佛手，神曲见天雄。
心细青丝发，文含紫石英。
凌霄存远志，推此白头翁。

（修德堂本失名，陈一槐本作"侄温敬读"）

注

❶所见各种抄本，题诗未有多于上列五首者。诗中文字，少有出入。

❷由于传抄致误，这些诗的作者，大约只有第一首"浙绍周寓庄"较明确，可以认定，其余多有混淆。

❸据笔者掌握的资料，道光十九年钞本共录诗四首，作者依次为浙绍周寓庄、屯邑暴铭、晋太道温、玉川张思英。

❹修德堂本虽缺了开首的几页，包括邱序、作者自序及第一回的前数页，但这个本子其实是一个相当早的钞本。剧本末尾除列有四首诗外，尚跋有"嘉庆拾叁年冬

在晋亚关郭廷选秀升昏序于满城县官署编次"字样，再加纸质、字迹及保有状况，我们认为这个钞本当不晚于道光时期的大多数钞本，故这些诗作的署名应当是可信的。

❺陈一槐氏钞本，书成于民国十八年，在诸钞本中是很晚的一部。而这五首诗的作者却出现了与其他钞本完全不同的名字，如霸州吴邦庆、河南李秉衡，反而少了"玉川张思英"，十分突兀。如更无旁证，上述霸州吴邦庆、河南李秉衡的署名便只能存疑了。

3.《说唱药性巧合记》
（据民国十九年磁县明善堂书局印本整理点校）

药性巧合记叙

尝闻：伏羲画八卦，而阴阳以分；神农尝百药，而本草以著；黄帝与岐伯天师，明五脏六腑十二经络；又命雷公究脉息、精炮制、明运气，而医道以立。凡行医者，尤当先明药性。诚如❶药性不明，医道赖何以成？兹编药性记，假药而设为戏，而识者以为非戏也，其中有意义存焉。行医者以及请医者，俱宜知之。夫药有寒热温凉和平之性，❷宣通补泻滑涩之能，且又有有毒之药，又有十八反、十九畏，❸并有妇人胎气不可用之药，倘一一讲论，方可以言医。且前已见药性歌子，韵调不叶❹，因即其论而复编之。与前不同，将某药性、治某病、入某脏腑、行某经络，分寒热温平，前后情理序明。使世之行医者，不至有误用之药，❺治坏人之病体；即请医者，亦知可用与不可用，庶几两无所失。以此治人病症，救人性命，岂不无小补云尔。且济世莫先于医，疗病又莫要于药。圣人之慎者，疾也；而未达不敢尝者，药也。是书之所关，亦岂浅鲜哉！况人之所秉不同，有强弱盛衰之殊。其得病也，有内伤七情，外感六淫，寒热虚实，血气痰火之异。俗云：药不对症，仙方不应。又云：认症若是合窍，是方都效。兹编药性记，❻虽曰是戏，而实不同寻常之戏。审而明之，济世之道在焉，疗病之法存焉。世之行医者与请医者观之，可以为一笑。察之，亦可以于医道、疾病、苦难者微有一助焉。❼是为序。

校　注

❶诚如：如果确实，假如真的……表假设。

❷夫药有寒热温凉和平之性：原文为"夫药有寒热温凉之性，和平之性"，此处"之性"二字重复，其一当为衍文，今删。

❸且又有有毒之药，又有十八反、十九畏：原文为"且又有毒之药，又十八反、十九畏"，"又"后缺"有"字，据上下文补。

❹ 叶：音 xié，通"协"，押韵。

❺ 不至有误用之药：原文为"不至有误用之药力"，"力"为衍文，今删。

❻ 兹编药性记：原文为"兹编药性歌"，据"药性巧合记叙"及前文"兹编药性记，假药而设为戏"，改"歌"为"记"。

❼ 亦可以于医道、疾病、苦难者微有一助焉：原文为"亦可以于医道、疾病、苦难之微有一助焉"，改"之"为"者"，义更易明。

第一回　甘国老得病请医

第二回　佳人犯了密陀僧

第三回　山栀子投热遇妖

第四回　路旁幸遇马齿苋

第五回　威灵仙温村演武

第六回　红娘子家贫卖药

第七回　石决明大战海桐

第八回　白茯神宫前平乱

〔第一回　甘国老得病请医〕❶

（**老生扮甘草上引**）❷：行医先要明阴阳，次把望闻问切详。平脉❸细分虚与实，须将药性知温凉。

（**老生白**）　老汉家住山西汾州府，平和县人氏，姓甘名草。因俺能调和诸药，解释百毒，❹药王见喜，加封国老之职，❺古药方每每用我。我想四川有一大黄，能通秘结，善导瘀血，疏利脏腑，性甚猛烈，因此号称大将军❻。又有性寒的芒硝，他也能清肝火，通利大肠。他二家一文一武，辅相心君，调和五脏，岂不好也。

（**老生唱**）　家住在汾州府我名甘草，调诸药解百毒号为国老。生泻火炙温中❼喉肿皆好，通血脉利小水痈毒能消，虽然说这些事我都明晓，荒乱年还协同武将保朝。

（**红生扮大黄上引**）大黄性刚强，四川有家乡。气血食火痰，❽我到都消亡。

（**花生扮芒硝上引**）　芒硝性最寒，善利大肠间。一切邪火盛，我到自消散。

（**红生白**）我乃四川大将军大黄是也。

（**花生白**）　我乃性寒芒硝是也。

（**二生同云**）你我同到国老府中拜望，不知意下何如？

（**花生云**）　正为此来。

（**二生同白**）不觉来到门首。门上何人在此？

（**门公云**）有！

（**生云**）禀与你家国老老爷得知，就说大黄芒硝拜见！

（**门公云**）有禀：门外大黄芒硝拜见！

（**老生云**）有请！

（**门公云**）有请！

（**二生同白**）国老在上，容末将参拜❾！

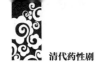

（**老生白**）你我同寅❿，只行常礼。请坐。

（**二生同云**）告坐。

（**报马到白**）报子告进！

（**老生云**）所报何事？

（**报云**）大戟、芫花、海藻、甘遂，四家贼寇造反！⓫

（**老生云**）下去再探！

（**报卒云**）是。

（**红生唱**）这四贼太胆大治疗潮脑，利小水消肿胀这点功劳，他竟敢似狼毒⓬来反国老！领槟榔除膨胀将这贼扫。

（**花生唱**）劝将军你不必治疗潮脑，我将他活拿住一个难逃。同将军斩了他献与国老，到那时方才算分明低高。⓭

（**老生唱**）二将军都不必损粮折草，我有法处治他自然安好。

（**二生同白**）如此告辞了！

（**老生白**）相送。

（**二生同白**）不敢。

（**红生唱**）甘国老他恐怕损粮折草。

（**花生唱**）咱二人且回府看他怎消。⓮

（**报马到**）报子上报！

（**老生白**）报来何事？

（**报云**）半夏、瓜蒌、贝母、白及、白蔹，与川乌、草乌、乌头相反！

（**老生云**）下去再探。

（报卒白）是！

（老生唱）这半夏化脾经一切湿痰，瓜蒌子治喘气也自不难。川贝母治劳嗽岂可或减，消痈毒补骨髓白及白蔹。为什么川草乌与他相反？川草乌搜风邪功劳不浅，**⑮**若生用他有毒能作蒙汉。

（报马到）报子上报！

（老生白）报何军情？

（报云）有诸参、细辛、芍药，藜芦要与他等相反。**⑯**

（老生云）下去再探！

（报卒白）是！

（老生唱）想人参补元气又补中气，这沙参能滋阴又能补肺，丹紫参补心血和血又利，**⑰**黑元参清虚火补肾生水，有苦参能解毒肾水有济，**⑱**这细辛治头疼散风甚利，**⑲**赤白芍能凉血补血最宜。（**老生白**）我想这些人等，尽皆正人君子，竟有这个黎芦，因他能导风痰，竟敢与诸人相反，如此真叫令人可恼。好不急杀人也！（**老生唱**）这叫俺为国老如何平定？气的我浑身汗忽然有病，速请医来调治方属正经。又想起这医生岂可看轻！（**老生白**）我想，世上有儒医，有明医，有世医，又有庸医。神医难得，儒医学识精详，明医医理透通，世医是祖传。俗语云：医不三世，不服其药，**⑳**正为此说。至与庸医，听人说了几个方儿，并不知阴阳病机，五脏六腑，十二经络，病在何处；亦不知虚实寒热，竟敢冒然假病验术**㉑**，有治好的，有治坏的。请医一事，岂敢轻视？我想，近来黄芪先生，虽不神医，也算一个儒医、明医、世医之数内，还可请得。（**老生唱**）那黄芪能止汗亦能补中，也补气也补血又能除风。号芪老**㉒**补药长不愧两称，他还有六个儿各有奇能。一个儿叫黄连心火能去，一个儿叫黄芩清肺有功，一个儿大补益名叫黄精，**㉓**一个儿名黄柏补泻肾宫，有一个黄蜡儿磨疽散痈，有一黄香儿败毒散肿。他骑着一羚羊肺肝能清，带一挂金铃子治疝补精。手拿着犀牛角心火能平，吃了些薄荷叶头目能清。又吃些山豆根能止喉肿，上常山理痰气温疟治轻。（**老生白**）这也不算出奇。那黄家，内外两科，俱是精通。那一日，我在天门前麦门后，**㉔**摇起兜铃，忽然闪出两妇人，一个好像叫知母，头带旋覆花，脸上搽着天花粉；一个叫贝母，头带款冬花，脸上搽着海石粉，冒然百部而来，竟将热嗽痰喘一并治去。我今身不安宁，心肾俱热，何如栀子叫来，与我请一先生。栀子过来！

（丑扮栀子上，白）㉕我名叫栀子，有热我能除。任是心肾火，那管脾经热。若是有我到，管许㉖尽消灭。我乃栀子是也。忽听国老有唤，只得上前去见。国老在上，唤俺有何吩咐？

（老生白）无事不唤你，唤你有事因。你今与我可请黄芪先生一去！

（丑白）请他做什么？

（老生云）与我看病！

（丑云）叫甘遂去罢！俺还有事哩。

（老生云）你有何事？讲来！

（丑白）你听。我还要寻牵牛利水消肿，要滑石利六腑湿结可通。见茵陈治黄疸利水他能，割瞿麦治血淋热结能平。石韦儿治血淋亦治崩漏，鸡肠菜捣烂了善治疮痈。

（老生白）我与甘遂不合，你快去罢！

（丑白）我不愿去！

（老生唱）叫畜生你好仰白蔹皮脸，能除热杀火毒生肌痛散。

（丑白）你道是地骨皮脸，又要退热除蒸。我想前时与你散毒消肿，连你金银花也没有见。今天又要白矾化痰消毒，人都说你是块干龙骨。

（老生白）怎么说叫作干龙骨？

（丑白）这就是当瀡精㉗，益肾安魂止血吐。

（老生怒白）胡诌！你可快去请来，与我看脉！

（丑白）若是与你看脉，可以不必请他。咱家大麦可以宽肠，小麦可以养心，又有麦芽可以消膨胀，昨天漂了些浮麦，又可以止汗。

（老生白）你胡说的是什么？

（丑白）你就连麦皮也舍不得，还要请医么？

（**老生白**）我每日吃药，哪个医生不知我老甘，何用你胡说！快去！

（**丑白**）走的。

（**老生白**）你回来！有话向你说的。

（**丑白**）说什么？

（**老生云**）你可先到热家村寒平铺，再捎几味药来。

（**丑白**）可捎什么药来？

（**老生云**）你听。（**唱**）捎竹叶疗伤寒虚热能消，捎竹茹止呕哕不寐睡牢。❷⑧捎射干疗喉闭兼消痈肿，竹沥油治痰火阴虚也平。捎菊花明眼目又治头疼，捎丹皮能凉血又治牙疼。捎生地通血脉凉血有功，侧柏叶治血衄痔漏亦能。捎薏苡理脚气除湿去风，捎芡实治腰膝更能益精。

（**丑白**）就捎这十味药么？

（**老生唱**）你往下听：捎柴胡并干葛肌热可凉，捎枳实并枳壳消导奔忙❷⑨。捎泽泻与猪苓善治膀胱，捎地榆共槐花止血最良。有雄黄解百毒也治疮疡，萱草根治五淋还消乳疮。

（**丑白**）又捎十味啦，还不足么？

（**老生白**）你听：捎续断接筋骨又止遗精，腰膝疼足顽麻当用寄生。❸⓪捎萆薢去风湿止疼添精，捎连翘分湿热疮药最灵，捎前胡止痰嗽又治头疼。

（**丑白**）我把人家药柜子与你取来罢！

（**老生白**）胡诌！

（**丑白**）就捎这二十几味药么？

（**老生白**）快去，快去！

（**老生下唱**）但等他去请医，取药来临。

（**丑唱**）一会间气的我满腹疼痛。再捎那青陈皮理气消膨，捎乳香并没药散气

止疼。（**丑白**）俗话说的好，是疮不是疮，先吃地丁汤。我想地丁有两样，**㉛**有紫花的，有黄花的。（**丑唱**）紫花的治疮疹又治痘症；黄花的治肿毒又治乳痈。蒲公英就是那黄花地丁。请医生，漫**㉜**往前行。

⊙卷一终

校 注

❶ 甘国老得病请医：同为八回本之清代药性剧《群英会》，其第一回回目为"甘国老请医叙寒"（见《山西中医学院学报》2000 年第一期）。

❷ 老生扮甘草上引：原文为"老生上引"，据清代药性剧《群英会》补。

❸ 平脉：① 名词。又称常脉，即正常的脉象。脉来有胃气、有神、有根。② 动词。即辨别脉象。此指②。

❹ 解释百毒：宋苏颂："甘草能解百毒，为众药之要。"

❺ 加封国老之职：《本草纲目》引唐甄权："诸药中甘草为君，治七十二种乳石毒，解一千二百般草木毒，调和众药有功，故有国老之号。"

❻ 大将军：即大黄，主产四川。金李杲谓大黄"推陈致新，如戡定祸乱，以致太平，所以有将军之号"。

❼ 生泻火炙温中：明刘永泰《本草品汇精要》：甘草"生泻火，炙和中"。

❽ 气血食火痰：《本草纲目·草部·大黄》主治条，引甄权："通宣一切气，调血脉"，引《本经》："平胃下气，除痰实，肠间结热"，并"下瘀血血闭寒热"，均为所本。

❾ 参拜：原文"参"下缺"拜"字。

❿ 同寅：同僚，一起做官。

⓫ 四家贼寇造反：甘草反大戟、芫花、海藻、甘遂。其中大戟可用于热毒痈肿，芫花用于头疮、白秃、顽癣，甘遂用于痈肿疮毒，海藻用于瘿瘤、瘰疬等证，故下文又云："这四贼太胆大治疥潮脑。"

⓬ 狼毒：《本草纲目》谓"有大毒"，畏密陀僧。

⓭ 到那时方才算分明低高：原文为"到那时方才算分明底高"。

⓮ 看他怎消：消，谓除去，消除。

❶❺为什么川草乌与他相反？川草乌搜风邪功劳不浅：原文两句中之"川草乌"均误为"川贝乌"。川乌、草乌皆反半夏、瓜蒌、贝母、白及、白蔹。

❶❻有诸参、细辛、芍药，藜芦要与他等相反："他"指诸参，即人参、丹参、沙参、苦参、玄参，藜芦反诸参、细辛、芍药。

❶❼丹紫参补心血和血又利：《日华子本草》：紫丹参"养神定志，通利关节"。《本草纲目》："活血，通心包络。"

❶❽有苦参能解毒肾水有济：济，助。《本草纲目·苦参》："惟肾水弱而相火胜者，用之相宜。"

❶❾利：迅捷。

❷⓿医不三世，不服其药：语出《礼记·曲礼下》："亲有疾，饮药，子先尝之。医不三世，不服其药。"这里的"三世"与上文之"世医是祖传"句相呼应。另解："三世者，一曰黄帝针灸，二曰神农本草，三曰素女脉诀……若不习此三世之书，不服其药。"（《礼记·正义》）

❷❶假：通"借"。"假病验术"谓借病人来验证自己的医术。

❷❷号芪老："黄芪"本作"黄耆"，耆，《尔雅·释诂》："耆，长也"。人到六十岁，亦称耆。《本草纲目》："黄耆色黄，为补药之长，故名。"

❷❸名叫黄精：原文作"名子黄精"。

❷❹天门前麦门后：指天门冬和麦门冬。"兜铃"：马兜铃。

❷❺丑扮栀子上，白：原文作"丑白"，据《群英会》补。

❷❻管许：管保，保准，肯定。

❷❼澁精："澁"同"涩"，不通畅。龙骨有收敛固涩作用，此处"澁精"隐含讽刺甘国老吝啬。

❷❽捎竹茹止呕哕不寐睡牢："止呕哕"原文作"止呕秽"。"睡牢"：睡踏实。

❷❾消导奔忙：原文"消导"作"消道"，"奔忙"作"逵芒"。

❸⓿腰膝疼足顽麻当用寄生："顽"，麻木、迟钝。"寄生"，即桑寄生。

❸❶我想地丁有两样：原文为"我想地丁有两样的"，句中"的"为衍文，今删。

❸❷漫往前行："漫"，姑且，副词。

［第二回　佳人犯了密陀僧］❶

（**丑扮作密陀僧上引**）❷浪荡密陀僧，熬膏治疮疗。酒肉为朋友，相与❸是医生。

（**丑白**）❹俺本贯波斯国人也。自从来到中原，无处安身，每日分金炉中行走❺。平生好吃酒肉，正是那俗话所说，酒肉穿肠过，佛在心头坐。要用有益物，那碍念弥陀。（**唱**）吃鸡肉鸡内金磨积最良，吃狗肉性儿温补肚壮阳，白鸽肉解药毒也治疗疮，羊肉温补脾肾又治劳伤，猪肉性能动痰肺入补疮，❻吃牛肉补脾虚也利大肠，吃鳖肉能滋阴性甚寒凉，吃驴肉动风淫❼有病休尝。

（**和尚白**）我僧各样肉无所不吃。今日吃了许多酒肉，内中有一碗肉，吃了旧病忽发，风又动摇。❽我想这慈姑，他也能治恶疮、瘾疹❾，我两个结为厚友，岂不是好么？今天口内常想吐痰，身上又觉肿胀，怕的是误用毒物，❿要生黄疸之症，不免往苦蒂庵寻他一寻。这苦蒂亦名苦丁香，⓫善吐风痰。（**走唱**）抖一抖大象胆且免惊搐，⓬好像那王不留通乳消痈。⓭我荆芥治伤风头目能清，治痰嗽利咽喉须要桔梗。这熟地补肾虚还要九蒸，⓮香附子理血气又消腹疼。（**和尚白**）我今来到庵门外，⓯不免将门一敲。

（**小旦扮作尼姑上引**）⓰扫地不伤蝼蚁命，爱惜飞蛾纱罩灯。

（**尼姑白**）⓱奴乃生长在山，起名金铃儿。爹娘为我难养，把我送到苦蒂庵为尼。正在禅房闷坐，忽听有人叫俺，不免开门去看。原是和尚到院。（**尼姑和尚同拜见**）

（**尼姑白**）请坐。

（**和尚白**）慈姑你好！

（**尼姑云**）和尚费心。

（**丑上，丑照见介。丑白**）⓲我家国老命我请医捎药，前行来在苦蒂庵，遇见这个和尚走进庵去，⓳不知他干什么，待我跟他进去一看。紧走上前喊叫，密陀僧！你敢来调戏尼姑么！

（**和尚白**）你当我做什么？不过为尼姑唱一个好神曲儿，⓴消膨胀，开开胃气！

（**丑云**）你就把神曲儿唱一唱，叫我听得一听，我就不喊。

（**和尚云**）你听。（**和尚唱**）叽哩波罗波漓破呵磨呵沙。安魂定魄要灵沙，镇心养神要朱砂，咽喉肿痛要硼砂，除退云翳要硇砂，解烦去渴须蚕砂，明目下胎夜明砂，除翳明目望月砂❸，波漓叽罗波漓波呵么呵萨。

（**丑白**）唱得好，唱得妙，一个物儿长在沙滩跑，身被袈裟❷盖，头上也无毛，念经他不会，下水他惯好❸，钻到泥里寻慈姑，扒到干岸寻沙道。我看这和尚，张嘴俱是沙，想必你这和尚秉教沙门❷了？（**唱**）神曲他能消食，利咽喉还是豆根。（**丑问慈姑介**）❺叫慈姑你唱唱，我听一听。

（**尼姑白**）我本出家之人，不会唱曲。

（**丑白**）我看你也不会唱曲，只会陪和尚。（**丑唱**）想起你这爹娘，着实混帐。送你到姑姑庵，玷辱家乡。

（**尼姑白**）呸！俺是佛家子弟！

（**丑白**）你是什么佛家子弟？

（**尼姑唱**）蔓荆子治咳逆也治头疼。蓖麻子❷吸滞物拔毒最灵，他也能治燥痒去湿追风。续随子化积聚也能通经，五味子补肾虚化痰有功。有诃子补肚肺调和亦能，白芥子化胁痰气滞能通。有苏子善降痰咳嗽可平，莱菔子化温毒他能消膨，青葙子蒺藜子❷眼目能明。

（**丑白**）你把话讲差了！

（**尼姑白**）我说的不差。还有那：壮筋骨补腰肾的破故纸，除疥疮止湿痒的大风子，❷消疳积斗蛔虫的使君子，❷利大肠治疮去毒木鳖子。利小水的车前子，去风湿的芸薹子。更有涩精金樱子，熏牙疼的韭菜子。乌须发的桑椹子，涩精固气没石子。明眼目的决明子，不起直的菟丝子，❸益肾润肌覆盆子。子样甚多，我也不知你是哪样子？

（**丑白**）我看你身上长有杨梅疮，肚子内还像有孩子。❸

（**尼姑白**）胡说！难道我就不是人了么！

（**丑云**）开胃进食有砂仁，通经破血有桃仁。风肿泪眼有蕤仁，强筋壮力有麻仁。（**唱**）酸枣仁治不寐定志安神，大麻仁利肠胃去风有准。柏子仁养心血健忘宜吞，核桃仁治腰疼也能补肾。（**丑白**）也不知端的❸你是什么人？依我看定喘嗽，你可必

是和尚一个杏仁。

（**和尚云**）胡说！（**唱**）密陀僧性最烈狼毒惊怕，犯了我须叫你命染黄沙。岂不闻：硫磺原是火中精，朴硝一见便相争。水银莫与砒霜见，狼毒最怕密陀僧。

（**丑白**）嗳呀，这事不好商量。我看这：巴豆性烈最为上，偏遇牵牛不顺情。丁香莫与郁金见，牙硝难合京三棱。（**唱**）连忙走到衙前先禀牙皂。㉝那牙皂能通关逐这邪风。

（**尼姑拦白**）休走！川乌、草乌不顺犀，人参最怕五灵脂。官桂善能调冷气，若遇石脂便相欺。（**唱**）这草乌生用了便是人蒙㉞。

（**和尚唱**）叫尼姑你快把山门谨封！请他到里房内待他茶行。

（**丑唱**）这山门闭不得，我走一定！

（**和尚白**）你且休走！我也有枝元肉叫你吃，喘嗽安宁。

（**丑白**）你们是哄我哩！我去罢！

（**和尚尼姑灌药唱**）我今用生草乌把他灌蒙，送到那青蒿底治他骨蒸。

（**抬下。尼姑唱**）咱今日将人害，可该怎处？㉟

（**和尚唱**）依我说，你头上快留头发！（**和尚白**）金钗石斛在鬓角插，再带上一朵芫花，把轻粉脸上搽。脑后带上米壳花，㊱丁香坠在耳边挂，胭脂儿在嘴唇搽。身穿着一身故纸，两手中抱着琵琶。闪开怀有两乳香，人见咱胡麻胡麻。相遇着一个桂枝，自有金屑银屑与咱。惟恐有人干漆，㊲我用象牙棒儿打他，总不饶他半夏。倘遇官桂，自有法护咱。那时节吃斋亦可，不吃斋也罢，情愿跟着你当归，㊳再不到寺庙中出家。

（**尼姑白**）你说的那是什么话！补阴止血用头发，补虚壮筋把金钗石斛加，㊴消肿利水用芫花，杨梅毒把轻粉搽，泄利涩肠米壳加。丁香和脾胃，胭脂和血痂。若是心内慌㊵，金屑银屑压，追血积杀蛔虫干漆治他。杂物刺喉用象牙，痰嗽用半夏。加官桂冷气不能侵咱。说什么吃斋也可，不吃斋也罢？调荣养血惟当归，怎愿应乐户人家？㊶

（**和尚云**）这何尝㊷是乐户人家？不过是接骨丹土鳖虫㊸罢。

（尼姑云）土鳖是什么？

（和尚云）一名黑老婆。

（尼姑白）那有出家人应土鳖的道理！

（和尚云）出家人还了俗，不应土鳖干什么？

（尼姑唱）你与我造这祸，可也不轻！总不愿为蝙蝠，明目通精。

（和尚唱）我看你苦蒂庵也住不成，快跟我治劳疾去应天灵。

（尼姑云）天灵是什么？

（和尚白）还有一字没讲真。

（尼姑白）有什么字？

（和尚唱）这一字配合上天灵盖成，治传尸久瘴劳疟疾不停。苦蒂庵咱二人不可久住，核桃油治疥痒恐怕走风。

⊙卷二终

校 注

❶佳人犯了密陀僧：《群英会》本第二回回目为"家人误犯密陀僧"。犯，冒犯、触犯。密陀僧，原文作"蜜陀僧"。下均同。

❷丑扮作密陀僧上：此句原文缺，据《群英会》补。

❸相与：交往、相处。原文作"相遇"，据《群英会》改。

❹丑白：原文缺，据《群英会》补。

❺每日分金炉中行走：密陀僧原产波斯，亦名"炉底"。《本草纲目》引苏颂曰："今岭南、闽中银铜冶处亦有之，是银铅脚。其初采矿时，银铜相杂，先以铅同煎炼，银随铅出。又采山木叶烧灰，开地作炉，填灰其中，谓之灭池。置银铅于灰上，更加火煅，铅渗灰下，银住灰上，罢火候冷，出银。其灰池感铅银气，积久成此物……"文中所谓"每日分金炉中行走"，即缘此。

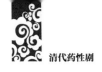

❻ 猪肉性能动痰肺入补疮：《本草纲目》引《别录》曰："凡猪肉……不可久食，病人金疮者尤甚。"又引孟诜曰："久食杀药，动风发疾。""肺入"，义欠明。

❼ 吃驴肉动风淫：原文误作"动风摇"，今据《群英会》改。"风淫"，即风邪。

❽ 风又动摇：《群英会》作"风淫又动"。

❾ 瘾疹：即荨麻疹。原文误作"癃疹"，据《群英会》改。

❿ 怕的是误用毒物：原文"的"后缺一"是"字，今补。

⓫ 这苦蒂亦名苦丁香：原文误作"这苦蒂庵亦名苦丁香"。

⓬ 抖一抖大象胆且免惊搐：原文误作"抖一抖大雄胆且免熊惊"，据《群英会》改。《本草纲目》载：象牙"主风痫惊搐"。

⓭ 好像那王不留通乳消痈：原文作"好想那王不留通乳消痈"，《群英会》作"好像那消乳痈王不留行"。

⓮ 还要九蒸：《本草纲目》：熟地"近时造法……如此九蒸九晾乃止"。

⓯ 我今来到庵门外：原文作"我今来到庵门一外"。

⓰ 小旦扮作尼姑上引：原文缺"小旦扮作"，据《群英会》补。"尼姑"误作"泥姑"。

⓱ 尼姑白：原文缺，据《群英会》补。

⓲ 丑上，丑照见介。丑白：原文仅有"丑白"，据《群英会》补"丑照见介"。照，看。方言用语，另补"丑上"一语。

⓳ 遇见这个和尚走进庵去：原文"遇见"作"偶见"。

⓴ 不过为尼姑唱一个好神曲儿：原文缺"唱"字，据《群英会》补。

㉑ 望月砂：出《本经逢原》。野兔的粪便，功能明目，除翳障。

㉒ 袈裟：原文作"加裟"。

㉓ 下水他惯好：原文误作"下水也贯好"，据《群英会》改。

㉔ 秉教沙门：受戒出家做和尚。"沙门"，梵文音译，指出家人。

㉕ 丑问慈姑介：原文缺，据《群英会》补。

㉖ 蓖麻子：原文作"莗麻子"。

㉗ 青葙子蒺藜子：原文作"青湘子蒺藜痢子"。

㉘除疥疮止湿痒的大风子：原文作"除疥疮止湿痒里大风子"。

㉙消疳积斗蛔虫的使君子：原文作"消肝疾叫肓虫的史君子"。

㉚不起直的菟丝子："不起直"，即直不起来。

㉛肚子内还像有孩子：原文作"肚子一内还像有孩子"。

㉜端的：到底，究竟。

㉝连忙走到衙前先禀牙皂：原文作"速连忙禀官桂使牙皂救"，行文突兀，且与下文之官桂重复，今据《药会图》改。

㉞人蒙：意谓被麻醉昏迷。

㉟咱今日将人害，可该怎处：原文作："咱今日将人害，可该怎么？"《药会图》此句作："咱今将人害了，却怎么处？"

㊱脑后带上米壳花：原文作"脑后带上英米壳"，据《药会图》改。

㊲惟恐有人干漆：原文作"为恐有人干漆"。

㊳情愿跟着你当归：原文作"心情愿跟着去当归"，《药会图》作"情愿跟你当归"。

㊴补虚壮筋把金钗石斛加：原文作"补虚壮筋把石斛金钗加"。

㊵心内慌：原文作"心内荒"。

㊶怎愿应乐户人家：《群英会》作"怎愿膺乐户人家"。"应"通"膺"，判处。古代犯罪妇女或犯男的妻子因罪没入官府，名隶乐籍，称为乐户。《药会图》中此句亦同。

㊷何尝：原文作"何常"。

㊸土鳖虫：原文作"土鳖学"。土鳖虫，亦名䗪虫，土元。

[第三回　小栀子投热遇妖]❶

（**丑睡醒白**）我今做梦没窍没窍❷，因何在蒿科❸底下睡觉睡觉。明明和尚戏尼姑，在我眼前胡吵胡闹。忽然到在蒿科里，不料，实在不料！这也莫要管他，还是请医一遭。我想主人叫我来请医生，我只得舍上这副五加皮脸❹，杜仲皮根，强筋健腰，走这一遭。呀！这不是热家庄么！我想这热家庄，有许多性热的：（**丑唱**）有荜茇共良姜治牙心疼❺，荜澄茄、川胡椒噎嗝也用。又还有厚肉桂常❻暖肾宫，那官桂他性热善能温中。

（丑白）就是那顺风乌药与天雄、乌头、附子，俱是热性。他家中还有几个丫头❼，亦皆各有精能，待❽我前去看他一看。（唱）有一个叫木香顺气温中，麝香儿通关窍也是最灵。那檀香治霍乱也治心疼，那藿香避暑恶霍乱安宁。枫香儿治瘙痒癍疹可平，安息香逐邪恶鬼胎不容。青木香能散气治疝有功，惟沉香能下气也治心疼。❾苏合油❿杀毒虫梦魇能兴。小茴香治疝气又治心疼。（丑白）我今到他家，只说我伤了风寒，寻些生姜发汗温中；再寻丁香，要些良姜，治我心气冷痛。就是没药，也可与我止疼。我再舍这陈皮脸，只当开开脾胃。呀！忽然想起，他那里还有麻黄与人治病，治出些汗来，⓫他又使根儿与人止汗。他却善治风嗽，他必携五味子与白石英、蛤粉⓬一齐来治我。我就风寒头疼，也须要着些细辛。（唱）我且从川椒旁明目开气，肉苁蓉补肾宫且添精髓。我将要暖他心⓭可借肉桂。寻鲫鱼温脾胃消利肿水。有鹿茸生精血止崩最验，用虎骨能壮筋又除风寒。（丑白）且住。常说：活血须黄酒，⓮发汗用葱姜。（唱）我今日心火气浑身觉冷。石菖蒲开心窍疏气温中。吴茱萸暖胃气止呕最灵，胡芦巴治疝气也补肾宫。石硫黄治疥疮暖胃去虫，腽肭脐补元气去邪亦能。（白）我何不在这睡一会儿，去我许多冷气，要是秦艽将风疼去了也可。但我虫疼在身，且去楝树根下歇息片时，治我虫疼呵。

（正旦扮作白花蛇上介⓯，引）奴家生来实不差，瘫痪除风皆属咱。若问奴家名和姓⓰，群蛇类中称白花。（正旦白）奴乃白花蛇是也。我在山上白云洞内，年深日久，得些道术。今日天气清明，有心去外游走，不免唤出妹妹同去，岂不是好。妹妹哪里？

（花旦扮作乌梢蛇上介，⓯引）学来武艺最为高，疮伤风癣皆能疗。若问奴家名和姓，群蛇队内称乌梢⓲。（花旦白）奴乃乌梢蛇是也。正在黑风洞里闲坐，忽听姐姐有唤，只得上前去见。姐姐在上，妹妹有礼。

（正旦白）妹妹免礼。

（花旦白）我姐将妹唤来有何事情？

（正旦白）我想今日天气清明，咱们出洞一游，教化民间女子如何。⓳（正旦唱）我昨日用硇砂破积下块，到今日寻砂仁止泻安胎。想昨朝中赤箭身有疮癞，寻白及治金疮也要去采。

（丑起白）好妖孽，好妖孽！古石灰能止出血，韭菜根子多捣些，抹在疮口就干贴，生肌肉，效甚捷。你寻我栀子有何话来说？（向花旦云）好妖精，好妖精！阿胶珠治胎崩，拌着蛤粉要炒成，吃到肚内最安宁，止脓血，补虚赢⓴。好寻我山栀子有何用？我看你白脸妇人，身上花花的，㉑好像个肉豆蔻圪痂，你必定会治冷泻。我又看这一个黑黑的小媳妇，眼上又使两个红圈涂，又好像一个红豆蔻，你可善治吐酸？[22]想我在热家庄，见了两个茴香儿，一个叫大茴，一个叫小茴，都会治疝气冷痛，他附子并当归，能理痰气和血脉，这也罢了。还有那两个术儿，一个叫苍术，一个叫白术。那苍术能燥湿，那白术好健脾。就是那两茴香儿，偏恶烦[23]他，又不待见[24]他的。我今又见这两个妇人，上前去把话不免向他一提。（**丑唱**）我想你这牡蛎治我遗精，倘若是助阳精真正天雄。若还是巴豆儿消痰破癥，除癥瘕能破块定是虻虫[25]。远看你带白术妇人之容，好像是温脾胃消痞止疼。近看这川乌的妇人形象，定是那能入骨破积追风。你两个酸话儿[26]好有一比，好比那陈米醋和血消肿。[27]

（**两旦仝云**）你这孩儿，要往哪里去呀？

（**丑白**）我那主人叫我去请黄医生的。

（**旦云**）黄医生在我那里，[28]不知你可愿去不愿？

（**丑白**）你休哄我。

（**旦白**）哪里话了，随我来吧！

（**丑白**）若是实话，我就跟你去也，但你家中还有什么人？

（**旦云**）除了[29]先生到时，平素更无别人。

（**丑唱**）一听说就你俩心甚快活[30]，到那里敛心肺与他百合。

（**正旦唱**）小栀子跟着俺穿山甲[31]过。你好似益母草最宜女科。

（**花旦唱**）我今日送你到浑元紫河[32]，用衣包治虚痨损疾要药。

（**旦白**）这边就是小舍，你可在此休歇休歇，待我与你做饭去也。[33]

（**花旦白**）你们在此，我往那里去了。

（**丑白**）你两个不在一处住么？

（**花旦白**）我两个原系紧邻，所住相隔不远。

（**丑白**）你们既是紧邻，我们可就在此歇息了吧！[34]

（**旦丑仝白**）正是有缘千里来相会，无缘对面不相逢。

⊙卷三终

校 注

❶小栀子投热遇妖：《群英会》第三回回目为"山栀投热遇妖精"。

❷窍：心眼，心计。

❸蒿科：蒿，即青蒿。科，谓枝叶繁茂，蒿科即青蒿丛。

❹我只得舍上这副五加皮脸：原文作"我只得舍这村上五加皮脸"，《药会图》作"我只得舍着一副五加皮面"，《群英会》作"我只得舍这五加皮脸"。

❺有荜茇共良姜治牙心疼：荜茇，原文作"荜拔"。"心疼"，指胃脘疼痛，下文檀香、沉香、小茴香所治心疼均同此。

❻耑：同"专"。

❼丫头：原文作"了头"。

❽待：原文作"代"。

❾惟沉香能下气也治心疼：原文作"惟沉香能下气也治头疼"。

❿苏合油：即苏合香。

⓫治出些汗来：原文无"出"字，据《群英会》补。

⓬蛤粉：原文作"蛤蚡"。

⓭我将要暖他心：原文作"我将要煖化心"，据《群英会》改。煖，暖的异体字。

⓮活血须黄酒：原文缺"活"字。

⓯正旦扮作白花蛇上介：原文作"飞蛇上"，《群英会》作"小旦扮作白花蛇上介"，《药会图》作"小旦扮白蛇上场"。

⓰若问奴家名和姓：原文"和"作"何"，《药会图》作"和"。下文乌梢蛇登场所云原文亦作"名何姓"，均改为"名和姓"。

⓱花旦扮作乌梢蛇上介：原文仅"花旦上"，《群英会》作"副旦扮作乌梢蛇上介"，《药会图》作"正旦扮乌蛇上场"。

⑱乌梢：乌梢蛇。原文"梢"作"稍"，下同。

⑲教化民间女子如何：原文作"教化民间女子可"。

⑳补虚赢："赢"，原文作"嬴"。

㉑身上花花的：原文作"身穿花"，据《群英会》改。

㉒你可善治吐酸：原文作"你可会善治吐酸"。

㉓恶烦：恶，音 wú，厌烦。

㉔待见：原文作"代见"，喜欢。

㉕虻虫：原文作"育虫"。

㉖你两个酸话儿：原文作"我看这两酸袋"，据《群英会》改。

㉗好比那陈米醋和血消肿：原文作"好比就陈米醋和血消肿"。

㉘黄医生在我那里：原文无"那"，据《群英会》补。

㉙除了：原文"了"作"下"。

㉚快活：原文作"快和"。

㉛穿山甲：原文作"川山甲"。

㉜浑元紫河：《群英会》作"紫河车内"。

㉝待我与你做饭去也：原文"待"作"代"。

㉞在此歇息了吧：原文作"在此歇息歇了吧"。

［第四回　路旁幸遇马齿苋］❶

（**武生扮作马齿苋上，**❷引）生平本是无多能，善治白翳及睛蒙❸，痢❹癥痛痔皆能消，还与人间杀诸虫。（**武生白**）我乃马齿苋是也。昨日我在山中寻使君子❺，治疳疾泻痢诸虫，见这山上洞中出了两道黑气，我用赤箭射去，这妖正中我箭，带箭逃走。今日精滑泻痢，又想去寻赤石脂，不免带上鬼箭羽，再使芜荑❻，把这恶虫邪风都除去。还有一件宝贝，名预知子，若遇邪气，他即作声禀报，也带他去。（**唱**）带领

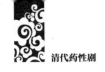

着预知子遇毒作声，还有那鹤虱子堪逐蛔虫，金樱子能杀虫又能滋精。（**武生见丑白**）那里大胆，什么邪妖斗胆见我！待我用箭射他，好除此害。

（**丑跪白**） 小的不是妖邪，❼实乃是人。

（**武生云**） 你既是人，来到深山无人之地，所干何事？

（**丑白**） 是亲戚家。

（**武生白**） 你这大胆，越发胡说！这里并无人住，哪还有你亲戚？快说实话，饶你性命。

（**丑白**） 我、我……

（**武生白**） 你说我、我，难道罢了不成！

（**丑白**） 我、我说了罢。我是去请黄医生的。原来到此遇着两个妇人，他说黄医生来在这里，叫我跟他去见。方才到此，正遇将军是也。

（**武生唱**） 听他说我好似钩藤疗瘀，又好似去膨胀槟榔能平，连翘叶定治他气滞血凝。（**武生白**） 你可当他两个是什么人？他乃原是两个妖精！昨日中了我的赤箭❽，把我赤箭拐了，我今特来寻他。今又将你哄来，他还要活吃你肉哩！

（**丑跪白**） 恳求将军快救我吧。

（**武生白**） 有我在此，不必害怕。

（**二旦偷看武生，白**） 姐姐，原来我的冤家来了！不如咱俩爽利❾将他们作一顿饱饭吃了罢。❿

（**预知子报 白**） 妖精来了！

（**武生唱**） 拐赤箭就是你两个妖精，再用我鬼箭羽杀这毒虫。

（**旦接前唱**） 我前日不防你逗了一能，⓫你今日为什么又来张精⓬？咱两个捣大蒜蛇毒方轻，顷刻间⓭用石膏坠你头疼。

（**武生白**） 休说就你两个！⓮（**唱**） 你就是柏子仁补心血也要悸惊。惹下我揭

青皮平肝消痛，切乌头想回阳去你厥冷，用白薇治血虚人事不省。❶

（正旦唱）说这话惹的我鼻塞气壅。有香臭不可闻辛夷必能。咱把你当田螺酒醉可醒。那怕你是水蛭坠胎通经。

（花旦白）姐姐，我看他好像是马齿苋来！一身光棍气，❶最是硬的，休吃他的亏，待我问他一问。

（花旦白）来者是何人？❶

（武生白）老爷乃是县学秀才，有名的马齿苋是也。

（正旦白）原来你是凭弓箭❶进的么！

（武生白）老爷历履，不说量你如何知道？

（花旦白）我等看你并无一点书生气❶。

（武生白）我进的时节，❶宗师膀胱火盛，心中不宁，我只两篇通草，他就将我准取。我又有灯草，宗师心定，当面把我进了。❶你今知道老爷本领，还不前来受死！（武生唱）你两个牛蒡子解毒积症，我今日捉牛黄安胎定惊。去恶毒使血竭治你疮痈，寻蜘蛛退蝎毒安你毒疼，有老爷手提刀飞舞来砍❶。

（正旦唱）好冰片能明目治燥武生。天竺黄又治你急慢惊风，有磁石那怕你铁汉来迎。白花蛇咬一口❶送你墓中。有白蔹❶治你的惊痫疔毒，郁李仁治你的关格不通，有海石那怕你心腹坚硬，乌梢蛇使起风伤你性命。

（武生唱）我细看你两个真是蛇虫！用蝉蜕定惊痫治这邪风，放出我鹤虱子杀这蛔虫❶。退顽痹❶去邪风再用寄生。

（花旦白）姐姐，这不好了。（花旦唱）❶我浑身但发痒全不安定，鹤虱子治的我心神不宁❶。

（丑白）他两个都钻进洞中去了！

（武生唱）我赶快❶寻蛇皮除疥痒风。

（丑唱）恐怕他使邪法害你性命。

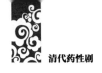

（**武生唱**）恁他有什么术我总不惊。

（**丑白**）我先到洞中看一看吧。嗳呀！那里原是一条长蛇皮。

（**武生白**）这就叫蛇蜕，可挑出来！

（**丑白**）要他何用？

（**武生唱**）这蛇蜕除云翳也治惊风，这孽畜见了人脱皮一层。（**武生白**）他今蜕皮就是怕人不敢出来，你可走罢！今天歇息歇息，明日我再寻他。

（**丑白**）多谢马相公救我活命，要是不遇着你，他早已将我活吃了。㉚更烦相公引我到路上去，不知尊意如何？。

（**武生白**）这也不难，你随我来！但你到了温村之时，㉛那村我有一个厚友，名叫威灵仙。他的神通广大，烦你替我问候与他。

（**丑白**）这是应当。

（**武生白**）我还告诉你说，这年岁荒乱，㉜路上贼寇甚多，你可还要小心着些！

（**丑白**）多谢指教。敢问马相公，既然救我一场，我心感恩不尽，但这路上荒乱，何如请再爽利送我一程，岂不是好！

（**武生白**）俗话说得好：㉝人心无尽蛇吞象，得步进步还盼望。

（**丑白**）如此我就跪下，还望送我为是。

（**武生白**）你可起来，跟我到家，明天我再使人送你罢了。㉞

（**丑起唱**）磕罢头欠起身顿首恳请，敢烦你再着人送我一程。路途上这灾难相公打救，我到家满炉香报你恩情。

⊙卷四终

校注

❶路旁幸遇马齿苋：原文为"路傍幸遇马齿苋"。

❷武生扮作马齿苋上：此句原文缺，据《群英会》补。

❸睛蒙：《群英会》作"青盲"。

❹痢：原文为"利"，据《群英会》改。

❺使君子：原文为"史君子"。

❻芜荑：原文误作"芸荑"。

❼小的不是妖邪：原文作"小生不系妖邪"，《群英会》作"我不是妖邪"。

❽赤箭：出《神农本草经》，即天麻。

❾爽利：干脆，索兴。

❿将他们作一顿饱饭吃了罢：原文为"将他们可作一吨饱饭吃了他罢"。 顿：原文误作"吨"。

⓫我前日不防你逞了一能：原文为"我前日不为你称了一能"，《群英会》、《药会图》均为"不防你"。逞，误作"称"。

⓬张精：逞强，显能。方俗用语。

⓭顷刻间：原文作"耍时间"，据《群英会》改。

⓮休说就你两个：原文作"休说有你两个"。

⓯用白薇治血虚人事不省：原文为"用白芨治血虚人事不行"，据《群英会》、《药会图》改。白薇，《神农本草经》："主暴中风，身热肢满，忽忽不知人，狂惑邪气。"

⓰一身光棍气：原文作"一身光棍"。

⓱来者是何人：原文为"来者可是何人"。

⓲弓箭：《群英会》作"弓马"，指武功。

⓳书生气：《群英会》作"儒气"。

⓴我进的时节：原文作"我本原是为"，据《群英会》改。

㉑我又着实灯草，宗师心定，当面把我进了：《群英会》作："那时也是小水不利，幸而遇两篇窗下灯草，宗师要上，大家赞赏，当面把我进了。" 宗师：明清时对提督学道和提督学政之尊称。

㉒飞舞来砍：原文作"飞舞来刊"。

㉓白花蛇咬一口：原文"咬"作"喇"。

㉔白蔹：原文作"白敛"。白蔹《神农本草经》："主痈肿疽疮，散结气，止痛除热，目中赤，小儿惊痫温疟。"

㉕蛔虫：原文作"蛇虫"。

㉖退顽痹：原文作"退顽脾"。

㉗花旦唱：原文作"正旦唱"。

㉘心神不宁：原文作"心肾不宁"。

㉙赶快：原文作"赶上"。

㉚他早已将我活吃了：原文作"他可早以将我活活吃了罢"。

㉛但你到了温村之时：原文"时"误作"事"。

㉜这年岁荒乱：原文作"说这往那里年岁荒乱"。

㉝俗话说得好：原文作"俗云说得好"。

㉞再使人送你罢了：原文无"送你"二字。

[第五回　威灵仙温村演武]❶

（**正生扮作威灵仙上，引**）❷治漏安胎须艾叶，滋肾医疝巴戟天。若要除风与顺气，必须用我威灵仙。（**正生白**）我乃威灵仙是也。如今荒乱事繁，风寒四起。药王见我神通广大，命我镇守温村那一带地方。❸（**唱**）荒乱年各处的风寒四起，药王爷爱俺艺命镇温地。用杜仲壮筋骨益肾止疼，这仙茅扶元气肾宫最宜。羌活儿利骨筋明目除风❶，用山药健脾胃益补肾宫。阳起石暖肾宫阴痿即起，❺槟榔儿化消水生津杀虫。（**白**）槟榔哪里！

（**末扮作槟榔上引**）❻槟榔消胀气，酒醉也能医。饥饱都用我，痰癖癥瘴痢。（**白**）我乃槟榔是也。今日威灵仙老爷有唤，不免上前去见。老爷在上，槟榔拜见，将俺唤来，有何吩咐？

（**正生白**）请你奶奶出来。

（末白）请二位奶奶。

（正旦扮作紫石英上引）❼百般武艺我皆通，善疗惊悸与怔忡。有人若害血崩病❽，应该请我紫石英。（白）奴乃紫石英是也，自幼配与威灵仙为妻。正在后房独坐，忽听老爷有唤，不免将妹妹唤来，同去可也。妹妹走来！

（小旦扮作刘寄奴上引）❾百般武艺还数我，❿散血疗疮败毒火。有人若遭金疮苦，正该来请把我约。（白）奴乃刘寄奴是也，配与威灵仙老爷为妾。正在小房独坐，忽听姐姐唤我，只得上前去见。姐姐在上，妹妹有礼。我姐唤妹有何话说？

（正旦白）妹妹不知，老爷方才有唤，不知有何事情，你我同去一见。

（二旦全白）老爷在上，贱妾有礼。

（正生白）夫人免礼请坐。

（二旦全白 ）老爷将奴唤来，有何事情？

（正生白）夫人哪晓，我今得了寒邪，胃气膨胀.又闻草寇入境，更觉心中霍乱，泄痢不止。又闻肉豆蔻也来助脾，故请二位夫人出来商议，⓫吃几味药好疗病症。意下如何？（唱）想吃些紫苏叶散寒除风，想吃些独活儿和筋舒经。要吃些川厚朴止呕消膨，白扁豆他也能助脾和中。又吃些火麻仁肠结可通，还想吃香薷儿暑气消清，再吃些陈仓米止泻润中。

（正旦白） 妾今心中也觉有些愠憹⓬，想吃豌豆⓭导滞汤才好。（唱） 再吃些萝卜子去胀消膨。

（丑白）急急惶惶奔走忙，为闻草寇作闹场。未到黄门⓮去请医，先来威府大门旁。闻听旁人说他神通广大，我想一定把这草寇绑拿来此⓯大门以外，待我将身躲在一旁，⓰看是如何。

（报马到）报子上报，今有草寇入境！

（正生白）下去再探！ （唱）忽听说这枸杞阳起阴升，我今日用藜芦杀这毒虫。使龙肝⓱平恶心呕吐能治，伤腿脚骨碎补一时能行。用狗脊治腰足除毒消肿，再使那禹余粮治他血崩。

（正旦白） 劝老爷且莫前去！ （唱）你今日伤风寒还要防风。我有那钟乳粉添

精补肺。我还有元胡索理气止疼。这紫苑也能治你痰嗽虚羸❶！（白）老爷思想：（又唱）胜似你要防己治你寒风，我有那萆薢❷儿除风添精。我还有鹿角胶补你肾宫，马蔺花❷治疝气也能消痈。正讲话又见那探马报到。

（报卒上）相报！木贼来到！

（正生唱）牵海马定治他血滞肿痛。（正生上马唱）我这去使川芎厥阴头疼。

（小旦唱）可带去泽兰叶折伤痛肿。

（净扮作姜黄上，❷正生迎草寇 白）来者何人？竟敢越我威氏边界！

（净白）老爷性猛烈，专能破积血。你若心腹疼，下气寻老爷。❷老爷姜黄是也！（唱）有珍珠拿出来免受悸惊，省的我折蜂房治你肿痛。

（正生唱）这茅贼瘰疬来口齿很硬❷，止鼻血通瘀血掘这茅根。正讲话又来了贼人一名。（白）来者何人？

（副净扮作秦艽上，白）老爷善追风，逐水有奇功。你若骨节疼，秦爷最喜平。（白）我乃秦艽是也。（唱）有琥珀当叫你安魄定惊。仗熊胆去云翳也治痫惊。

（正生唱）❷这狗才也倒食狗宝堪治。❷贴皮疾熬膏药揭你狗皮。

（相战，净唱）我今用藕节鞭止怒血证。

（正生唱）我再用马鞭儿破血杀虫，战两合又使动虫火相攻。（白）小子们，

（卒云）有！

（正生白）叫小子可与我点起苍术，休叫他蛇蚤风❷往外逃出！再与我架起那苏木香火，定治他那血滞也难躲脱。我再用夏枯草散血痛破，刹时间❷狼烟起好火好火，定叫这草寇死尽难逃脱。

（净唱）只说我姜黄将破郁甚猛，谁知道落圈套竟不能行。

（副净唱）有秦艽我正在攻风逐水，不提防威灵仙他使奇能。

（净唱）少不得寻郁金心气速行，咱再找那天麻救我搐惊❷。

（**正生白**）休叫走了！（**唱**）赶上你取全蝎除尽邪风。这贼寇都被我杀散逃生。（**白**）小子们回营去各自安宁。（**齐下**）。

（**丑上白**）好战！好战！骇的我一身冷汗。好杀！好杀！骇的我满身疙瘩。㉙好藏，好藏，叫我有点脱肛！怪不得㉚马齿苋说威灵仙神通广大，果然是真！叫我有些精滑，只得去寻故纸，先要治他。（**下**）。

⊙卷五终

校 注

❶威灵仙温村演武：《群英会》第五回回目为"威灵仙温村显武"。

❷正生扮作威灵仙上，引：原文为"正生白"，据《群英会》改。

❸镇守温村那一带地方："那一带"原文作"那代"。

❹明目除风：原文"目"作"日"。

❺阳起石暖肾宫阴痿即起：《本经》：阳起石"主崩中漏下，破子脏中血……无子，阴痿不起"。

❻末扮作槟榔上引：原文为"槟榔上引"，据《群英会》补。

❼正旦扮作紫石英上引：原文为"正旦上引"，据《群英会》补。

❽有人若害血崩病："害病"即得病、生病。

❾小旦扮作刘寄奴上引：原文为"小旦上引"，据《群英会》补。

❿百般武艺还数我："数我"，原文作"属我"。

⓫故请二位夫人出来商议：原文为"因此故请二位夫人出来商议"。

⓬愠㬂：愠，音yǔn。㬂，音huàn。愠㬂，即郁结不畅。

⓭豌豆：《本草纲目》引陈藏器曰："治寒热热中，除吐逆，止泄痢澼下，利小便，腹胀满。"

⓮黄门：古代官府名，此借指黄芪的府第。

⓯把这草寇绑拿来此：原文"绑"作"梆"。

⓰待我将身躲在一旁：原文"待"作"代"，"旁"作"傍"。

157

⓱ 龙肝：即伏龙肝，亦名灶心土。

⓲ 虚羸：原文误作"虚嬴"。

⓳ 草薢：原文作"萆薢"。

⓴ 马蔺花：原文作"马兰花"。马蔺花，当指马蔺子，即蠡实。《本草纲目》："治小腹疝痛，腹内冷积，水痢诸病。"

㉑ 净扮作姜黄上：原文缺"净扮作姜黄上"，下文"副净扮作秦艽上"原文亦缺，均据《群英会》补。

㉒ 你若心腹疼，下气寻老爷：原文作"你若心血疼，下来寻老爷"。《新修本草》：姜黄"主心腹结积，疰忤，下气，破血，除风热，消痈肿"。

㉓ 口齿很硬：原文"很"作"恨"。

㉔ 正生唱：自"净扮作姜黄上"以下，与《群英会》、《药会图》比照，本情节脱误甚多，以致往来对话主客不明。为疏通文义，仅据上述两剧，将不可缺少的文字加以移充。下文"相战，净唱"、"正生唱"、"齐下"均据此补。

㉕ 这狗才也倒食狗宝堪治：原文为"这狗材治倒食狗宝堪治"，据《群英会》改。

㉖ 虼蚤风：虼，音gè，虼蚤，即跳蚤。《本草纲目》治脐虫怪病引夏子益奇疾方云："腹中如铁石，脐中水出，旋即作虫行，绕身匝痒难忍，拨扫不尽，用苍术浓煎汤浴之。仍以苍术末，入麝香少许，水调服。"疑即此。

㉗ 刹时间：原文误作"杀时间"。

㉘ 咱再找那天麻救我搐惊："找"原文误作"我"。

㉙ 疙瘩：原文作"圪塔"。

㉚ 怪不得：原文作"怪不道"。

［第六回　红娘子家贫卖药］❶

　　（女丑扮作红娘子上引）❷当家终日在外，❸没有钱儿买菜。拿上几样子药，且到医家去卖❹。就是男儿回来，大料不碍不碍。（白）奴乃红娘子是也。当家每日在外采药，家中没有一文钱买菜，孩子也没裤子穿，他也不管。我今拿几样药材，去到黄医生那里去卖，得了几文钱，买他几尺布，好与孩子做条裤子。剩几百钱买菜配做饭。就是男儿回来，奴家怕他扯旦。

（丑白） 我今到此，受了许多惊怕。来请黄医生，又不知他在家没有。只得在此问人一问。呀！那边来了一位娘子，不免上前一问。这位娘子，❺你往哪里去？

（女丑白） 嗳呀！我那儿呀，你问老娘的么？

（丑白）你看这个婆娘，我还没有要他，他倒骂起我来了。❻你今说我是你儿么？我说你倒是我……

（女丑❼白） 我是你什么？

（丑白） 是我一口人。

（女丑❼白） 好个贱小烧灰的！只有老娘骂人，哪有敢骂老娘的！你若是惹下老娘，定要与你青风藤，还要与你些石楠藤。（唱） 定治你浑身冷腰膝风症。

（丑白） 青风藤、石楠藤，他是什么？

（女丑白） 是药材，他能除风。

（丑白） 哪里有这药材？

（女丑白） 我家男人终日在外刨采药材❽，什么药材没有的！

（丑白） 你家男人会刨药，送到你家中，你敢会晒？ ❾

（女丑白） 你这个小烧灰的！又使奸巧骂老娘哩么❿？

（丑白） 我说你晒药材的，哪个骂你？

（女丑白） 你说晒药材就罢了。（唱） 你若是骂老娘，就该脱肛，拿药刀割鳖头治你贼羔。

（丑白） 做生意人要和颜悦色，看你那光景！ ⓫

（女丑白） 你指望想买我药材么？ ⓬

（丑白）你那篮内是什么药？我正要买药。❸

（女丑白）我看你不像医生，买药做什么？

（丑白）我虽不是医生，俗话说穷汉吃药，富汉还钱。

（女丑白）你可是白吃药的么？

（丑白）不是白吃，是没有钱。

（女丑白）既没钱，何不吃那不用钱的药？

（丑白）什么药不使钱？

（女丑白）你听我道来。（唱）你吃那人中黄信毒能平，你再吃人中白口疮止疼。白丁香你吃了治疗痔痈，还有那两头尖发汗除风。有童便能滋阴去火最灵，五灵脂和血脉顺气止疼。蜣螂名铁甲军大便能通，粪蛆虫通肠结也能消膨。

（丑白）你这个人叫我净吃屎喝尿的么？

（女丑白）你不吃屎喝尿，哪有药叫你白吃不成么！

（丑白）这些药你自己吃吧。只是我今有些肾虚，心想吃付补药才好。

（女丑白）我倒有一样，❹只怕没人叫你吃。

（丑白）是什么药？

（女丑唱）老娘奶叫人乳补益肾宫。

（丑唱）把你这稀乳汁叫我吃，行。

（女丑唱）你不是老娘的亲生儿子，要想吃老娘乳，万万不能！

（丑白）我不买你那篮内药，我要你那身上带的药哩。

（女丑白）老娘身上带来许多的药，只要你有钱。

（丑白）把你身上带来的药，说来我听。

（**女丑唱**） 头戴着这红花破血通经，脸上搽官粉儿破癥杀虫。耳边带石榴坠止痢涩精，鬓上带玉针花止呕定惊。

（**丑白**） 我看你头发乌鸦黑，脸上官粉搽，头顶上插玉针花，石榴坠耳边挂，好像那牡牛犊，两只角在头上插。身材倒也好，就是脚太大。

（**女丑白**） 好贼小该杀的，**⑮**谁敢说老娘脚大！你就敢说老娘的脚大不成！

（**丑白**） 脚大福也大，陈谷烂芝麻。（**唱**） 黑芝麻乌头发也能消膨，打成油熬膏药又能止疼。

（**老生扮作东瓜上引**）**⑯**老汉善解烦躁，忽听街上吵闹。手提拐杖出外，门前且问一遭。（**白**） 老汉东瓜是也。嗳呀，你俩干什么事哩？

（**丑白**） 我去请黄医生，他拦住骂我。

（**女丑白**） 我去黄医生家卖药，他为何拦住骂我！

（**老生白**） 你两个原是一路鬼。我且问你，他骂你什么？

（**女丑白**） 他说我……

（**老生白**） 他说你什么？

（**女丑白**） 他说我脚大！

（**老生白**） 他说你脚大，你就到他家再缠一缠。

（**女丑白**） 人说你是老东瓜，我看你是一个老南瓜。**⑰**

（**老生唱**） 你若是遇东瓜小水能通，再若是遇南瓜热病重兴。倒不如用猴头软你脚胫，缠小脚省人说足大面肿。

（**女丑白**） 我看你真也是个混帐鬼！我只说你可替我说两句好话，谁知东瓜也是来取笑**⑱**人了！

（**老生白**） 俗话说：根深那怕狂风摆，身正何嫌影儿歪。（**唱**） 你的脚论起来也不甚大，说长的也不过像个王瓜。看粗的也好像是个西瓜，那夏天解暑热何能少他。看你身也好像癞肚虾蟆，取蟾酥**⑲**治恶疮无他不下。我劝你去热火与我梨罢，何用你

161

多芫荽痘症生发。

（**女丑白**）我从来没有受过这号圪囊气❷⓪，罢了。

（**丑白**）我问你老人家，那黄医生可是在家没有？

（**老生白**）那黄医生原是我邻家，闻听出外看病，但不知往哪里去了。

（**丑白**）既是这样说法，我等一会儿㉑再来罢。

（**老生唱**）我且去拔茄根洗咱脚疼。（**同下**㉒）

⊙卷六终

校 注

❶红娘子家贫卖药：《群英会》第六回回目为"街前戏耍红娘子"。

❷女丑扮作红娘子上引：原文仅为"女丑上引"，据《群英会》补。又，红娘子在《群英会》《药会图》中均为"丑旦"。

❸当家终日在外：原文"终"作"中"，据《群英会》改。

❹且到医家去卖：原文"且"作"旦"，据《群英会》改。

❺这位娘子：原文无"子"，《群英会》作："那娘子，往哪里去？"

❻他倒骂起我来了：原文"倒"作"到"，下一句"我说你倒是我……"亦同。

❼女丑：此二处原文均作"女旦"，据前后文改。

❽刨采药材：原文"刨"作"抱"，下句"刨"亦同，均改。

❾你敢会晒：原文"敢"作"赶"。

❿骂老娘哩么：原文"哩"作"裡"，下句"你那身上带的药哩"、"干什么事哩"，同此。

⓫看你那光景：原文为"你没想到什么光景了"。据《群英会》改。

⓬想买我药材么：原文"材"误作"村"。

⓭我正要买药：原文作"我正买药的"，据《群英会》改。"篮"，原文作"蓝"。

⓮我倒有一样：原文"倒"作"道"，下句"身材倒也好"，同此"道"。

⓯好贼小该杀的：原文缺"该"。

⓰老生扮作东瓜上引：原文仅"老生白"，据《群英会》补。

⓱我看你是一个老南瓜：原文"我"字下无"看你"二字，《群英会》作"我看你倒是老南瓜"

⓲取笑：原文作"趣耍"。

⓳蟾酥：原文作"蝉酥"。

⓴这号圪囊气：原文作"这号汔瀼气"，据《群英会》改。"圪囊气"，即窝囊气。

㉑等一会儿：原文"会"作"回"。

㉒同下：原文"下"字上无"同"。

[第七回　石决明大战海桐皮]❶

（**黑生扮作石决明上引**）❷终日在深山，两眼如巨川❸，有人来寻我，定与他平肝。（**白**）我乃平山大王石决明是也。我在深山居住日久，得了日精月华，成些气候。举凡精邪无不依附，❹因此拜俺为王。（**唱**）头戴着莪术冠❺破积通经，身穿着蒲黄袍补血止崩。睁一睁龙眼肉❻归脾宁心，咬一咬龙齿儿肌肉即生。❼（**白**）小子们!

（**众白**）有!

（**黑生唱**）石龙子除热淋破血益精，石斛儿壮筋骨益肾惊定，石南叶我女儿也能除风。收来的木贼儿他也甚精，退云翳破积聚仍止月经。（**白**）我今日身带虚烦，叫木贼过来!

（**丑作木贼上白**）❽有!

（**黑生唱**）你快去寻牛乳补我虚羸。❾

（**木丑白**）❿是!（**走白**）大王叫我与他寻牛乳，哪里有牛乳呀!（**唱**）少不得偷一牛暂且应承。

163

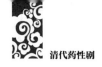

（**黑生唱**） 石龙子除热淋破血有功，石燕儿能催产预知起风，石斛儿壮筋骨未见回程，木贼儿寻牛乳我且暂等。（**白**）小子们！

（**众白**）有！

（**黑生白**）你们在此，木贼回来禀我得知。

（**众白**）是。

（**木丑白**）我今偷一牛，正好乳汁流，牵来见大王，虚病不用愁。（**又白**） 不觉来在门首，谁在这里？

（**众卒白**）做什么的？

（**木丑白**） 禀与大王，就说木贼回来要见。

（**众卒报**）木贼回来禀见大王！

（**黑生白**）叫他进来！

（**木丑白**）大王在上，小人将牛牵来，正好接乳。

（**黑生白**）你回来了？真算精能有用。你可将牛拴在一旁❶，下去歇息吧。（**黑生白**）请你奶奶出来讲话。

（**卒白**）有请奶奶！

（**正旦扮作密蒙花上引**）❷我乃密蒙花❸，明目是不差。睛盲并云翳，❹想除须用咱。（**白**）我乃密蒙花是也。正在小房独坐，忽听大王有请，只得上前去见。大王在上，贱妾有礼。

（**黑生白**）免礼。夫人请坐。

（**正旦白**）大王将奴唤来，有何话说？

（**黑生唱**）夫人哪晓：木贼儿牵一牛现在门外，与为王补虚损牛肉可待。现拴在松枝上可医疗癫，吃松子能充饥不用果菜。

（**正旦唱**）这木贼近日里着实难央❺，我前日有这些阴蚀疮痔，叫他寻羊蹄菜他不答腔。（白） 我前日下乳，叫他买黄牛鼻子❶，或是王不留就芸薹❶、芋头，无论那样也无不可，他偏买上茄子来，❶我说他几句，他就像个怀胎婆娘，吃了兔肉，把孩子嘴唇破了，合不住口。❶他心中不愿听，即刻装起头疼来。❷我今看这牛定是他偷来的。

（**黑生白**） 正是偷的。

（**正旦白**） 这牛喂不得，❶倘若有人认得，岂不叫人论咱嘴歪眼斜。❷（唱） 倒不如❷黑铅出止呕反胃，若用了熟枣仁治你不寐。

（**黑生白**） 夫人说的是，❷这木贼既然将牛偷来，不如杀了免露形迹为妙。

（**正旦唱**） 那白花遇蜈蚣复胎最重❷，那乌梢花蕊石金疮可定。有麻油善解毒能治百病，用参茯补虚损还请医生。

（**黑生白**） 既如此说，叫木贼替我请医去罢。木贼在哪里？

（**木丑白**）我今心内烦躁，且去石板上睡觉。寒水石解热去燥，井泉石除翳最妙。根风石❷善养丹田，玄精石头疼最要。麟儿石❷能治疮毒，石燕儿产难最妙。昨日偷来一牛，今日又是胡闹胡闹。大王在上，小人来到。

（**黑生白**） 我叫你往温村请黄医生去！

（**木丑白**）大王不知，小人昨日水肿，我去请他，他不在家。我就偷了他一件衣服，水肿即时消了。

（**黑生白**） 什么衣服？

（**木丑白**） 就是那大腹皮，能消水肿。

（**黑生白**） 胡说！你可快去将他请来为是。

（**木丑白**） 如今就去。

（**黑生唱**） 我素日爱远志能安心血。

（**正旦唱**） 用木通杀水性拿刀去切。

（**小生扮石斛上引**）❷手执三棱破积块，腰系海带瘿瘤败。（白）我乃石斛是也。

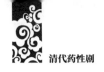

父王命我寻南叶㉙姐姐，只得前去一遭。姐姐从那里回来了。

（小旦扮石南叶上唱）㉚我适才寻山楂㉛消我胀膨，遇见了黄医生在咱山东。

（小生白） 平胃有奇异，㉜补虚益脚气，奔走如骏马，风来似风去。（唱） 我今日使本领驾起黄风，咱俩个离此处速回家中。

（正生扮作黄芪上引）㉝蚖斑水蛭及虻虫，㉞乌头附子配天雄。野葛水银并巴豆，牛膝薏米与蜈蚣。三棱芫花代赭麝，㉟大戟蝉蜕黄雌雄。牙硝丹桂共槐花，牵牛皂角半夏同。南星通草与瞿麦，干姜桃仁合硇砂㊱。干漆蟹爪同地胆，若有妊娠不用他。㊲（白） 俺乃黄芪是也。每日在外看病，今天看有一孕妇人，只得小心用药。（唱）治妊娠必定要先知忌禁，假若是误用了损胎伤心。正走路忽然间大风来了，心又乱神又昏看地不清㊳。

（栀丑白）㊴好大风！好大风！（唱）刮的我山栀子心神不宁。（丑遇黄芪，问白）那不是黄医生么？

（正生白） 你在这里为何？

（栀丑唱）我主人甘国老叫我来请，请先生到甘府去看病症，我盼望黄先生甘府一行。

（正生唱） 前日里威灵仙曾对我讲，甘国老身有病不能起床。自听罢我乘便就去看望，他乃是因潮磁滞气所伤。用乌药顺气饮一服即良，这几日病痊愈大料无妨。

（木丑上前扯黄芪介）㊵来的好来的妙 ，刚好刚好。㊶石大王也叫我来请先生，速跟我到石府去看病症。

（栀丑白）这才是遭他娘的瘟了，㊷我才见黄先生，话没说完，又被他拉的去了！少不得我再到石大王府前等候。

（小生唱）我今日驾黄风天昏地暗，叫姐姐你随我去见父亲。

（黑生正旦同唱）听风响想必是孩儿回程。咱两个携南叶㊸且到大庭。

（小旦小生同白）爹娘在上，孩儿有礼。

（黑生白） 我儿回来了？

（**生旦同白**）孩儿回来了。

（**副生扮石龙子上白**）❶大庭忽然热闹，必是我姐姐回来了。姐姐回来了，愚弟有礼。

（**小旦白**）兄弟免礼。

（**黑生唱**）我昨日命木贼去请医生，到今日这时候未见回程。

（**木丑白**）不觉来到门首，先生少停，待我去禀。❺有禀大王得知，医生来也！

（**黑生白**）你们回避，待我前去迎接。我看先生哪里？先生请了！

（**正生白**）大王一向纳福❻。

（**黑生白**）承问了。先生近可安好？

（**正生白**）谢问。

（**黑生白**）拿酒来！（**木丑上酒介，黑生白**）❼先生请酒。

（**正生白**）请。

（**木丑报**）有禀大王得知，边庭海桐皮反了！

（**黑生白**）海桐皮他在大王以下，大王在他之上，焉敢造反，夺我边界！不妨下去再探。

（**木丑白**）是。

（**黑生白**）先生请酒。

（**正生白**）酒用多了。

（**黑生白**）请先生后庭看脉去罢。（**同下**）。

（**红生扮海桐上引**）❽平生武艺最多能，疥癣久痢及牙疼，世间虽有霍乱在，❾谁人敢犯我海桐。（**白**）我乃海桐是也。我原居住海南，今在雷州为王。想石决明他为上，俺为下，年年与他纳贡。今他不行正道，善使木贼偷窃百姓，❺叫人可恼。我儿海粉❺，

167

我女海金沙，各有精能，不免唤他出来，再使鱼鳖龟虾攻他一阵，有何不可！吾儿哪里？

（**小生扮作海粉上白**）㊾我乃海粉是也。

（**小旦扮作海金沙上引**）㊿奴乃日中收㊿，寒火我能救。纵有膀胱火，㊿我到也不愁。
（白）奴乃海金沙是也。忽听父亲唤，同我哥哥去见。父亲在上，孩儿一同拜见。

（**红生白**）我儿哪晓：今有石决明不行正道，咱父子可领鱼鳖龟虾，攻他一阵，好与百姓除害。军中传令，水中英雄来见！

（**中军白**）海桐大王有令，水中英雄来见。

（**众上白**）大王在上，小人叩头。

（**红生白**）各带兵器，随营听用，即日起营。

（**众应**）得令！

（**红生唱**）石决明他今日不行正道，我定要商陆儿平灭一遭。

（**黑生白**）你为何不守你职，犯我边界！

（**红生白**）你今不改，屡用木贼偷盗百姓，因此我来平你！（唱）我看你是贯众要除脏毒。

（**黑生白**）竟敢如此野蛮无礼！（唱）你今日楮实㊿来治我肾经。若要是有热毒还用大青㊿。石斛儿使铁器打我心惊。

（**正旦白**）你且回去歇息，待我用计擒他！

（**黑生白**）用何妙计？

（**正旦白**）叫木贼挑一陷坑，上蒙浮土。㊿

（**木丑白**）尊令。

（**红生唱**）我只把石决明打了一鞭，他成了败将军怎敢向前。众士卒回营去㊿暂且休息，到明日再寻他攻他不难。

（众卒白）尊令。

（**老生扮作天南星上引**）⑩终日投姜浴身体，⑪素配牛胆却痰疾。破伤急惊皆可治，中风搐搦我能医。（白）我乃天南星是也。我想往日平定之时，民间收些细米温胃和中，打些赤小豆利水消肿，摘些豆果可作酸浆除烦通淋，喂几个猪苓儿利水除湿⑫。到年节宰个把猪，把蹄汤下乳汁，猪腰补肾虚，猪肝治雀目，猪心定心气。哪些不好，到今日消面食寻麦芽也都没有，其穷如此，可怜人也。（唱）甘国老病体好也该启奏，速开仓仓谷米能开胃口。我今日奉敕旨下凡打救，命茯神平山海大功成就。忽听说石与海两家争斗，扰黎民不安宁那论夜昼。无奈何变白翁骨节疼痛，坐在了青石上热毒自消。等栀子他到来速报国老，请敕旨早平定其功不小。

（**栀丑白**）好战好战！骇的我一身冷汗！好杀好杀！骇的我浑身疙瘩⑬。前面坐了一个白头翁，待我上前问他一问。这位老人家，我这里作揖了！⑭

（**老生白**）施礼为何？⑮

（**栀丑白**）你曾见黄医生设有？

（**老生白**）你是山栀子么？

（**栀丑白**）正是。

（**老生白**）你主人甘国老病早安好，你当急急回府报与国老：石决明、海桐皮两家争斗。快速请旨意平定方好。

（**栀丑白**）你是个神仙么？不然你为何知道这样清楚？⑯

（**老生白**）不必多言。你主人叫你请医，就该速来，如何来的太慢了？你主人要将你赶出府去不用。我今叫你回报国老，再付你书札⑰一封，乞国老把你收留将功折罪。快去，快去！还要回报我知。

（**栀丑白**）是。（唱）我今日听翁言心惊目乱，急报与国老知岂敢有慢。

（**老生唱**）命栀子报国老自有定见，我在此等回音好平祸乱。

⊙卷七终

校　注

❶石决明大战海桐皮：《群英会》本第七回回目为"石决明平地战海桐"。

❷黑生扮作石决明上引：此句原文缺，据《群英会》补。

❸两眼如巨川：巨川，大河。两眼如巨川，喻目力强，典出《尚书·说命上》。

❹举凡精邪无不依附：举凡，指所有的，全部。精邪，原文作"精气"，据《群英会》改。

❺头戴着莪术冠：戴，原文作"带"，据《群英会》改。

❻龙眼肉：《群英会》作"龙眼儿"。

❼咬一咬龙齿儿肌肉即生：龙齿儿，亦名龙牙，古代多种大型哺乳动物牙齿骨骼化石。《本草纲目》载，龙齿"镇心，安魂魄"。"肌肉即生"，《群英会》作"大家安魂"。

❽丑作木贼上白：原文缺，据《群英会》补。

❾补我虚赢：原文"赢"作"嬴"。

❿木丑白：原文为"丑白"，据《群英会》补，下同。

⓫将牛拴在一旁：原文"旁"作"傍"。

⓬正旦扮作密蒙花上引：原文为"正旦上引"，据《群英会》补。

⓭密蒙花：原文"密"作"蜜"。

⓮睛盲并云翳：原文"盲"作"肓"。

⓯着实难央：央，求、恳请。

⓰黄牛鼻子：《本草纲目》引陈藏器："治妇人无乳，作羹食之，不过两日，乳下无限……"

⓱王不留就芸薹：原文"薹"作"苔"。就：伴随，同用。俗语。

⓲他偏买上茄子来：《本草纲目》载："茄性寒利，多食必腹痛下利，女人能伤子宫也。"

⓳合不住口：《本草纲目》引陶弘景云："兔肉为羹，益人。妊娠不可食，令子缺唇。"此说不足为据。

⓴即刻装起头疼来：原文"装"作"粧"。

㉑这牛喂不得："喂"，饲养。

㉒叫人论咱嘴歪眼斜：《群英会》作"叫人看你口眼歪斜"。

㉓倒不如：原文"倒"作"道"。

㉔夫人说的是：原文为"夫人说"。

㉕复胎最重：《群英会》作"胎动将坠"。《名医别录》：蜈蚣"堕胎"。

㉖根风石：《群英会》作"镇风石"。

㉗鳞儿石：《群英会》作"石麟儿"。

㉘小生扮石斛上引：原文为"小生上引"，据《群英会》补。

㉙南叶：指石南叶。

㉚小旦扮石南叶上唱：原文仅"小旦唱"，据《群英会》补。

㉛山楂：原文作"山查"。

㉜平胃有奇异：《群英会》作"平胃有奇能"。

㉝正生扮作黄芪上引：原文为"黄芪上引"，据《群英会》补。

㉞蚖斑水蛭及虻虫：原文作"蚖斑水蛭及盲虫"。蚖斑，即蚖青与斑蝥。

㉟三棱莪花代赭麝：原文为"三棱莪花代赭石"，据通行的妊娠禁忌歌改为"三棱莪花代赭麝"。

㊱硇砂：原文误作"硼砂"。

㊲若有妊娠不用他：以上为妊娠禁忌歌。比通行的妊娠禁忌歌，最后缺茅根与䗪虫两药。

㊳看地不清：《群英会》作"路看不清"。

㊴栀丑白：原文为"丑白"，为与下文木贼相区别，故据《群英会》补"栀"字。"丑遇黄芪，问白"：原文为"丑白"，据《群英会》补，下同此。

㊵木丑上前扯黄芪介：此句原文缺，据《群英会》补。

㊶来的好来的妙，刚好刚好：原文为"来的好来的妙，岗岗甚幸"，语意欠明，今据上下文意改。

㊷遭他娘的瘟了：原文"遭"作"造"。

㊸携南叶：原文作"挟南叶"，据《群英会》改。

㊹付生扮石龙子上白：原文仅"付生白"，今据上文"石龙子除热淋破血益精，石

斛儿壮筋骨益肾惊定，石南叶我女儿也能除风"补。

❹ 待我去禀："待"原文作"代'，下文"待我用计擒他"同此。

❻ 纳福：古人问候语，犹"得福"、"吉祥"。

❼ 木丑上酒介，黑生白：原文缺，据《群英会》补。

❽ 红生扮海桐上引：原文为"红生上引"，据《群英会》补。

❾ 世间虽有霍乱在：原文"霍乱"作"霍香"。《开宝本草》：海桐皮"主霍乱中恶，赤白久痢……"。

❺⓪ 偷窃百姓：原文"窃"作"取"。

❺❶ 海粉：即海蛤粉。

❺❷ 小生扮作海粉上白：原文为"生白"，据《群英会》补。

❺❸ 小旦扮作海金沙上引：原文为"旦上引"，据《群英会》补。

❺❹ 日中收：《本草纲目》引宋掌禹锡：海金沙"七月收其全科，于日中暴之，小干"，故文中有"奴要日中收"之语。"科"同"棵"。

❺❺ 纵有膀胱火："纵"原文作"总"。

❺❻ 楮实：原文作"褚实"。

❺❼ 大青：指大青叶。

❺❽ 挑一陷坑，上蒙浮土："挑"，挖，刨。"蒙"，盖，铺。

❺❾ 众士卒回营去："营"，原文作"官"。

❻⓪ 老生扮作天南星上引：原文作"老生上引"，据《群英会》补。

❻❶ 终日投姜浴身体：原文作"终日投江治身体"，据《群英会》改。

❻❷ 利水除湿：原文误作"利水除温"。

❻❸ 疙瘩：原文误作"圪塔"。

❻❹ 我这里作揖了："里"原文作"礼"。

❻❺ 施礼为何："施"原文作"使"。

❻❻ 不然你为何知道这样清楚：原文"你"下缺"为"，"清楚"作"清白"。

❻书札：原文作"书子"。

［第八回　白茯神宫前平乱］❶

（**副生扮作白茯神上，唱**）❷白茯神定惊悸安神最灵，奉天命平山河百姓安宁。（**白**）俺乃白茯神是也。吾见百姓不安，必该设❸法平定方好。

（**老生扮作天南星上，唱**）❹天南星奉敕旨不敢稍停，见茯神我与他解说分明。

（**小生扮茯苓上报**）　天南星来到门首。

（**副生唱**）❺一听说南星到急忙去迎，南星翁来到此有何事情？（**白**）请坐。

（**老生白**）　我奉玉皇敕旨前来，白茯神上前听旨！诏曰：石决明与海桐皮两下战争，黎民无故涂炭。钦命尔白茯神前去和解，以平定山河，❻勿违朕意。钦哉用命！

（**副生白**）　谢恩！

（**老生白**）　吾前为此曾命栀子急报国老得知，请旨定夺。栀子回报，言说国老业经启❼奏，旨命二苓与他两家和解，❽结为姻亲。如有不从，皆以违旨问罪。又差大黄将军，领定槟榔大杀瘴气，贯众将脏毒尽行平灭，勿致后悔。你可赶快尽心办理，吾当回去缴旨，就此告辞了。

（**副生白**）　奉送。

（**老生白**）　请了。

（**副生唱**）　我只得奉敕旨与他解和，解劝他结姻缘不动干戈。

（**小生扮石斛上，唱**）❾我今日奉父命营前来战。

（**副丑扮木贼上，唱**）❿他虽胜我心内全不惊焉。

（**小生唱**）你莫要到那里信口胡说！

（**木丑唱**）我只说挑陷坑❶要将他陷。

（**小生白**）胡说！这是咱的一计，如何肯告他说！

（**木丑白**）我告他说，他管不杀我。❷

（**小生白**）胡诌！你快回去罢。

（**木丑唱**）我回去拿住你，谁将信通？

（**小生白**）依你说，这是去不得了？❸

（**木丑白**）小将军，我却有个窍儿。

（**小生白**）什么窍儿？

（**木丑白**）我到那里，就说投降来了，他必然使那鱼鳖虾蟹出营，（**唱**）使鳖精合鳖甲治他骨蒸，使鱼精治胎胀利水消肿。使龟精揭龟板滋他阴宫，使蟹精蟹爪甲破血通经。（**白**）咱把他爪甲尽行去了，难道说，他再往海上寻除风的鳝鱼么？

（**小生白**）我只怕他逃去，不能报那一鞭之仇。

（**木丑白**）他就是去恶涩脱肛的五倍子也要报仇！

（**小生白**）目下到了，要仔细些！

（**木丑白**）谁在这里？我是来投降的！

（**鱼精白**）既是投降，进去见大王！

（**木丑白**）是我小将军要投降哩❹！

（**红生**❺**白**）我儿海粉上帐！方才报到辕门外有人投降，我儿前去看个端的！

（**副生白**）是谁投降？报上来！

（**小生白**）哪个投降？是交战的！

（**副生唱**）你两个小茅贼，竟敢胡说，捉住你剪茅根，治你吐血。

（**木丑唱**） 我只说是橄榄生津止渴，谁知道诳❶我的是个蚕蛾，骇的我阴阳汤裤裆一过。

（**小生唱**） 休说你是海粉咳嗽来到，治聋的海螵蛸我也不饶，下狼毒有松枝腋臭可扫。

（**副生唱**） 石斛儿说大话你休走了，紧防我用松枝治你臭眼！哪怕你劳火盛上到景天。（**落坑**）呀！不好，我今日带崩漏落到地榆。❶

（**小生唱**） 叫木贼，用昆布绑上来治我水肿。

（**木丑唱**） 捆住你好像那松针粪虫，能明目退云翳也有使用。绑住你见大王哪肯放松，打上你三七下血不归经。

（**黑生唱**） 你父亲打的我浑身害疼❶，用妙计我将你落到陷坑。拿住你这萹蓄❶利水杀虫。惹了我急性子烂积破痈。

（**副生唱** ）那怕你剔骨酥用油炙煎，百药煎我还要治你疮脓。

（**黑生白**） 好硬嘴呀！（唱）你就是芋头子能利膀胱，泻胃火生津液须要柿霜。（**白**）小子们！把海粉推下斩首！

（**正旦白**） 这个孩子像貌堂堂，必定是个好小将，劝大王暂且留住。❶

（**黑生唱**） 我不是害癖疾，水红子要他何用？

（**小旦白**） 爹爹，杀不得。（唱）若杀了，他的父更风热，定要寄生。

（**黑生白**） 我暂且宽容你，饶了性命。孩子们！

（**卒白**） 有！

（**黑生白**） 你将他禁后营，休放逃生。

（**红生听说急上阵，骂唱**）❶这狼毒与班毛，要拿你破血通经。❶你今日来皂刺消你肿痈❶，明眼目定拿你落草决明。

（**木丑白**） 禀大王，海桐骂阵来了！

（**黑生唱**） 那是个大风子❷，理他何用？

（**木丑唱**） 我看是真潮脑怒气冲冲，❷（**白**） 大王该去迎敌！

（**黑生白**） 去不得！

（**木丑唱**） 你今日染风湿萎蕤特甚，害肿疼怕苦杖白蜡别人。❷

（**红生唱**） 快将我海粉儿速送出营，若迟了土蜂窝治你头疼。

（**木丑白**） 人家在外骂哩！你快去壮筋力黑豆不停，❷捉住他去翳膜打他空青。

（**红生唱**） 假投降陷我儿你用伪计，这木贼也是那秦人❷无义。洗洗眼添精神揭你秦皮。

（**小生唱**） 你莫要吃紫葳❷治你崩中，惹下我用蝼蛄水肿消清。

（**红生唱**） 小娃子❸补虚损美馔堪用，挟萹蓄要治你小儿蛔虫。❸

（**小生唱**） 我今日吃饴糖敛汗健中。拿住你当红铅补我虚羸❸。

（**木丑唱**） 大王爷如鱼鳔大力不通❸，小将军虽骨壮杨梅肿疼。

（**红生回营，唱**）❸你这个山萸儿还是张精，❸我且用皂刺角治你吐红。❸再用那，百草霜治你血崩，元胡索绊❸住你那里逃生！（**唱**） 把石斛绑营门乱箭串胸。

（**小旦白**） 爹爹射不得！

（**红生白**） 如何射不得？

（**小旦白**） 我哥现在他营，爹爹害了他，我哥哥怎么得活？

（**红生白**） 这该怎样？

（**小旦白**） 不如以礼待他，他父闻知，必然感激❸，将我哥哥送回，也是有的。

（**红生白**） 他与咱对敌，如何敢送？

（**小旦白**） 久闻密蒙花最是明理❸，必定劝他丈夫投顺与咱，也是有的。

（**红生白**）众卒们，把石斛解放下来，但❹以酒食待之，再往他营打听消息，你们要小心些！

（**卒白**）遵令。

（**老生扮作茯神上，唱**）❹白茯苓化痰涎助脾最灵，赤茯苓能利水破气有功。（**白**）我想石决明密蒙花，他两个原是光明殿中童男童女，一个叫铜青，一个叫铜绿，皆能明目。❹他又助兔屎，一名望月沙，可以明目去云翳。就把兔子杀了，要取兔脑子安排催生❹，因他不守规矩，贬下凡间。这石斛原是莲子脱生，❹也能治白浊遗精。石南叶又是莲蕊变化，他能治风寒湿痹。❹那木贼也是光明殿❹中拨眼金针，磨下针砂❹成精，也能治气郁呕酸，还能退积块。我又想那海桐，他是海边一株梧桐大树，因斩金河小龙，将汁沾树皮，又受日精月华，长出身来，成了精气，所以鱼鳖龟虾皆能驱使❹。那龙胆也是眼科要药。这海粉他是青盐变的，❹也能滋肾水。这海金沙是莲须变的，他也能滋阴补肾乌须。❺这几个真是世上浮云一般，❺不过发汗除风。❺我今正寻卷柏破癥瘕，腽肭脐疗惊狂，❺旱莲草乌发须。前奉有旨，召❺我平定山河，早安百姓。况南星翁亦言道，石决明与海桐交战，百姓不安，不免前去一看。（**唱**）我只得去两家把事解和，叫他们结姻缘不动干戈。（**白**）茯苓过来！今命你把那消软疮通噎嗝的梁上尘❺拂下，门扇后散风的壁钱❺莫动。再把那治虫的雷丸，开脾的黄药子，❺理肺的白药子，❺与滋肾补虚的秋石子，❺一概收住。我再发金牌两道，白茯苓你把石决明召来，赤茯苓亦把海桐皮召来。赶快各持金牌前去，快来！

（**白茯苓白**）❻石决明听诏，吾师白茯神奉旨诏你进见，勿得有误。

（**黑生白**）你且回禀，随后即到。

（**赤茯苓白**）海桐皮听诏，吾师白茯神❻奉敕旨诏你进见，勿得有误！

（**红生白**）你先回去，随后就到。（**唱**）一听说敕旨到胆战心惊，见茯神定心志随机应承❻。

（**黑红生同白**）你我同见茯神❻大仙。大仙在上，末将参拜！

（**茯神白**）二位将军免礼请坐。

（**黑红生同白**）谢坐。

（**茯神白**）我今奉命诏见汝等来，原为汝等各越职守，妄动干戈，徒致黎民均

不安宁。今后你俩不要胡吵胡闹，听我吩咐可也。（唱）论起来你两家做事颠倒，我今日奉敕旨与你和好。劝两家结姻亲永莫争闹，顺天意庇护人方为上高。哪一个不服从报与国老，请旨意灭满门定不恕饶。到那时定下罪谁人敢保，只落得后悔迟❺❹无有下稍。

（黑生唱）一听说结亲事喜气忽生，俺这里拜茯神叩谢恩情。大仙长举心意❺❺两全其美，我决明乐从了甘心赞成。❻❻

（红生唱）一听说奉敕旨叫成姻亲，拜茯神好恩意便依决明。

（茯神白）你两家既皆应允，就叫他们安排香案鼓乐，就此拜堂成亲，岂不是好么！

（黑生唱）今日间听大仙把话来讲，趁机会叫他们同拜花堂。自那日我中鞭筋骨受伤，过这时找土鳖熬膏无妨。

（木丑白）就叫那土鳖子来打鼓板罢！

（红生白）休要取笑。

（黑生白）鼓乐可齐备么？

（木丑白）齐备多时。

（黑生白）唤他们出来同拜天地！

（木丑白）你们都出来罢，要你们拜天地哩！

（卒白）请男贵人，女贵人出来同拜花堂！

（木丑唱）我今日见成亲也甚喜欢，咱两家从今后再不交战。

（红生唱）俺两家相和好结成姻缘，此事儿多亏了茯神老仙。

（黑生唱）俺今日蒙天佑结成良缘，从今后再不怕吃他一鞭。

（茯神唱）多亏了甘国老请旨讲和，命我劝结姻缘不动干戈。人有病天即生各种妙药，知药性对症候行医不错。

民国十九年岁次庚午仲冬之月　新刻药性巧合记终

校注

❶白茯神宫前平乱：《群英会》本第八回回目为"茯神和谐为媒证"。

❷副生扮作白茯神上：原文仅"茯神上"，据《群英会》补。

❸设：原文作"生"。

❹老生扮作天南星上，唱：原文缺，据《群英会》补。

❺副生唱：原文缺，据上下文补。

❻钦命尔白茯神前去和解，以平定山河：此处原文作"钦命尔白茯神前去解和，以慰山河平定"。

❼启：原文作"起"。

❽旨命二苓与他两家和解：二苓，指白茯苓、赤茯苓，此处当为"白茯神"。和解，原文作"解和"。

❾小生扮石斛上，唱：原文仅"小生唱"，据《群英会》补。

❿副丑扮木贼上，唱：原文仅"副丑唱"，据《群英会》补。又，"副"，原文作"付"，以下同。

⓫我只说挑陷坑：原文"说"作"得"，《群英会》此处为"到那里不说甚，只说挑坑"。

⓬他管不杀我：原文作"他光不杀我"。管，肯定。

⓭这是去不得了：原文为"这你去不得了"。

⓮哩：原文作"裏"。

⓯红生：原文为"黑生"，据上下文改。

⓰诳：原文作"逛"。

⓱（落坑）呀！不好，我今日带崩漏落到地榆：原文为"呀！不好，带崩漏到地头榆"，据《群英会》改。地榆，谐音"地狱"。

⓲害疼：疼痛。晋方言中有"害病"、"害怕"等用法。"害病"，谓生病、得病，"害怕"意即"怕"，"害"，亦有"怕"义，下文之"害肿疼"用法同。

⓳萹蓄：原文作"扁畜"。

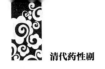

⓴劝大王暂且留住：原文无"劝大王"三字，据《群英会》补。

㉑红生听说急上阵，骂唱：原文为"红生唱"，据《群英会》补。

㉒这狼毒与班毛，要拿你破血通经：此句《群英会》作"好一个狼毒心，这班毛贼，定拿你利水道，破血通经"。班毛：隐含"斑蝥"。《名医别录》：斑蝥"（治）血积，伤人肌，治疥癣，堕胎。"《本草纲目》引甄权："治瘰疬，通利水道。"

㉓你今日来皂刺消你肿痛：皂刺，谐音"造次"，谓行事轻率、鲁莽。

㉔大风子：原文"风"作"枫"。《本草纲目》：大风子"主风癣疥癞，杨梅诸疮，攻毒杀虫。"大风子，谐音"大疯子"。

㉕我看是真潮脑怒气冲冲：此句《群英会》作"你看他有些朝老气，脸上怒冲冲的"。

㉖害肿疼怕苔杖白蜡别人：《群英会》此句作"你今日染风湿大痹弱着实萎蕤，害肿疼怕打仗白蜡别人"。白蜡，《名医别录》："疗久泄澼后重见白脓，补绝伤，利小儿。久服，轻身不饥。"这里谐音"白赖"，有无故推委、拉别人顶替之意。"萎蕤特甚"，原文作"萎蕤恃甚"。

㉗黑豆不停：《群英会》作"哪怕黑豆"。黑豆，据《本草纲目》"服食大豆，令人长肌肤，益颜色，填骨髓，加气力"。此处黑豆谐音"黑斗"，谓与对方打斗。

㉘秦人：指下句之"秦皮"。《名医别录》："可作洗目汤。"

㉙紫葳：即凌霄花，《神农本草经》："（主治）妇人产乳余疾，崩中，癥瘕血闭，寒热羸瘦，养胎。"

㉚小娃子：原文误作"小桂子"，据《群英会》改。"娃"，此处谐音"蛙"，即田鸡。明陈嘉谟《本草蒙荃》："（蛙）馔食，调疳瘦，补虚损，尤宜产妇。"

㉛挟萹蓄要治你小儿蛔虫：原文为"挟扁畜要治你小儿肚虫"，据《群英会》改。据《本草纲目》引甄权："（萹蓄）煮汁饮小儿，疗蛔虫有验。"

㉜虚羸：原文误作"虚嬴"。

㉝大力不通：《群英会》作"动也不动"。据《本草纲目》载，鱼鳔"烧灰，傅阴疮、瘘疮、月蚀疮"。鱼鳔制胶粘力甚强。

㉞红生回营，唱：原文缺，据《群英会》补。

㉟你这个山萸儿还是张精：山萸儿：即山茱萸，《名医别录》："主耳聋，面疮，温中，下气，出汗，强阴，益精，安五脏，通九窍，止小便利，明目，强力。"

㊱我且用皂刺角治你吐红："皂刺角"，应为"皂角刺"。《本草纲目》："皂角
刺治痈肿妒乳，风疠恶疮，胎衣不下，杀虫。"据《群英会》此句为"我且用刺
刺菜治你吐红"。"刺刺菜"亦名刺儿菜，即小蓟，《本草纲目》引陈藏器"（小
蓟）破宿血，生新血，暴下血血崩，金疮出血，呕血等，绞取汁温服"。

㊲绊：原文误作"拌"。

㊳感激：原文误为"感情"。

㊴最是明理：原文为"最很明理"。

㊵但：原文误为"旦"。

㊶老生扮作茯神上，唱：原文为"茯神唱"，据《群英会》补。

㊷一个叫铜青，一个叫铜绿，皆能明目：铜青、铜绿为一物，可明目。

㊸他又助兔屎，一名望月沙，可以明目去云翳。就把兔子杀了，要取兔脑子安排催生：
此句《群英会》作"只因叫他收兔粪儿磨眼翳，他俩个误杀了兔儿，取下脑于，
安排催生"。兔脑，《本草纲目》："催生滑胎。"

㊹这石斛原是莲子脱生：原文"石斛"误作"石解"，据《群英会》改。莲子，亦名"石
莲子"，《本草纲目》："主交心肾，厚肠胃，固精气，强筋骨，补虚损，利耳目，
除寒湿，止脾泄久痢，赤白浊，女人带下崩中诸血病。"

㊺他能治风寒湿痹：原文为"他能止汗，兼治风寒脾湿"，据《群英会》改。句中
石南叶与莲蕊并无变化关系，乃承上句"石斛原是莲子脱生"演绎而来，下文亦
多例此。

㊻光明殿：原文作"眼光殿"，据前文改。

㊼针砂：原文作"针沙"，《本草纲目》："消积聚肿满黄疸，平肝气，散瘿。"

㊽驱使：原文为"驱生"，据《群英会》改。

㊾这海粉他是青盐变的：海粉，即海蛤粉。青盐，《群英会》作"湖青盐"，即戎盐，
《神农本草经》："主心腹痛，溺血吐血，齿舌血出。"《名医别录》："助水脏，
益精气，除五脏癥结，心腹积聚，痛疮疥癣。"故"也能滋肾水"句主语当为"青
盐"。

㊿这海金沙是莲须变的，他也能滋阴补肾乌须：莲须又名"莲蕊须"，即莲花中的
花蕊。《本草纲目》："清心通肾，固精气，乌须发，悦颜色. 益血，止血崩、
吐血。""他也能滋阴补肾乌须"，系指莲须。

❺这几个真是世上浮云一般：《群英会》作"这几个在世，如同风热瘾疹，水上浮萍一般"。

❺发汗除风：原文"发"误作"泼"。

❺腽肭脐疗惊狂：《群英会》作"腽肭脐治治劳疾"。腽肭脐：一名海狗肾，《药性论》："治男子宿症气块，积冷劳气，肾精衰损，多色成劳，瘦悴。"

❺召：原文为"招"。

❺消软疮通噎嗝的梁上尘：消软疮，原文为"消软节"，据《群英会》改。"梁上尘"即屋梁上积尘。《新修本草》："（主治）腹痛，噎膈，中恶，鼻衄，小儿软疮。"

❺壁钱：《群英会》作"辟钱"，待查。

❺开脾的黄药子：黄药子，出宋《开宝本草》："（主治）诸恶肿疮瘰喉痹，蛇犬咬毒。"《本草纲目》："凉血降火，消瘿解毒。"《群英会》此句作"豁痹黄药"。

❺理肺的白药子：白药子，出《新修本草》。甄权《药性本草》："治喉中热塞不通，咽中常痛肿。"《本草纲目》："散血降火，消痰解毒。"

❺秋石子：即秋石。《本草纲目》："滋肾水，养丹田，返本还元，归根复命，安五脏，润三焦，消痰咳，退骨蒸，软坚块，明目清心，延年益寿。"

❻白茯苓白：原文为"茯苓白"。

❻白茯神：原文误作"白茯苓"。

❻应承：原文为"应称"。

❻茯神：原文误作"茯苓"。下句中有"好将理免"，衍文，今删。

❻只落得后悔迟：原文"后悔"作"悔后"。下句"无有下稍"语意不明，存疑。

❻举心意：举，提出。

❻甘心赞成：原文"甘"误作"干"。

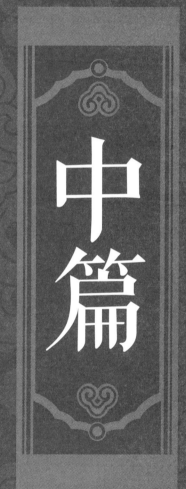

中篇

4. 本书编者历年收集到的山西民间藏品（图录）

4.1 道光十四年钞本《群英会》

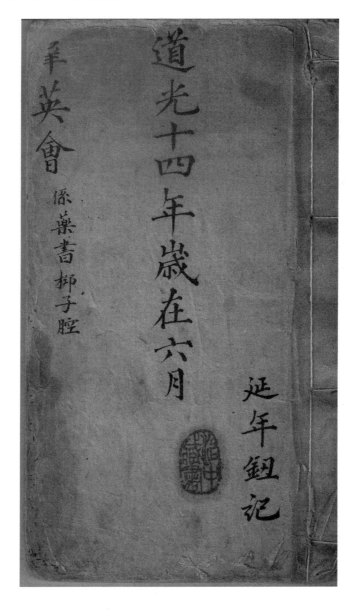

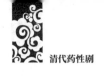
甘國老請醫叙寒

老生扮作
甘草上訽　治病先要識陰陽陰陽俱左脉裡藏六脉按部分虛實藥

性亦須知溫凉。唱　家住在汾州府名叫甘草外號兒稱國老善調藥

性任達藥雖了我無人和解眾醫生来請我只為性平白老漢

居住山西汾州府平和村姓甘名草最能和解藥毒不料藥戰

遂荒四大賊妬與我相反又聞半夏貝茨蘞烏相肬諸參辛

芥反及黎芦紛紛相争可畏人心。唱　騃浔我一身汗去請黃茋。

黃茋六个兄各有奇能一个呌黃連善治心火一个呌黃

瀉肺有功。一个兒叫黄精大有補益。一个兒叫黄柏，能補腎官

一个兒叫黄蠟磨盾破積。一个兒叫黄耆。起毒消腫還有個

一羚羊善清肝肺帶一掛金鈴子治疝痛精長。二根通犀角能

觧心熱吃一把薄荷葉頭目能清上常山理痰結瘟瘡病六又

吃荸薺山豆根便止咽疼。白這還不算出哥他黄家父子。内外兩科。

俱治還有兩個婦人一个叫做知母頭帶一枝旋覆花臉上擦着

天花粉一个叫做貝母頭帶一枝欸冬花臉上擦着玄明粉百部而

來便將熱嗽痰喘一并治去我今身上尺妾心腎俱熱叫枝子兒

過来〔丑扮作技子上唱〕說大黃通秘結并導瘀血那黄連治瀉痢厚腸益

腸。熟地黃能補血且療虛損生地黃能宣血便醫眼瘡赤芍藥

破積血煩熱亦解白芍藥生新血退熱尤良車前子利小水

又能明目瓜蔞子潤肺喘且能寬腸有柴胡並乾葛療騰解表

有只實並只壳消導奔忙〔白〕老生你今興我

把黃醫生請來〔丑白〕今日又叫我請醫生做甚麼做甚麼

且唱我還尋摔牛的消腫逐水到滑石利一利六腑澁結見茵陳

治黃疸利水有效割瞿麦治一治热淋有效又曾見那石常些

能通淋雞腸菜搗攔了塗瘡甚捷。〔老生白〕那甘遂雖破藏消痰於我
不合。不如你去。〔旦白〕不去不去。〔老生白〕你仰着一副白鮮皮臉療足頑痺。
風去快來。〔旦白〕你到長着一个地骨皮形又要退温除蒸我想人
家從前與你消癰散腫你連一个金銀花也沒有令日又叫白兄
與你化毒解痰誰不知你是一塊龍骨。〔老生〕甚麼叫做龍骨。〔旦白〕
是个澀精〔老生〕嚼快去請來看脉〔旦白〕若是這樣說可以不必怕有
大麥可以寬腸有小麥可以養心還有那日漂了許多浮麥可
以止汗你連這麥皮也捨不的還要治病〔老生白〕胡說我終日吃藥那个

醫生不知我是老甘。用你胡說麼、速去那裡呌他稍幾味凉藥來。

唱稍射干療咽閉、薫消癰腫稍菊花明眼目並去頭風稍元

參治毒結清利咽膈稍沙參益肝肺消腫排膿稍苦參治瘡

癬腸風下血稍丹參治崩帶破積調經稍竹葉療腸热虗煩

亦解稍荊芥治傷風頭目市清稍竹茹除嘔噦不寐能安稍

桔梗利胸膈咽喉止疼稍竹瀝補陰虗薫治痰火稍升麻散癍

疔去風消腫丑白就稍這藥還稍甚麽唱老生稍澤瀉補陰虗

利水通淋稍海藻散癭瘤治疝亦行稍葶藶治肺喘能通

水氣稍丹皮徐結氣破血有功稍朴硝通大腸止痰破血稍香

附理血氣婦人多用稍地榆療崩漏止血止痢稍薏米理脚氣

去濕去風稍槐花治腸風煎醫痔痢稍側柏治痔漏更醫血崩

還有那滛羊藿療風寒哺陰助陽又有那萱草根治五淋

稍乳腫（丑白）我看你將人家藥櫃都抬未羅外此別後省甚說尚

嚼快去快去（老生下丑行介白）這就奇了往日請醫還當成一件兒今日就這

樣着不堪唱雄黃兇治的我滿身毒氣消腫結去毒氣快尋公英

白俗六是瘡不是瘡先唱地丁湯唱我想這蒲公英就是那黃花地丁

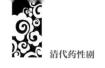
家人惧怕蜜陀僧

丑扮作蜜陀僧上引

浪荡蜜陀僧熬骨治瘤疗酒肉结朋友相与皆医生白吾乃蜜陀僧是也吃了许多酒肉，不料身上有病可将如何，唱我今日吃驴肉，动了风湿，白蛤肉鲜药毒能除疥癞，白鹅肉补脏腑大发疮疹吃狗肉温肠胃壮阳益气，吃羊肉暖脏腑疮疹能发吃鸡肉冀肉冷滋阴凉血吃鸡肉，鸡中金磨癀最神白我想平日吃多样肉儿无所不吃，今跟着医生生脓脓水水吃了许多的润肉，内中有一碗驴肉叫我吃了痼疾又发风湿又动，忽然想起慈姑也能治恶癀

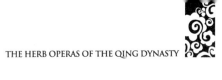

癆疹我兩個因結爲厚友而今只想吐痰身上又覺腫脹恐怕是黃

疸疾症不免且往苦菴菴尋他一尋〇唱行介抖一抖大衆膽且免驚搞好

像那消乳癰玉不留行〇白我今到他菴門菴門緊閉不免把門兒獻他一

獻〇小旦扮作尼姑開門介和尚

獻進門相拜介和尚問介慈菰好麼〇小旦老師費心見介哎呀那亮驢住姑菴

做甚麼待我跟去看他一看〇前減介緊跪到蜜陀僧往來這裡

姑白和尚何裳且白你不調戲尼姑你來這裡做甚麼白和尚我來這裡不過

興慈菰唱一个神曲兒開一閉胃氣且白你就把神曲兒唱一唱我听一听〇

和尚唱波瀾波呵瀾波羅磨呵薩能下死胎夜明沙蜜魂定魄用灵沙鎮心

養神淘硃砂。除醫爛肉惟硇砂消咽腫。有硼砂去煩渴有蜜沙波滴

破羅磨呵薩。（丑白）唱淘耍唱淘妙百介物兒常在沙灘跑身頂殼到

裟蓋頭上也没毛念經他不會下水他慣好鑽到泥裡尋慈孤爬到

乾岸尋沙道和尚你今張嘴俱是沙想是你在沙灘任麼唱還兒

驢必是秉教沙門（丑問慈介）你也唱介我听一听（旦尼姑你

不會唱你只會陪着和尚説話麼（唱）想是你爹與娘着賣混帳送

在你姑姑菴玷辱御親（旦尼姑）呸俺也是佛家弟子且白你是甚麼弟

子著治欬遂黄荆子吸出滞物草麻子歐風除濕是介蒼耳子。

專化脇瘀是個白芥子柴顏鬚髮桑椹子除毒熱青相子降火瘀

肺有訶子下氣定喘有蘡子通經破血有續隨子兒多着誰

我也歡不清想是你身上有岁瘡毒心內還想一族兒麻（尼姑胡説難）

道我就不是個人了。（丑白）你是個甚麼人養胃進食有砂仁通經

破瘀有桃仁風腫爛眼百蒴仁壯筋強力百蘇仁安神定志百棗

仁。你是甚麼人我看你到像那善治喘嗽却是如尚一個唇仁唱介

胡嚹琉黄本是大之精林硝一見便相爭水銀莫與砒霜見狼毒最

怕蜜陀僧。唱蜜陀僧性最为恨遇狼毒罷了我須剎間你命歸陰。

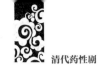

丑惊介哎呀、巴豆性烈最為上、偏與牽牛不順情、不香莫與王金見。

亦硝難合京三稜。唱連忙走到衙门先票牙皂、叫牙皂速通關逐。

這邪鼠唱尼姑介休走川烏草烏不順犀人參最怕五灵脂官桂善

能調冷氣若遇石脂便相故。唱我看見那草烏能解風痺假若

是生用了。即是人朦白叫弟子把三门閉了。丑白閉不浔我還要

走裡把介你且休走我還有百个草菓兒與你吃叫你消消膨脹推尼姑介

我也有幾个白菓兒與你吃叫定定喘嗽。丑白你门哄我裡推尼姑介去罷。

尚灌藥知尚唱我今日用草烏將你朦往送到那青萬科治你骨蒸。

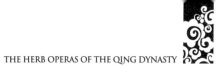

众拾下尼姑
问和尚介 咱把人害了。咱诶怎麽。（和尚掩 尼姑介）你说怎麽。咱就怎麽。你

颜项留下头髮鬓角儿揷朵芫花臉上擦着轻粉丁香儿耳边

掛腦后带着米壳胭脂儿把嘴擦身穿故歸于掌批把肉闹

漏出乳香看见胡蒜相與几个挂支惟有金屑银屑百法現

赶来乾添象牙捧児打他總不绕半夏尚或遇着官桂百

蘘咱那時節吃斋也可不吃斋也罷情愿跟着你當歸再不想寺

廟出家亦不想寺廟出家（尼姑 应介）你说甚話这是甚話渐陰止血頭

髮消脹利水芫花揚梅腫毒輕粉澁腸泄痢米壳丁香児快脾

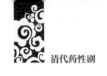

胃胭脂可擦治喘急故錦理肺臟，枇杷能止疼乳香補虚損胡荽得
了止汗桂支若有心慌金銀屑兒鎮壓追積殺虫乾漆雜物象牙
嗽嘔堪入半夏。遇热性官桂冷氣無能奈他為甚吃齋此可不
吃齋此罷調榮養血惟當歸。怎愿膺樂户人家怎愿膺樂户
人家。和尚這何常是樂户人家這何常是樂户人家不過應
个擡骨丹兒黑老婆罷。尼姑黑老婆是甚麼。和尚一名叫就土
藥。尼姑耶百出家人還應土斃理。和尚出家人還了俗不應土斃
還會幹甚麼事。尼姑你膺罷我不願去。和尚上前你不願
去你看不

好有人來了。我唱。勸你跟着我留頭髮還了俗。罷治老來憐憫疆疆

去瘡天靈。白尼姑、天靈是甚応。白和尚、你只管未罷疾下還有字理

尼姑是甚麼字。白和尚你常問是甚麼字你未這裡我告你說是

一个盖字。小和尚扯尼尼白下

山扯投热過妖精。

旦醒我今做事無家緣何萬科睡教明明和尚戲尼姑藏在中間

上介忽然就到這裡令人不料这閑事不要管他我美人叫

令人不料

胡闹。

我請醫治我只淘捨這五加皮臉強助建步走上一遭。那不是热家座麼。

我想炭去許多熱性內中有一个草解其性最热却能温中還有一个草澄、

茄善療心疼他父子有烏藥俱能治心疼却冷氣他家內還有

許多了藂谷百精能我去看他一遭嗎百一个水香善理氣

端有一个叫茴香治疝止痛還有个射香兒能閉心竅那檀香、

定霍亂無愈心痛那藿香辟惡氣又除霍亂那枫香理瘰

瘡並治癮疹安息香逐邪惡鬼胎能落藥合香殺毒虫慶

壓能興更有一清木香亦能散氣惟沉香能下氣還治心疼。

我到他门首只説偶感風寒尋些生姜煖散干姜煖中息姜、

此我心氣攻沖他就是沒藥治我損傷我再捨這一副陳皮茯脺
只當閘了脾胃呀忽然想起未了他那有一个蘇黃最不是好
的他會行病治病治出人家汗未他又使他那盃根之與人瓷止
汗他却善治風嗽倘或听我咳喇他必定携那五味子白石英頼
那蛤蚧一齊出未治我就是疳頭疼假咳嗽也還要細辛唱我
且從川椒傍暫且達下要益腎要填精還要蓯蓉我將要燥
他可惜肉桂尋鯽魚溫他胃也等有功涓一个續斷的那怕
崩漏要生精補崩漏我有鹿茸白韭子助陽醫白濁虎骨壯筋

却毒风行叶破血滨美语通中发汗用生葱唱我今日心气迷。

浑身发冷必得那吴茱萸煖气温中必得那石昌蒲闹我心窍。

必得那葫芦巴治疝有益必得那石流黄煖胃驱虫。白我在此

胡椒一会去了許多冷疾若是慕苊必将风疼俱去但我丑疼

又发且在此練根樹下歇一磬旦扮作生末本事實不差一雛一瘂疼
〔花蛇上介〕

未尋咱若问奴家名合姓群蛇裡边称白花烏稍上介學末武藝。
〔副旦扮作

最是髙瘡瘍不仁皆能療若问奴家名合姓群蛇数內称烏稍。
〔小旦扮作

旦見小姐姐有何事幹荅唱我昨日吃砒沙破積有效到今日尋縮沙止
〔小旦

旦问小姐姐有何事幹荅唱我昨日吃砒沙破積有效到今日尋縮沙止

馮安胎〇(小旦问)(副旦白)妹妹〇有何事幹〇(副旦答)我那日殺虫毒中了赤箭〇到今

日尋白芨治我金瘡〇(副旦猛起对白)好妖孽又唱〇右石灰止出血拌着瓸根〇

揭千折抹到瘡口手咱緊生肌肉效甚捷你尋我山枝百何何說又〇

(旦又对小旦白)好妖精又唱〇阿膠珠治胎崩抖着蛤粉嫋細炒吃到肚肉景〇

安静止濃血补盧羸你要我山荻終何用〇(白)我看你這个中

白婦人身上花花的好似一个白豆蔻你必定會治冷馮我又看見

你這个黑黑的婦人眼珠有个紅圈見好像一个紅豆蔻你必定會治

吐酸(旦对小旦唱)我想你牡蠣見治我遺精(小旦应唱)呸你若是助陽湯吾正天雄〇

生對副
旦唱　我想你已豆兒消瘇破癥應唱呸你若是破癥瘕真正毒史丑白

我看你這帶內水的婦人唱好像是能破積消瘇去風你兩個酸話兒都

這帶川烏的婦人唱好似那能溫胃逐瘀痰去瘟丑白我看你

若是鹼米醋補益消瘇旦合白你這孩子往那裡去旦白我主人叫我

去請黃醫生小旦白黃醫生在我那裡旦白你休哄我唱我說的是

實話誰哄你麼副旦白你跟俺兩个去罷旦白是實話我就去了喜个

不管他是不是我且跟他去混他娘旦介副旦白我今去罷旦白小旦副合介你來罷

旦問白你家還有甚麼人旦白就是兩个旦喜唱我听說只兩个快樂

鱻雙到那裡利、心志興他合歡那怕這風痰病沉疴疾發吐風

疾消沉疴瘤定要砒霜眼上小旦唱山拖子跟我來川山甲遇治惡瘡

醫痔癬消乳腫痛你好似益母草女科最要胎前后止用你去

癆生新　副旦唱　我今日送到你紫河車內補虛損治癆療培養根本

你好似鯊名興金瘡景要止疼療傷折生肌有準到了你旦

在岸上歇一歇我去裡頭興你做放副旦白我去那裡罷丑白你兩个不在一

堆住副旦白我兩个是鄰家丑白既是鄰家我我在這藏罷丑跟副旦白有

緣千里来相會副旦白無緣對面不相逢全下

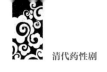

路傍辛遇馬齒莧

武生扮作馬齒莧上引

平生介事無多能善治白癜及青盲剜癬疽痔皆

能治還與人間殺諸虫吾乃馬齒莧是也昨日在山尋史君子治

小兒舟疾除馮痢諸史見洞裡出了一道黑氣用赤箭射了一下

把赤箭拐去我今請骨痢又想尋那赤石脂不究帶上鬼箭丹

使薰芙把這邪風惡出一並除去哎呀我還百一件寶具他名叫預知

子遇毒作声善於殺虫我何帶着他去唱預知子綴領中遇毒作

声還有那鶴虱見蛇虫堪逐金櫻子却遺精也能殺虫武生笑呀

岸上甚麼妖邪待我一箭射死出白我不是妖邪我是人白武生你是

人你來這裡做甚麼丑白我來這裡請黃醫生白武生胡説黃醫生

他未這裡做甚麼丑白這是我親戚家武生白你越發胡説起未方這裡

並無人住那得有親戚哩你快説實貢話若不賣説招我一刀殺你

我在此我你説罷你怕甚麼丑白我在此敢説武生白你未這

裡説丑遇白罷罷我説了罷我原是在熟家庄樹下歇的遇見兩

個婦人他説黃醫生在這裡叫我跟他未了武生白他説甚麼未

且白那帶白虎的婦人唱他説是吃砌沙破積百效又説是尋緔砒

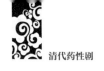

正瀉安胎曲那帶川烏的婦人唱他說是殺毒虫中了赤箭又說

是尋白茇治他金瘡武生白哎呀听說声殺毒虫中了赤箭好像

似服鉤藤治的我手足瘓瘲又像似啞葫芦治的我中滿膨脹恨

不得使連翹治的我氣滯血疑白你說那兩个婦人是甚麽却

是兩个妖那他日中了赤箭把我赤箭拐去我今日正要尋他頭乞白救我赤箭

他把你哄在這裡他要吃你的救我罷武生白有我在此大料

魚妨副旦忠看姐姐我的冤家来了咱兩个將他當就一鈡飯吃了他

罷武生白哎呀預知子作声个真正妖那来了副旦唱好妖那那

裡走還我赤箭再用這鬼箭羽發這毒虫。武生射常山唱

副旦接箭唱我昨日不防

你中你一箭。你今日為甚麼又來張精。咱兩個仝谷食消毒氣必

將大蒜頭剁開使石羔解飢熱墜你頭疼武生白好妖邪你說你

兩個就無你狗子兒補心氣更兔驚愕惹了我平肝氣消滯

氣揭你青皮切烏頭去殼冷呌你回陽用白薇治的人事不知副旦白

小旦唱說這話薏的我鼻塞流涕百香臭不能聞着質草夷且副旦白姐姐我

把你當田螺蚤排醒酒那怕你是水蛭通經墜胎

仔細看他好似馬齒莧一身光棍氣最不是善的休吃了他的虧。

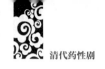

姐姐不信问他一问。（小旦白）我且问你，你是何人（武生白）你问我我是縣學中一个朋友有名为生馬齒莧。（小旦白）你是混弓馬進的。（武生白）你怎知我是混弓馬進的（小旦白）我見你送一点儒氣想是不通（武生白）我進的時節宗師膀胱火盛瘟煙難止有篇菖通草就進了我那時也恐是小水不利幸而遇着兩篇窓下灯草宗師要上大家贊賞當面把我進了為何说我不通（小旦白）通便通是人家贊你做的斧头呵呵他两个一身牛氣還来嘗嘴笑我哩罵我今日定驚疯安魂魄捉這牛黄先把你跌損傷去惡毒

治你血蝎，再使那蜘蛛兒喇毒氣除惡毒人。（三人狙殺）好像是菜片兒，
治的你狂躁妄語又好似天竺黃治的你急慢驚風百碎石那
怕是個鐵漢我白花蛇喇一嘴送你墓中。（副旦唱）你好像竹蔽兒，
治的我瘟疔驚痛又好像郁李仁治的我關格不通百海石那怕你
心腹堅硬我烏稍使使風吸你杜中武生你兩個越發是蛇精麼。
（唱）捉鬼箭芃治你腰疼膝冷再放我鶴虱兒殺這毒出氣命你雖是
定驚痛消那風遇蟬脫定叫你風氣去禎痒退求我高生（副旦
姐姐不好了我身渾身發痒。（唱）鶴虱兒治的我着賣心慌。（小旦妹

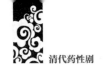

妹。我身上也像百蚧鶴虱〔唱〕咱兩个急忙忙且回洞中〔生白〕對武他兩个都鑽到石洞裡〔武生唱〕赶上他定治他惡瘡疥癩鑽進裡却那風。尋到蛇床〔丑白〕進不潯裡边恐怕他百甚麼術法害你〔武生白〕虎他百甚麼我是不怕的〔丑白〕不如我先到洞裡看一看〔哎呀〕他那裡边是甚麼東西迷拿一根捧兒挑出来着原是一條長虫皮〔武生白〕這一名叫做蚖蜒〔唱〕除醫膜無治邪驚痼搐這蠵虫見了人脱皮一層〔白〕他今日脱皮而去必不再出想是怕了我我到明日再来尋他〔丑謝白〕馬相公今過着你若不是你未活皮的叫他兩个把我害了我今要

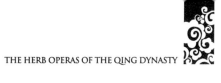

往溫村請醫。不知路在那裡借重你引我上路。武生曰這也不准但溫村

有一个威靈仙是我學友。他神通極其廣大到那裡替我問候還

告你說而今賊甚多。你要仔細些。丑拜曰老師你救我一場甚利你

送一送武生曰你這一个人得了一步還想一步。老師爺送送罷送送

罷武生罷了你跟我來唱到我家使一人送你溫村丑武生行到家中

對主人只是感情合下

威靈仙溫村顕武

治漏安胎須艾葉補腎醫疝巴戟天若要宣風氣得順

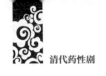
必須縋卡安□□□多武□仙是也○

腎涩扶元氣弱一个老治兒明目逐風採一藍山藥兒健脾燥濕坐到那○

陽起石壯陽暖宮嘗檳榔那裡（末扮作檳工介）百（正生白）我今身工又没你興我消

痰遂水把寸白虫殺了○（旦）請你□位奶奶○□奶奶老爺有請（旦上引）

百般武藝我结通善療驚怖並怔沖世人有害崩症疾（正生白）請我

紫石英（副旦扮作劉）百樣武藝還數我散血傷風敗火毒世人有害金

瘡苦正誤請我劉寄奴（正旦）吾乃紫石英（副旦）吾乃劉寄奴（合）你找会

見老爺（正生白）夫人請坐（旦白）老爺喚奴何用（正生白）吾今寒邪犯肌

胃作痛嘔吐招見草蔲來了。心中不覺霍亂起來。瀉痢不休人間

肉蔲也來了助脾治亂也唱我想吃益智仁暫且安神正昌老爺你

令寒邪犯胃作疼嘔吐必得那止嘔散寒健脾除風之藥總好唱你

今吃紫蘇葉散寒下氣你今吃獨活兒善療諸風你今吃厚朴兒

止嘔消脹你今吃扁豆兒助脾和中副旦四你今心內霍亂瀉痢不

休必得那調和脾胃止瀉定亂總好唱你吃些大順子下氣和胃

你吃些大麻子腸結能通你吃些香薷兒消腫止亂你吃些陳倉米

止瀉調中正昌我身上也覺發寒想吃碗淡豆豉湯唱想吃些蘿蔔兒

壵茸臉起俗怱怱忙忙来到听説草蔻作鬧来到黄氏门前先藏

府一报听説葳靈仙神通廣大不妨叫他把草蔻来除一除裡边百

人應草蔻来了来昷外也有人报知草蔻来了正生唱怱听説

這枸杞陽興陰起我今日且蔡芦殺這毒虫鬧着我他頭瘆

想我白芷足使个藁本領除這那風拿着我伏龍肝治他吐血

傷折了骨碎補我絲能行他若是強腰脚光治狗脊再使那尚

餘粮治他血崩正且三老爺你莫要去唱你今日傷風寒還還防風

我有那鍾乳粉補你肺氣我百那玄胡索理氣調經我百那紫苑

苍治你嗽我有那川草薛除風流精（副旦唱）

你今日傷風温也要防己我有那玄胡粉療你温熱我有那鹿用膠

補你虚羸我有那馬蘭花治你氣疝我有那草（淨扮作姜黄副淨村人風粉扮作蓁花鬧介喊介）賊來了賊來了（丑）賊趂到村了（丑趂唱說声）

渾身上湯火燒快撑出十里馬來治此人（且坐園闻听說声草鬧進副旦丑）我也听說一声好像

村唱好像似吃川芎治的我折厥陰頭疼（副且白）下止生者何人敢犯我边界淨介

吃澤蘭治的我折傷瘴腫（淨下止生唱）来者何人敢犯我边界（淨介）

老爺性最劣專能破積血你若心腹疼下氣来尋爺老爺名叫姜黄

唱 嗳是有乃芽那出来也尤交驚疥者我去折蜂房治的你毒氣癰腫。

正生唱 這芽賦瘰歷来強口齒番以本律挺任你先要通関破瘀血止吐衄掘這芽根

副净工 来者又是何人

正生白

副净介 老爺善攻風逐水有

哥能你若胶節瘆尤問慕爺名老爺名叫慕莅唱 你若是有琥珀管叫你安魂定魄假若是伏熊胆治的你五癇驚風

正生唱 這狗

村也倒食方得狗寶挺任你熬成膏贴癖疾揭你狗皮

相戰我今日。

净唱 副净

安心志定肝胆與你百合正生唱 我且用宣木瓜治的你霍乱轉筋唱 副净

我今日足煩熱止吐血與你藕節。正生唱 我再使馬鞭兒打的你破血通

經○相戰二面○正生問小子○嚴應曰○有○正生唱

一面熰起蒼术烟○一面燒起蘓术灰○嚴應曰

有○烟介聖 蒼术米泔浸專能治目肓提任先燥皮除湿最為良望火蘓

术性最烈專治人舗鉄輕則通其經重則破其血唱我若是我頁怙定

治你散結破癥凈咒曰好烟好烟副凈曰好燒好燒凈唱說我羗菌兇性

最猛烈誰知知道到這裡竟不能行少不浔定心疼再下氣去尋个

金副凈唱我羗茈療肢節攻風逐水誰知知道羗灵仙竟是敵兵少

不浔去驚搞却豆頭胲往來天蔴正生唱休罢黄花赶工他取全蝎定要除風

衆茍工妙妙好兩个觉賊竟破那羗灵仙一陣赶去咱们各面本家嘼歇去眾請了天下

拍手介

新前破草紅娘子

此接上 你扮旦

好战好战叫得我一身汗○好藏躲○得我又是断肠○前听

马相公说藏天仙神通广大真正不错○但我身上寒热注来又觉恶心○

且见精滑這诶恶樣○唱 我只得要改紙光浦肾宫百云岁苿豆见去○

皮解我毒氣還要岁前胡见化痰咳治我頭疼○我今到此受了许多

惊怕又不知黄醫生在家没有我只得在街前见人問他一問○

〔且丑粉作紅娘子操藥監工介〕

当家終君在外無一文銭買苿拿上几樣藥見且两醫家去賣就是

偶然来家不碍不碍○吾乃紅娘子是也我想当家每日在外起碟藥家

無一根菜吃他也不管孩子無一條褲子他也不知我今日拿幾樣藥

材送到黃醫家裡賣幾文錢與孩子買幾尺布做條褲子餘下錢文

買些菜兒捎迴家裡配食就是他去家我也不怕。唱紅娘子那怕他風狗

顛狂見呀前邊來了一伍小娘子我不兌向前戲他一戲那娘子進

那裡去。且旦白哎呀我那兒呀你問娘做甚麼。且白你看這个婆娘我還

没百要他他到罵起我來了你說我是你兒你到是我。且白是你甚麼。

旦是我一个人。且白好賊小燒灰老娘只百罵人誰敢罵老娘你惹

下老娘老娘給你。石楠藤吃。唱管叫你動溢橫行惹人。旦石楠藤是甚

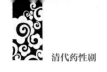

廣宝[旦]……是的姐姐[丑]咳哟我家男人於日鈀菜生菜找没

有[丑]你當家會鈀菜[丑]是[旦]想你當家在外鈀上濕蕓送到你樂戶

家裡你在家的腥哂[丑旦]好賊小天殺的你入要夾峭罵人[丑旦]我說叫

你哂藥[丑旦]這還罷了你若是罵我我孩子現喜脫肛我到家叫

一人拿刃来切你藥頭當做出意人要和顏悅色看你那光景[丑旦]

我指望你買我藥麽[丑]你籃内是甚藥材我正要買藥[丑旦]你入

不是醫生你買藥作何[丑旦]是我吃哩[丑旦]你看你那樣作是吃藥

的人麽[丑旦]窮漢吃藥富漢錢[旦]你是吃的[丑]不是[旦]的是没錢

昌既是沒錢何不吃那不使錢的藥丑白不使錢的藥是甚麼藥昌白

聽我道來唱你吃那人中黃善解信毒你吃那人中白能治口瘡還有

那白丁香能破毒節還有那兩頭尖也去毒風還有那重樓光漸

陽降火還有那五吳脂調血此疼還有那蜣蜋兒善通大便還有那

藥中胆腸結能通丑白你叫我吃糞喝尿理麼丑旦白你不吃糞喝尿

那裡有藥白給你吃丑白我緊要有歹身虛丑旦唱苦腎虛你須要吃

歹狗腎丑白越發罵起我來了丑旦白我說這道是正經話唱吃狗腎

善壯陽能補虛贏丑白我不吃狗腎你吃罷丑旦白到還有件東西補虛

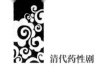
起怕关人认你吃哩（丑）是甚麽东西動人的很（旦）老娘与你人无講是種吃呀

你又不是老娘儿子你就问老娘要妈吃（丑）我要吃药哩（旦）你要吃药

拿钱来（丑）你那篮内药我不買我買你身上带的药（旦）老娘身

上药許多只要你有钱（唱）你就把身上药（旦）说来我听（丑）（旦唱）头

带着红花儿通經破血臉擦着官粉儿破癥殺虫面前這玉花儿驅

邪定魂耳掛着石榴隂澀腸禁精身带這云母石補劳明目腰繫

着青黛儿除熟鎮驚（丑）你說你一身之药好有一此（旦）比甚麽（丑）

我看頭髮似烏鵶簪上带着红花臉上擦着官粉面前頂玉花雲

卧石児身边带。石榴墜児耳工掛。腰繋青黛也不差。好似水牛犢児。

長兩根水牛角。身材到也罷了。就是脚大。（丑旦白）好賊小蹺欣竟敢説

老娘脚大。（丑旦轉介浴云）脚大稲大陳谷子爛芝蔴。唱那芝蔴消谷食。

也能除疼。（東瓜上介）（老生扮作）老漢善起煩蝶忍听街前吵閙干持拐杖出去且内人

前一瞧。老漢白束瓜是也。哎呀你兩个幹甚麼事来。且我要請黄

醫生他攔住不叫我去。（丑旦白）我去黄醫生那裡送桌他爛路罵我。（老生）

你兩个道是一路神氣。我且问你他罵你甚麼。笑。（丑旦）罵我他説我脚大。

老當他説你脚大。你到家纏一纏。且（丑旦）人家説你老束瓜。我今看你到

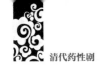

是老耐何僧、我若是连东瓜那怕是小水淋洌亦若是把南瓜这般间

發你病根到不如回家去用猴頭軟你旦骨纏小步者叫人當我裡醒胛八、

【白】你這老混帳鬼只說你替我說兩句誰知你也末趕笑找老當長言諱

的母也身正不怕影兒歪正不怕狂風擺我看你這個娘脚唱好像那

溫痺汀牛膝大豆黄卷【白】我看你這個身軀唱好像那療疥瘡癩蝦

蟆名叫蟾蜍【白】我看你這個頭惱唱又似那生津液禁淋洌出海燕嘴

【白】我看你這個肚腹唱又似那消腸熱治下血必定槐子【白】論起末你兩個去

【白】我看你這個肚腹熱再不必多胡蒌消宿食痊症發

【白】我勸你找梨去止嗽療兒受煩

生且白 我從來沒受這誹吃叢罷罷　唱 我今日生肌肉却惡毒且回福
蘆蕈我男人回來　唱 定叫你刺小便通蓖乳打他公青　且謝白問你
老人家那黃醫生在家没有　老生白 你問那黃醫生怎麼那黃醫生
是我一個老鄰居我見他那許多藥材　唱 興他友何首烏同去治憂
且他住那裡去了　老生白 不知住那裡去了　且白 既是這樣運一會再來　唱 我
且去挼茄根洗一洗我的脚脅　合下

石決明平地戰海桐

黑凈扮作石決明上介
終日在深山兩眼如巨川百人眼無我定興他平肝吾乃

大凡山中精那無不依附因此拜我為王唱頭帶着莪朮冠消積
破血身穿着蒲黃花去瘀調經用左石拿虎杖癥瘤畏恨使
干艺獺肝傅尸堪憑静獰一睁龍眼兒歸脾益智咬一咬龍
牙兒大家安魂四孩子們眾應苟淨白我又想起石龍子骿除
熱淋止血他名兒叫石斛武藝高强我見了他我這胃氣就
平了多少我那石楠女兒武藝也是精怭我見了他我這皮毛
骨骨又鬆了岁還有我那平肝的婦人蜜蒙苍明目精致呵呵

好快樂人也猴子們有个木賊在那裡（賊上介）且旦作木聽說大王一叫不覽

我渾身肉離聞着阿魏破積閉脾大棗附子去面皮風走免絲

子蒲蘆最要地膚子消風逐水菴蘭子寬水且妙天仙子併止

風摘馬藺子寒熱皆要椿白次兒善治瀉血崩次兒治喘也好

退腫通淋百紫草還有茨賣兒最妙最妙緫不如我木賊兒善會

偷盜我想那日偷了一隻牛子陰理風氣拴到甘松工叫他吃些蔴

草閉閉喉脾我雖腸風崩帶還想性尋撥榈子割些金星草治

治丹毒發背丹割些谷精草去去醫膜遮睛那是烏梅兒去去癧疾

229

便且想是對大王說了百了奢了呵說與大王吃的不妨進去見他通

大王在上小人叩頭　淨白　我问你咱日又偷甚麼東西来　且白昨日

偷来一隻牛子小人因害歷節風捱到松節上徃尋茵草理

我風寒薫治吐血未得票知大人此牛至今未毅等待毅時運

着拿来與大王清心醒脾留牛夕與大王强足補精　淨白来是這麼

喝叫木賊這狹見你且退壁孩子们票奶奶老爺百請奶奶

百請　旦扮蔱花　奴是花中仙終日在深山蔱百雲遮日一撥見青天　淨白

婦人拉喜　大王净唱　昨日木賊見偷盗了一隻牛子搖牛乳補诸

盛血氣通腸現掛在松枝上驅除疥癩吃松賣充肚腹無需

谷娘、吾且、大王木賊近日着賣可惡我昨日陰蝕瘡痔叫他尋

两银羊蹄菜他當次風皮膚技上羊蹰蹰來又欲通導乾汁

叫他買一根玉瓜不然就是芸苔菜也可他買上个茄子來反叫

我精神損敗破我說了他兩句好像他娘怀他時吃了兔肉嘴唇

即時决了又像吃了兔骨治的心中煩熱即時糚起瘡痛來了

出那一个兔頭不知誤怎麼樣這牛想是他偷來的

這牛子喂不得倘若人家認出叫人家看你口眼歪邪唱依着我

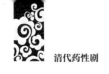
通闭利便是夫人到了如黑諮地且害神首形反冒大王爺。

依魚兒潟不浮抹臍即通　净白　婦人說得是木賊既偷到家

不如寧穀了請咱親人乑其形迹。　正旦唱　那花蛇遇蜈蚣胎動將隆。

那烏稍花蕊石現治金瘡有麻油善解毒能治百病消恶肺補元

還是人參。　净白　先把他兩个接到這裡叫木賊請醫生看一看木、

賊在那裡即今日顛詿燥正在石床睡覺寒水石急救頌燥。

热井泉石除窮晃妙鎮風石就養丹房玄精石豆疹晃最要石麟

兒治癰瘡热毒一石燕晃催產难百㲉昨日偷盔今日又叫胡鬧。

胡闹〇吾乃木賊、是也〇正在石床困覺、忽听大王百唤、口得壽芸
見大王〇小人来了〇（淨唱）找叫你往溫村去請醫生〇〇大王小人昨日
宮水腫請他不在家偷他一伴衣服水腫即是消了〇（淨白）甚麽
衣服〇（又唱）大王爺豈不聞大腹皮能治水腫（淨白）喝快去請來〇
大王既要請他即去（丑行淨）夫人找兒素百速去亦知章心吾豆
他那个水性未曾去必得木通（淨白）吾安偶感泄瀉不知痊愈否〇
晋曰大王誰知道這疾兒難是泄瀉辛虧那沒（食斛上介手热）
三棱破積血腰緊海代治瘰瘤吾乃石斛是也父親在上疾兒百禮〇

清代药性剧

……咱把……往……进……奇山查病我食肉遇

者那黄医生在咱山东學□ 我正要使木贼请他你何不迎他迎且

叫石斛撐他二人去罢淨□ 这也是浔些疑见就去行介平胃有奇能補

虚益脾气奔走如骏馬風来去風去 唱我今日使本領駕起黄風

唱咱两个暫离坐且回後庭黄茂俞玩班水蛭及蝨虫烏頭附子配

天雄野葛水銀並巴豆牛夕薏苡與蜈蚣三稜芜花代赭石大戟蝉

脱黄蘖雄硼砂乾漆蝱瓜甲地胆芽根都失中唱治妊娠必須要先知

禁忌假若是悮用了恐有損人 唱不好了不好了大風来了心又

234

亂眼難爭路看不清。好風呀吹的我山掩子心神不寧。〔旦丑遇黃那不〕

是黃醫生老爺麼〔正生〕正當是我你來這的做甚麼〔旦丑曰〕我主人呌

我來請你〔木旦上前扯黃菜茶曰〕大王爺呌我來請你唱跟我來見大王調治

病人〔扯旦曰〕這總遭了他娘神瘟我償了千心萬苦見了他硪那个

小子扯的去了這該怎麼火不得我也回家去罷〔小生唱〕我今日

駕黃風天昏地暗你兩个跟著我同見父親〔净旦同唱〕聽風响想是那

小姐來到咱兩个攜楠葉且到大庭〔小旦唱〕爹爹在上孩兒有禮〔净〕

呵呵你兩个為甚麼都害起病來了呌你干娘楠葉與你行禮。

大庭迎心然熱闹必然小姐来到醫生既在门外一何難早些

一報大王黃醫生来了。净白 你们且回后庭待我去迎先生請坐

大王納福 净白 多承見愛看過酒来先生請酒 正旦拜謝 净白

不敢 木丑報 大王不好了海桐反了。净白 吾在工他在下安敢犯吾

边界料此無妨先生請酒 木旦白 大王請黃爺後庭看脉 生扮作 全下紅

海桐上引 平生武藝最多能疗癥以涮及牙疼世上難自霍乱者耶

个敢犯找海桐白 吾定心大王海桐是也今闻石决明不行正道使

木晚終日偷盜百姓甚是不安我見海粉我女海金沙谷有精

能不妨擒他兩個同魚鱉龜蟹一齊攻他一遭吾兒那裡走來　小生扮作

海粉上介　定喘消煩熱專能治頑疾縱有堅硬者見吾即時綿吾乃

海粉是此　小旦扮作海　奴要中日收傷寒吾能療從百害熱病百奴也　金沙

不慈奴乃海金沙是此爹爹將兒喚來那裡前去　小生扮　魚事方

把兒叫來今石決明不行正道咱父子領定魚澈鱉龜蟹前去攻他他

伐喚魚鱉龜蟹走來　衆拜見　大王在上小人叩頭各持兵器走石決明他　黑紅相逢

今日不行正道我今日擒士卒岡陸走消滅此腥黑紅淨日你是何人敢

把吾邊界正當吾聞你是木賊終日偷盜著賣買衆特來跌你毒虫

237

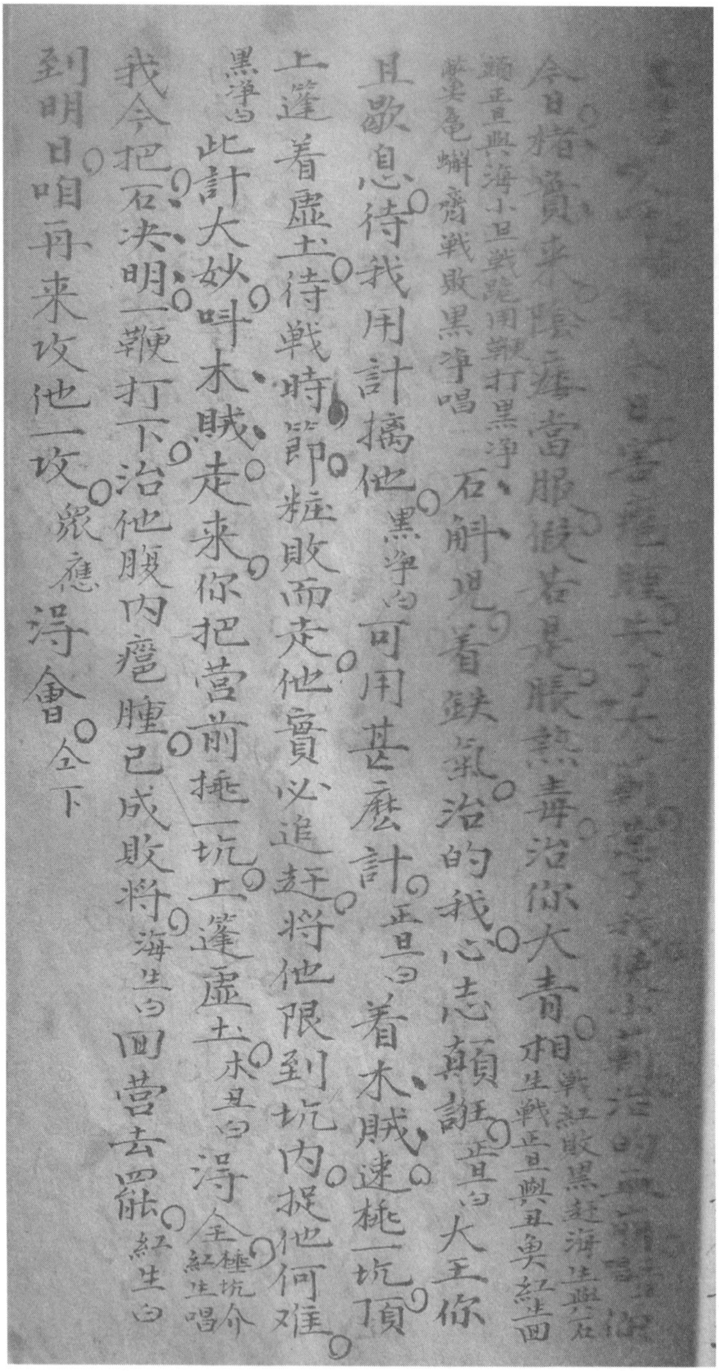

今日擒賞來、陰海當服、假若是腠熱毒治你大青相戰紅敗黑赶海生與左木生戰正旦與丑奥紅生回
蘭正旦與海小旦戰蓯用鞭打黑淨、蒙奄蝌齊戰敗黑淨唱 石斛見着鉄氣治的我心志顛誑 正旦白 大王你
且歇息待我用計擒他 黑淨白 可用甚麼計 正旦白 着木賊速搥一坑頂
上蓬着虛土待戰時節粧敗而走他實以追赶将他限到坑内捉他何难
黑淨白 此計大妙叫木賊走來你把营前搥一坑上蓬虛土 木丑白 得令 全搥坑介 紅生唱
我今把石決明一鞭打下治他腹内瘧腫已成敗将 海生白 回营去罷 紅生白
到明日咱再来攻他一攻 衆應 得會 全下

茯神和諧為媒証

老生扮作天南星上介　終日投共浴身体破服牛胆却風疾破傷強直皆能治驚悸

搞捌我能一安曰吾乃天南星下界我想往年平定之時到也罷了唱説

民間收糯米温中和胃打了岁赤小豆消水利腫摘了岁豆菜兒作酸

將米除煩通淋喂幾个肥猪兒代猪荟利水通津喂幾隻鴨子兒鴨頭血

也能利水到年間宰上猪猪蹄兒能治乳腫猪腰兒補腎虛猪肝兒能

明眼目猪心兒血此除風更能止驚安排些乳柿子止痢澀腸胡桃肉肥

肌润何不是良到今日養脾胃谷芽此沒消導食食大麦芽此便不見

頤養淚眼打炒蔓荆子吃五痔腫疼打炒槐子吃。唱休説那除疥風

缺火水銀就是那跌打傷定排膿血火燒醋碎的銅硬也沒人見其

窮如此可怜人也今奉玉帝救苦進差白茯神平定山海除惡安民

我且在此變个白頭老翁刮磨腸垢坐到於石工消消毒熱乘向

茯神説好回昔意。唱我這哩百姓們如同刺蝟醫五痔疴胃氣陰

疽腫疼可怜他形跡見蛈蝎相似暑傷寒發誑言大热瘟疫〔百字生水甚高

我今日奉親命營前索戰〔水丑唱〕心慌乱不怕誰口怕海桐〔石丑唱〕到那哩

不説甚只説挑坑石生白胡説這是咱一計你為何告他説末丑

説他不管殺我石生白嚇你到囬去罷末丑唱我囬去捉住你誰通大王

石生白這就該殺你方好你説甚麼話岁末丑白我有數兒石生白你有甚

廳竅木丑白我到那裡只説投降来了他必使魚鱉亀螺一齊出来

我哄出营外小将軍听唱是鱉精脱鱉甲治他骨熬是亀精揭

亀板澈他陰宮是魚精治胎脹止渴消腫是蠏精鮮爪甲破血通經

白咱把他甲將去了难説他再往海内叫那除風散湿的鱔魚松白生

到不怕他叫那醫府殺虫鰻鱷魚只怕池父子逃去不能報一簪之仇

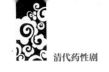

益草速他诸风热郁南有运立高半心要报道他眠正要且下

到了你灵仔细着本丑白是孙呼介誰在营前我今投降来了点招白

是誰投降进来先见大王木丑白听说见大王好像百岁胆凡治

的我热毒攻身风痰癉瘤起来罷了只得应他一声是我投降来了

正唱 着海粉出去迎接白海生是那个投降报上名来石告不是投降

是来交战海生白你两个还敢交战捉住你剪草除狠治你一切出血木昏

哎呀哎呀我只说你是个止渴生津的搬揽誰知道他是个好强阴道

的蚕蛾躲涛我阴道阳道尿了一裤裆石告白休说你是海粉就是那瘤

瘕治声海漂蛸我也是不怕的我若是欸下狼毒母心来破的你癥

瘕鼠瘰○海生白叫石斛休想逃走领你一陣唱使大戦治的你腹胀瘟

堅石生白這海粉説話牙麻顺馬来唱治丹毒安胎元除你麻根駁海

生跟石你敢来到膀胱断齒嶼跟着屋遊　海生唱那怕你喜莠並大

生唱你敢来到膀胱断齒嶼跟着屋遊

热上到天景落坑我今日帶崩漏落到地榆　石生唱叫水賊使昆布綁

起来除螉水腥　木丑唱你莫要胡黄連偷盗盧驚細的你好像個螃

蟷虫兒我想那螃蟷虫点眼䐃能除肉刺練子兒我膀胱去見大王

净工木丑白大王小人除風定痛姜蚕把他這藥畄拿住大王爺唱先打

他三○○○生……方略定……叹咛我想起……说人说一般打的好法○

舟春敢在此遽覺發燥喝我令日用蜜計捉住你解毒润燥蔥

了减急性子破積血消除癖去毒○（海生唱）我海粉拿住你剔骨頭藏油

來契蔥我父甘藥煎除風热治你瘡膿○（净白）好介硬嘴小子你那意

思说你父子共有七員猛将那怕你百七員就是八員○（唱）馮胃生

津液治他柿霜孩子们把海粉抹营门前刀除斬盡○看海生對

（净白）大王這孩子像說堂堂志顏非常必定是一員好将勸大王暫

且留住（净白）你又不癣塊發热要這水紅子儿何用○（旦白）爹爹救

净白怎麼殺不得○石曰西口管殺不得○净白我且饒他一命○生旦听說

骂唱好一个娘毒心这班毛賊定拿你利水道破血通経你今日有腫

毒故来皂刺圪嘈眼挺任你落草决明○木丑曰大王海桐骂陣来了○

净白他是个疥瘡的大楓子禮他做甚麼○木丑曰大王你說他是个

治疗瘡的大楓子你看他有岁朝老氣臉上怒冲冲的好像治吐

血古墨大王你出去罷○净唱罷罷石斛兒你出去罷你若是孤精氣

再治瘈盆○木丑曰大王那計是不上了人家早已知道不如大王出

去○净曰出不淂木丑唱大王你今日染風湿大輝弱着寶蓣菝葜害

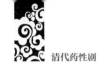

臕也⋯⋯

到你土蜂蛹治你紅腫。［太五旦］人家在外口頭罵的不當〔扶兒去壯〕

勤力那怕黑豆。〔旦引石生頭〕哎呀你說你投降來把我兒子紅去這木〔看紅生向〕

賊真是个泰人〔石生白〕〔唱〕洗洗眼添精力揭你泰皮〔石生唱〕你莫要胡紫

藏崩中帶下惹了我提螻蛄治你水腫。〔紅生唱〕好一个小蛙子莆虛損。

甚為美饌用篤畜定治你小兒虼虫。〔生戰介石生唱〕我今吃飴糖健中

歡汗拿任你當葛花斛我酒毒。〔紅生唱〕我今吃白沙糖生津止渴治

的你當紅鉛補我虛損〔藏回頭弄石生下馬捉〕〔紅生扮石生介下馬唱〕某某消消腫還求芙蓉〔介唱〕

大王爺如魚鰾動也不動這一遭管治你楊梅腫疼。紅生回你這個
山萸兒著賞長精我且用刺刺菜治你吐血再用那百草霜治你
血崩。士卒們把石斛綁營門亂鎗刺死。海且白 爹爹爹剌你不得。
紅生白 怎麼剌死不得 海且白 我哥哥現在他營參爹爹害了石斛他必
定害了我哥哥如何是好 紅生白 這該怎麼樣 海且白 不如咱以禮貌待
他他父親或念咱好處送回我哥哥也是百的 紅生白 現呀你說錯了。
海且白 吾聞他妻蜜蒙花甚是賢良或
咱現今與他對敵他如何肯送
者勸他丈夫投順咱也是百的 紅生白 士卒們把石斛下每日以酒肉待

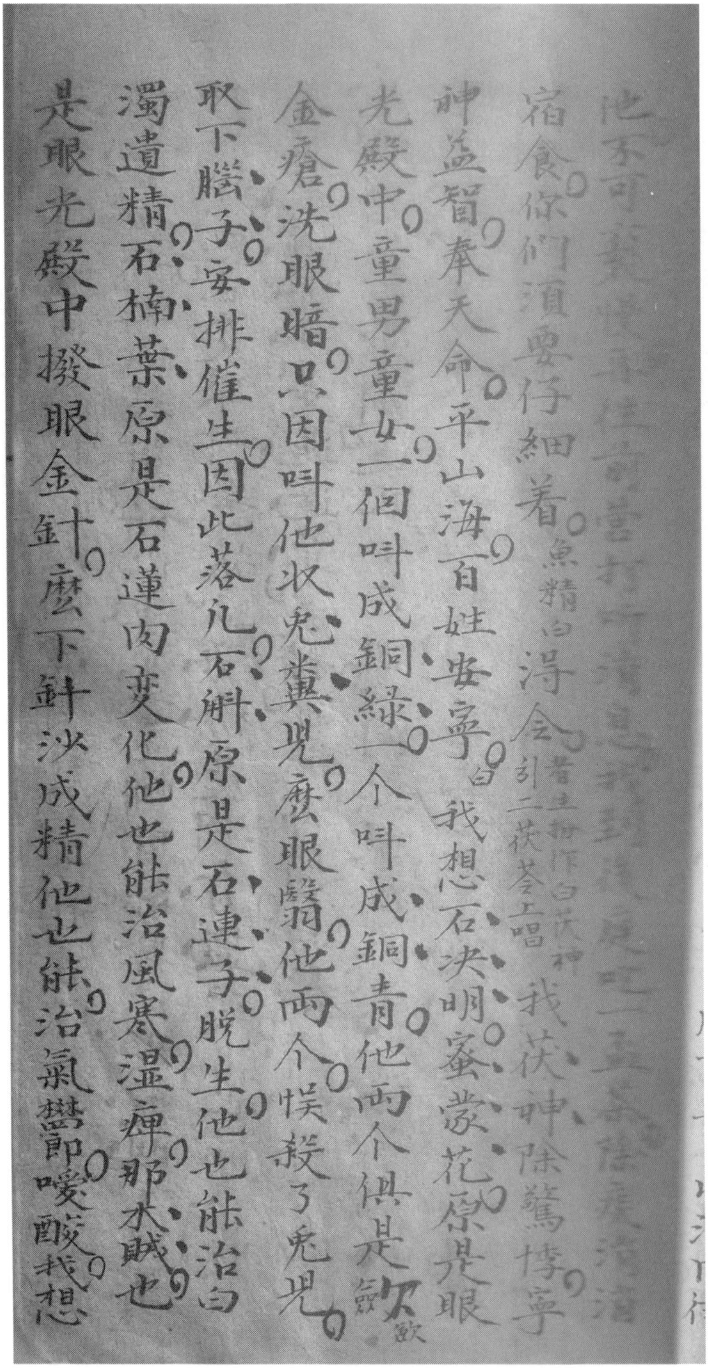

宿食你們須要仔細着魚精白淂含旹生扮作白茯神引二茯苓上唱我茯神除驚悸寧
神益智奉天命平山海百姓安寧白我想石决明蜜蒙花原是眼
光殿中童男童女一個叫成銅綠一个叫成銅青他兩个俱是欽欽
金瘡洗眼暗只因叫他收兜糞兒麼眼翳他兩个悮殺了兜兒
取下膽子安排催生因此落几石斛原是石連子脫生他也能治白
濁遺精石楠葉原是石蓮肉变化他也能治風寒濕痺那木賊也
是眼光殿中撥眼金針麼下針沙成精他也能治氣欝節噯酸我想

海桐皮是海边一科梧桐大樹唐時巍徵承相在此樹斬過光龍將

龍胆粉上逆成精氣所以臾樂龟蠏皆能驅使那龍胆善能镇肝经煩熱此是眼科要藥這海粉是湖青盐变化也能療服疼

澣腎水海金沙是蓮蓬草成精也能澣腎烏顏僻性好带一孕奏

花能療赤白带這几个在世如同熱風癮疹水工浮萍斑蝥令

正尋生卷拍破破瘟瘕膃肭臍治治痨疾旱蓮草烏鬚黯髭矣

又奉玉帝敕旨詔我平定山海安寧百姓我只得興他兩家和諧扣

諧吩咐他兩家結成姻親各迴本寨勿得擾亂黎民唱白茯苓化疾延

助脾滲濕赤茯苓能利竅通水百功伯白茯苓過来你把佛前落

下消軟廍通喉嚨梁上塵掃一掃掉面向百个散風火辟錢休動

再把那日製的殺虫雷丸豁痹黄藥與那渺陰補虛的秋石一慨

叔任興你兩道金牌㖇茯苓把石决明聽詔来赤茯苓把海桐詔来

外扮作白茯苓 介到介白茯苓曰石决明聽詔吾師白茯神奉玉帝敕旨詔你進見句

浮遅埃赤茯苓白海桐聽詔吾師白茯苓奉玉帝敕旨詔你進見夕

可違悞淨唱聽說声奉敕旨渾身打戰連忙走見茯神丹講軍

情紅末唱 忽听說奉敕旨心中畏惧慌心志見茯神且看事情紅淨

齊到介净哎呀○你好鞭○紅生当既知好鞭○何不把我児子送來○老生白
見紅白
莫要吵鬧听我吩咐○唱我今日奉天命時來平你听我說○喚了親
名自安生草唱我听説換親事○滿心歡喜急忙忙拜茯神謝你
恩情○紅生当哎呀他竟依了○罷罷罷曽我只得遵聖旨結了姻親拜俟
神好恩意便宜決明老生当你兩个既已應允就把四人喚工來喳谷安
排好細縈當面拜親凈白叫他安排罷那一日打我一鞭治的我折傷
瘟脬腫疼难支尋了一週竟是木鱉○木田既没木鱉就叫戲上
拿鼓板哎一哎罷紅生白勿得取笑凈白喚他们出来都来拜親罷○

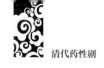

我今日總放下心了。四人拜天地拜父母拜茯神，黑紅生同拜茯神紅生旦

好孕唱自今後再不怕吃你一鞭老生唱平和村有甘草名喚国老。

你兩个依順他。再無争競天生下各樣藥能治百病南天门。

輪廻古治病安人下

俺二家結姻親二水為和。

只克陳皮並半夏狼毒茱萸及藕黄六班之藥以陳久入藥方知法。若还是用新的方法不灵今時人闹藥居能百幾載積陳。

景良唱藥又恐怕藥内生虫新時藥拾一劑各顕手能吃下去病不愈。

4.2 道光十九年钞本《药会图》

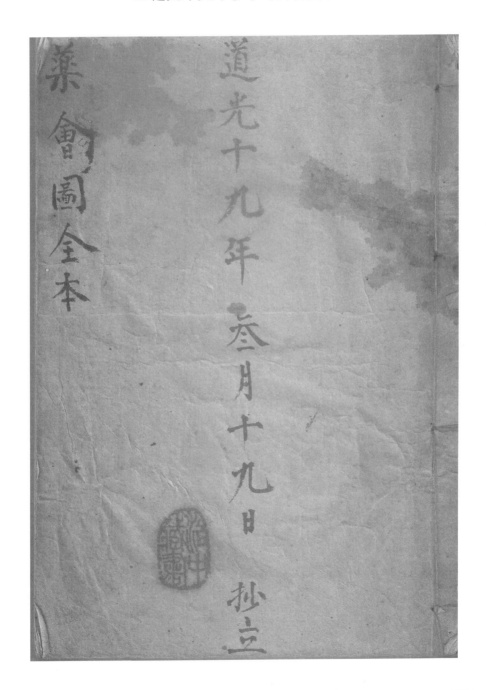

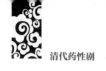

序

黔南邱世俊拜識

醫之一道甚難言也醫者意也必澄心領神會方能應

手而藥性之補瀉寒熱功表滑澀種種不一更澄深融神

性然後可以隨我調度故用藥譬之行兵商正贲化神

明莫測晉之郭子秀升先生儒醫也究極素問靈樞

靈樞而居心慈祥人品端方非市井者儔余與訂交

不殊金蘭其暇譜有傳奇一則乃群藥所會余閱之

不勝佩服逐觀其首曰藥會圖要知非遊戲也寔在

使諳藥之寒熱功補簡而甚明則顯而易學業仁

衛者果會心于此庶于醫道不無小補云

自余

余嘗留心于醫道者非一日矣甲子夏在汴省公寓與

原任寶豐縣懋邱公忽談及草木春秋乃謂其無蓋

于人也余不禁有能感于藥性擇其繁亦要正其錯誤

不必整襟而談但從戲言而出或寄情于草木灵託

興于昆虫無口而使之言無知識情慾而使之悲歡離

合名士見之固可噴飯俗人見之亦可消遣乃吾之意

不在此合本草一大部般煉成書欲起死人而活之先

活草木金石之腐且朽者如甘草金石斛之屬盡

使着優孟衣冠歌舞笑啼于紙上以活藥:死人

255

未有不或然而起者縱不曰用乎活藥亦豈肯忘情

于活藥鼓舞勸歡誦則人人知其藥亦即人人知性用

藥者不至有措誤之道憾服藥者不至有屈死之寃

魂而吾之心已足矣然自好高之病多藥活而人則未

必盡活也故即有呼我為迂者我即應之以為迂呼我

為狂者我即應之以為狂但求不愧吾心庶于醫道不

無小補焉是則吾之志也矣

第一面梔子鬬嘴　　　　第二面陀僧戲姑

第三面妖祁山覘　　　　第四面石斛降妖

第五面靈仙平寇　　　　第六面甘府投親

第七回　紅娘賣桑

第八回　金釵遺禍

第九回　蕃鱉造反

第十回　甘草和國

藥會圖全本

第一回　梔子鬪嘴　十字梆子腔

老生扮甘草上塲引

名傳上古羲皇世品重當今醫士家

甘草坐白　光陰送盡兩鬢蒼克壯其獻四海揚詩曰雖

有許多神妙手誰能独效在疆塲而老漢姓甘名草

山西汾州府汾陽縣人氏不幸夫人早亡所生一女名叫菊

花曾許于金石斛為婚年方二八尚未出閨思量起

未好不悶人也唱考本草有百姓名傳不朽一個乄顯

257

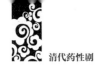

奇能萬病無憂誰似我性甘平善調調諸藥亦善

會解百毒名著千秋就叫我溫中去火也有益但是我

年高邁女大難留 花面扮賊使一正一副手聘礼上塲 鬍計這就是甘草門

首了待我問他一聲裡面有人咳 甘草白 栀子那里 丑粉栀子上塲

宏介来了爺～説甚宏 甘草白 看是何人叫門 栀子白 俺是逐

的 栀子出門作驚介呀 你們是甚宏人 賊使同答俺是逐

水寨来的要見你家爺～ 栀子白 少站白禀爺逐水寨

有人要見爺～ 甘草白 待我去看 甘草出門 你們到此何

故賊使同答我大王聞說你菊花小姐素有佳色今送

玉盆繡帳要娶你女成親 甘草怒白 胡説唱 你好像生

巷柏熯耒破血豈知我用煎熬斷不容情恨一恨吞吃

了你這草蔻總兌的腸内痛積寒不生白你們还不走

開二賊使同白　麵討他竟是罵起耒了便怎吃副使答

咱就回去見了大王再作謫議　正使答曰　罷了便宜他広

二賊使同下　進門怒　白好惱好惱門發怒　梔子亦進　可惡可惡小旦扮

塲甘草　旦扮木香　欵冬寒已至半夏熱初行用治風痰嗽前胡菊花副

菊花引

蒅独精　白奴家甘菊花是也不知亭前吵鬧所爲何事

待奴上前去問　菊花上前拜　爹爹你共何人吵嚷甘草曰女見

那燒逐水寨出了海藻大戰甘逐芫花這四大賊寇　介問白

送耒玉盆繡帳要娶吾見成親才繞被吾搶白兩

去菊花驚白〔呼〕不好了〔哭介唱〕奴本是貞節性去風明

目盯如今有災禍難傲雪霜他好像茯苓皮治奴

腫脹还有泠氣不順須用木香白〔爺盡〕呼孩兒

汗出不忘內又覺煩燥甘草白如此説就叫梔子去請

黃醫生來共你療病木香將你姑娘扶在東樓好

〔向候木又笑白〕吃的草上白

〔木香扶菊花下甘〕吾想那半夏瓜簍

見毋白葶白斂共烏頭相反諸參辛芍共藜蘆紛

〔相〕萆己叫吾特刻謹防恐遭毒禍今又有海藻共

戰甘遂荒花共吾相反要娶吾女成親真万可畏人

也〔唱〕害的我菊花見神昏氣短不住的渾身戰汗出

如津聞听說老黃茂善醫此症只得去恭請他調治

見身白吾想那黃茂補中益氣固有尊長之稱他就

是調理雜症亦皆各有奇方那一日在天門冬前麥門

汝搖起變鈴忽然問出兩個夫人一個叫知母頭帶一枝旋

覆花搽着一臉天花粉一個叫貝母頭帶一枝歎冬花搽

着一臉元明粉歎動金蓮來求咳歎奇方黃茂拈其

一看即其頭面所有之貞俱是止咳歎奇放下變鈴會

成一方便將他熱嗽痰喘一盖治去真可謂國千無双

唱他喂着一羚羊善清肺肝常一掛金鈴子治疝殺虫

喝發口膠泥水嘔吐能去吃一把希簽草除去濕風上

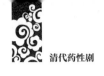

常山理痰結瘟癌並治又吃此山豆根能止咽疼白

栀子你去把黃醫生請來好共你姑娘療病 栀子白介

(我姑娘有病何不自己調治甘草白栀子听我道來

唱那香附理滯氣調經最要側栢葉止血剄善理

血傷熱地黃能補血且療虛損生地黃能凉血更醫

諸瘡赤芍藥破積血熱毒亦解白芍藥生新血退

熱龙良琥魄見安心神鎮驚爲定魄胡黃連退煩热

疒疾須當有柴胡孟乾葛療肌觧毒有枳殼並

积殼氣降胸寬白吾想此種藥材供皆可但是我

心中忧怨少毫無定見你把黃醫生請來吾就有

了主意了梔子白爺々不用請他小人也會治甘草旦你會

調治梔子白爺々听來唱用一味車前子通通小便割

瞿麦再治他熱淋有血地膚子用一些洗了疼癢再

用一些當門麝打胎去提甘草怒白胡說你快去把黃

醫生請來梔子白我不去叫木香去罷甘草白哇那木

夸係一女流如何去的你快去罷梔子白我不去白甘草怒

小畜生唱你仰着那一幅蘇皮臉療足頑痹梔子白

小人是蘇皮臉難道說爺々是沒皮臉了唱他也是

地骨皮治我骨蒸甘草怒白畜生此話從何說起白梔子

想當日黃醫生共你消腫你連金銀花也是沒有

263

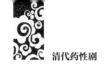
今日又要白礬他消痰解毒誰不知你是塊龍骨草 甘

怎庅叫我龍骨 栀子白 是個㿁精 甘草 㖠胡說你快

去請柬與你姑娘看脉 栀子白 若是看脉可不必唱咱

家有大麦芽可以寛腸又有那小麦見可以養心咱还

有浮麦見方纔漂下搉然間不甚竒可止汗津 甘草

你一派胡說每日吃藥㖠一個醫生不知到我甘草你速

去請他到㖠裡囑咐他多捎幾樣凉藥柬栀子捎甚 白

庅凉藥 甘藥草白 听我道柬唱捎元参治浮火清利咽

喝捎丹参理崩滞益血通經捎荆芥治瘡疥腸風下

血捎竹茹清胃火嘔吐不生捎竹葉療傷熱虚煩亦

解捎竹瀝補陰虛痰火能清栀子曰就捎這還捎

甚宏甘草曰還要的捎澤瀉降陰火利水通淋捎艸皮

除肝燥破血有功捎芒硝通大腸軟堅潤燥捎扁蓄

清膀胱小水能通捎地偷療腸盆止血痢捎武薑閏

肺喘還治結胸栀子曰我看你把人家桑樹見都捎

未罷還有甚宏說木片跷曰爺之不好來了不知我姑

娘看見甚宏又說又笑赤身露体撲下床去了甘草曰

這該之忌宏之處栀子曰噯胡説快取藥包來待吾

九管把他楼在床上甘草曰爺之不要害怕小人吃過大刀

攢藥栀子取藥包上甘草攢藥説　枸杞天之精地黄地之精川椒曰

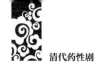
之精白菊花月之精栢子仁金之精兔絲子木之精肉

桂木之精苁蓉火之精白茯苓是土之精懷山藥是萬

年精木香這是十精藥大有補益亦能逐邪快忙

拿去將你姑娘扶在床上木香白嘵的甘草怒曰栀子你還

不曾去怎這等慢事該打〔唱〕你就是八角虫也有一白

卻用着你癩蝦蟇那怕疳癆惹動我三焦火定交你

去若不走去打碎你还要煎熬甘草作〔作〕伏白你是去也不去

栀子白我去罷快去快去栀子白這就賣了往日請醫生

還當成一件事兒今日就這個模樣著定不堪了〔唱〕雄

黄見治的我滿身毒氣消結腫去毒氣快尋公英白

俗説是瘡不是瘡先吃起丁湯唱蒲公英他就是黃

花地丁外科家治瘡疔還用陀僧梔子下場

第二回陀僧戲姑

副淨扮陀僧上楊引浪瀉彌陀僧熬膏治瘡疔法肉為朋友相

共眾醫生白吾乃紅爐寺彌陀僧是也內有銀老師

因吾秉性最毒不肯容留多蒙眾醫生用吾熬膏

代治瘡疔因此結為厚友每日以吃肉為事唱我今

日吃驢肉動了風濕吃狗肉狗肉溫壯陽益氣吃羊

肉羊肉熱大發瘡疔吃猪肉雞養脾生痰有忌吃

牛肉補脾虛最能益人吃鱉魚有鱉甲滋陰退

熱吃雞肉用雞胜磨積最神｡白想我平日各樣肉無

所不吃今日跟著黃醫生膿｀水｀吃了多少爛肉肉

中有碗驢肉交我吃了把我的疔疾發了不妨且往

苦薺庵尋一尋唱抖一抖大象膽能免驚搐好像邪

下乳汁王不留行白來此己是我不免把門兒敲一敲旦

慈姑上白　是何人叩門　小慈姑白　呼原來是老師傅咳請到

庵中陀僧進門介白　慈姑你可好麼　慈姑白　老師傅費心了窺見

陀僧白　噯呀好個禿驢子他往姑｀庵做甚麼去了待椀子

我跟他進去听他一听　慈姑拉陀僧走白　老師傅你來這裡

末唱咱兩個入蓮房暫解慾我還要塗上蟾酥發了

麻痺 陀僧答白 哈哈 我前日吃驢肉動了風溪你今日

這個模樣莫非也是吃了驢肉了 慈姑笑白 我不吃驢

肉我要吃你這驢腎呢 陀僧唱 忽听說吃驢腎痿陽

立起白慈姑不信你就摸的一摸 慈姑手 呀這一個班

毛虫這等性硬只怕他破了血還要嫌疼 陀僧白 不怕

他唱我有那齒草根共你止血我還有明沒藥也善

止疼 慈姑白 這等說來我到越發愛中了我且問你

那一日郤怎広莫有這等堅硬 陀僧白 寔對你說罷我

今日吃上壯藥了 慈姑問白 你吃的甚広壯藥 陀僧唱

吃的是海狗腎毌丁香大興陽道又吃些 金櫻子石

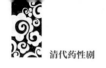

蓮肉且固腎精（慈姑白）难道說這幾樣藥庅（陀僧白）咧

也還有我其顧不的說了你快忙脫了罷（唱）露出你黑

仙芳壯陽益腎还要你赤小豆解毒消腫。癰弄出屁々

陰陽木或亂有用速使你嫩蓮蕋治我遺精（梔子听罢 罵進房中）

（手指陀僧白）哇你来這裡調戲尼姑庅（又指慈姑白）你叫他们

這裡来做什庅（慈姑白）我叫他共唱個神曲兒鬧々胃氣

（梔子白）我不信就交他共我唱一個神曲兒我也听々（陀僧唱）

（曲）波濟波羅摩阿薩能治省目夜明砂清熱利水

海金砂鎮心寧神尋硃砂和胃安胎有宿砂消咽

腫有硼砂去風溫有蚕砂波濟波羅摩阿薩（梔子白）

八也唱的好唱的妙又指慈姑白尼姑你也唱個我听〔慈姑白〕

我不會唱梔子白你只會陪着和尚睡覺庵唱我想着〔慈姑白〕俺

你爹娘真是混帳送到你姑庵站辱祖先〔慈姑白〕俺

也是佛家弟子梔子白善治頭風蔓荊子吸出涎物

草麻驅風除濕是個蒼耳子善化脅痰是白芥子消

食寬胸萊菔子斂毒止瀉吾榕子清音瀉瀉有阿

子下氣定喘有蘇子解散結毒還有那皂角子見甚

多你說你是子我今不知你是甚子了唱想必是你身

上也有瘡毒心見內常懷着一個孩子〔慈姑白〕胡說難道

我就不是個人了梔子白你又說你是人你是甚么人

養胃進食有砂仁通經破血有桃仁宣木潤腸鬱

李仁梔子唱 我看你到像個善治喘嗽恰是那茯

和尚肺裡杏仁 陀僧發怒白 胡嚼流黃家是火之精

樸硝一見便相爭水銀莫共砒霜見狼毒最怕弥陀

僧 弥陀僧唱 誰不曉我平日秉性最劣你就是真狼毒

若還犯我頃刻間管叫你一命快絕梔子白巴豆性烈

功最上一見牽牛不順情丁香莫共樺尉金見牙皂

難合京三稜唱連忙走到衙前先稟牙皂叫牙皂連

通關逐這風邪 慈姑攔住白 你休走川烏草烏不順犀

人參最怕五灵脂官桂善能調冷氣若遇石脂便

相欺慈姑唱　我見那草烏見解〻風輝生用了甞叫

他即刻蒙迷　白叫弟子將山門與我開了梔子白　開

不的还要去的陀僧白你且莫走走我有個草菓見與

你吃了交你消〻膨脹　慈姑白我也有個白菓見與你

吃了交你定〻嘰喘梔子白你們哄我陀僧上前掘住梔子

我今用生草烏把你蒙住送到你青蒿棵治你骨
　　　　　　　　　　　　　　　　　　　慈姑手灌藥陀僧唱

蒸象尼將梔子掐下慈姑咱今即將人害了都怎宏處陀僧
　　　　　　　　　　　　自問陀僧介白

你說怎宏處有了还要頭頂留下頭髮與用揀

菁蒙花臉上搽菁青粉燗〻帶菁米殼花丁

香貫月邊胭脂把嘴搽身穿着昆布手會拿菁

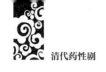

枇杷開懷露乳香人見必胡麻相共個千金子他目

有金屑銀屑共咱有人秉散乾漆根棍見折他打

的他嘔吐痰涎摸不燒他半夏倘或遇官桂百生法

見護咱那時節吃齋也罷情愿跟你當歸再不想

寺裡山家再不想寺裡山家慈姑白　你説的是什麼

滋陰止血用頭髮退翳明目要蒙花楊梅腫毒輕

粉搽瀨腸止瀉米殻加丁香快脾胃胭脂墜痘家

消瘰癧昆布治刻逆枇杷止疼痛乳香補虛損

胡麻見了破積千金子倘有心慌金銀鎮壓破血殻

虫乾漆嗽吐堪入半夏偶熱性官桂令氣不能喬

咱為甚広吃齋也可不吃齋也罷養柴血帷當歸

怎怎膺樂户人家怎怎膺樂户人家 弥陀僧曰 這

何常是樂户人家不過膺一個接骨的成一個黑老

婆 山慈姑白 那黑老婆是個黑老甚広阿陀僧白名叫土

鱉虱 慈姑白 那有山家人膺鱉 阿陀僧白 山家人還俗

了不當鱉还會幹甚広事 慈姑白 你當鱉煮罷我不

愿去 阿陀僧拉慈姑白 你不愿去甚広不好了有人来了 陀僧唱

我看你跟着我留下頭髪除瘟瘟逐鬼邪去膺天

靈 慈姑白 天靈是個甚広陀僧白 你只管来庞下还

有一個字裡 山慈 問白 一個甚広字 弥陀僧白 你常問的甚広

你秉這裡我告訴你說是個益字慈姑白嘻嘻白松

月靜菴多？薄命烟花柳巷試紅粧彌陀僧白從今不

把彌陀念雖扶烟粉誘廢卻二人全下

第三回　妖蛇出現

梔子醒過上白好蹺蹊好蹺蹊綠何在青蒿棵裡睡

覺明明和尚戲尼姑我在中間胡鬧忽然就到這裡

令人不料不料閒事我且莫管共我爺々去請醫生

我只得舍着一幅五加皮面強勸健步走一遭我想

那黃醫生他住在温家莊到有許多温性也唱有一

個草登茄入腎除冷有一個高良姜煖胃止疼有

一個覆盆子固精煖胃還有個蓮蕊見去把寒攻

有附子能回陽遂寒益胃有烏藥理腸胃順氣

調中胡蘆巴益胃火茄疼有功吳茱萸煖肝腎也

治腸疼自就他是性的奴婢亦且不少唱有一個叫麋麝^温

香善開心竅有一個小茴香理疼煖宮還有個青木香

亦能散氣白檀香定霍亂又治必心疼白我若到他門

首假粧偶感風寒尋些生姜發散乾姜煖中他就

是沒藥見治我損傷我不過舍這一幅陳皮膽只當

關：脾胃呼我又想起來他那裡有一個麻黃最是

不好的他會行病治病出大家汗來又是根見是

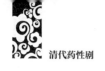

家止住汗眼他又偏好治人鼠嗽倘忍听我咳嗽一聲

他必要舉動桔梗偕上他五味子一齊治我罷之唱桩

頭痛假咳嗽還要細辛我咋日川樹根一傍所過要止

瘇散寒風暫停住補精血益腎宮还要蓯蓉我將

欲補命門可借肉桂胡桃肉補命門也算有功汗一個

續断見傷折能治生精血補崩漏还有鹿茸韭子

兒能肋陽且醫白濁虎骨見壯筋骨能去毒風白

我今日在此胡説一會去了多少的冷痰若是秦椒必

将風冷俱去但是我虫疼又發唱且在此樹根下歇之

再行 白蛇烏蛇先上塲舞蹈然后面回身

一变小旦扮白蛇上塲訂

生来本領寔不差瘫

痰癥疹未行咱苦問奴家名和姓群蛇隆中稱白

花正旦扮烏蛇上瑪引學耒武藝最是高瘡瘻

不仁皆能療苦問奴家名和姓群蛇數中呌烏稍

二蛇相見問白　妹二今日出洞有何事幹　白蛇唱　我誤吃

蟹爪甲傷了胎孕列今日尋艾葉止漏安　烏蛇白　妹

二呼孕婦忌用的東西你就忘記班毛水蛭及蛇

虫烏頭附子配天雄枳定水銀至巳豆牛膝桵

柳共蜈蚣三稜芫花代赭䗪大戰蟬退黃雌雄

乎皂芒硝牡丹桂槐花牽牛皂角同半夏南星異

同草瞿麥乾姜桃仁通硇砂乾漆蟹爪甲莪

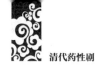

花大黄俱失中這都是孕婦忌用的東西妹々何不

留心白蛇問白姐々今日到此有何事幹烏蛇唱有一人逐

邪風放了赤鹜前我要去尋白艾連治金瘡起对烏蛇梔子猛然

白好妖孽々好妖孽子古石灰止血拌着韭根搗干杵抹到

傷口手紧揑治金瘡甚效提你尋我梔子有何益

又对白蛇説好妖精安胎雖然艾葉好加上阿膠始見靈

又揩白蛇止漏血補氣嬴你要我梔子終何用終何用説

我看你白又个個婦人你好像唱像一個紅豆蔻會治

又揩烏蛇説我又看你這一個黑々的婦人眼珠上有又

一個紅圈兒你好像唱像一個紅豆蔻會治吐酸对

白蛇唱

這一會我想你木壯蠣治我遺精 白蛇唱說你

是個兔絲子也治遺精 栀子又對鳥蛇說唱 我想你巴

豆見破木開積 鳥蛇唱 哎你若是有血積煎你歸尾

尾 栀子又對白唱 你的頭白木見真、好看逼真是能

健胖燥湿消痰 又對 你兩個這酸貨見唱都像是

醼末醋補益消腫 鳥蛇問 妹、呼你看這孩子竟将 白蛇說

你我調戲咱就来賣俏 将他引到洞內把他吃了罢

白蛇說 待我哄他一哄 白蛇問栀子白 你這孩子往那裡去的

栀子白我主人叫我請黃醫生去裡 蛇白 黄醫生在

我家裡 栀子白 你哄我哩 白蛇白我說的是宴走話你跟

我兩個來罢到那裡還有心意里（思）

好呼吾他二人眉來眼去別的我魄散魂飛想是他（動梔子自白）（二蛇眼内送情將梔子引）

是心上有了我了不管是不是我且跟他去臊々皮見梔子

（又轉過白）我去二蛇眼内傳

你來梔子你家還有甚公人（情白）

（二蛇白）就是俺二人唱听此言喜的我渾身發軟他好

是棉子仁能治癰軟到那裡陽起石興陽頑要我

還要吃人乳澌補腎元那怕這劳嗽病血發劳怯

敖理嗽血痰動还有紫苑（行白蛇唱）梔子跟二蛇叫梔子跟我

來穿山甲過消癰腫理痔漏透毒排膿你好是益

母草女科最要胎前內正用你去瘵生新（乌蛇唱我）

今日送玝你紫河車內補虛損治劳療培養根本

你好似無名異金瘡最要止疼療傷折生肌有准

白蛇對梔子說　玝了你且在石岸下歇的一歇待俺先進去

鑽進去了想是他把床褥鋪就唱然岌挽要請吾

石韋通他小便還要用蛤蜊粉治我遺精白郆怎

広這時候還不出末想必是裡边有人我就此藏的

一藏這正是有缘千里末相會無缘對面不相逢

第四囬　金石斛降妖

斛上場引

小武生扮金石斛上場引

初步青雲氣象雄胸藏韜畧耀當宮

益陰定志補虛怯煩熱煎除贅化工白小生金石斛是也

我昨日在郊外尋那史君子要治小要見疳疾只見洞

裡出了一道黑氣我用赤箭射了一箭竟把赤箭拐去

我今日精滑馮痢又想尋那赤箭石脂少不浮帶上鬼

箭再尋蕪荑把這些邪風惡虫一盆治去呀我還有一件

室貝叫名頹知之遇毒作聲善於殺虫我不免帶頹首去

嘗頹知子緞頹中遇毒作聲這室貝善殺虫萬戴晉

名還有那黑虱室貝諸虫皆避雷凡見除積熱也會

殺虫 桃子出頹現着 金石斛看白 一石岸下甚廣妖邪待我一箭射死子

猛跐起白我不是妖邪我是人 金石斛白 你是人你来這裡做

甚宏梔子白 這是我家親戚 金石斛白 你越發胡說
了這裡並無人家居住那浮用有你親戚你說是
話不說實話我一刀將你殺一死 梔子白 我在此不敢說
金石斛白 你來這裡說梔子白 罷了我實說罷我原
在楝根下歇了一歇遇這兩個婦人他說黃醫生在
他家裡他叫我跟他到些 金石斛白 他還對你說甚宏
來梔子白 那花白的婦人唱他說是吃蟹爪傷了胎孕
又說是尋艾葉止漏安胎 梔子又對說那穿烏的唱他
說是逐邪風散了赤箭又說是尋白芨治他金瘡
金石斛唱 听他說那婦人中了赤箭好像是服鈎藤

285

治我凄痰那葫芦治的我中滿鼓脹恨不得使連翹

治我腫痛白你當那兩個婦人是甚宏人那是兩個

妖邪咋日把我的赤箭拐去令日正要尋他他又把

你哄在這裡他要吃你裡梔子說兀呼相公快忙救命

罷（金石斛白）起來有我在此大料無妨（烏蛇出頭看急呼）（白蛇說）

妹妹我的冤家又來了咱兩個乘利把他當飯吃了

罷方說完預知子便作聲起來真個有了妖邪了

金石斛猛然看好妖邪那裡走逻我赤箭再用這鬼

烏蛇唱

箭羽剃你妖邪虫（烏蛇唱）我咋日不妨你中了赤箭

你今日爲甚宏又來唬人化穀食消毒氣咱大蒜

用石膏清胃火治你牙疼，（金石斛唱）好妖孽且慢說只

你兩個你就是栝子兒補心定悸若是我消瘰結平

肝破滯定然要那利刀揭你青皮功烏頭去嚴冷

風濕並治用白微治的你人事不知（白蛇唱）說着話惹

的我鼻中流涕有香臭不能聞還要辛夷且把你當

萬花安排醒酒那怕你使水蛭打胎去瘀（烏蛇瘡呌白蛇）說

妹妹你仔細看他好像金石斛一身棍氣最是不善休

吃了他的虧妹妹不信問他一問（白蛇問）你是何人（金石斛的）

我是縣學中一個武秀才有名的芳生金石斛是

也（白蛇說）我看没有一點儒氣必是不通（金石斛的）你恐

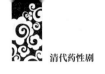

見我不通宗師考我的時節他膀胱腎火小便不通〔白蛇白〕通便是我

那有通草兩篇把我進了怎見我不通

別人做的〔金石斛冷笑白〕哈哈他兩個一身妖氣也笑話起來了

〔烏蛇慌叫〕妹～呼他果是金石斛青便怎広處〔白蛇白〕姐

姐救心妹～有麒麟竭管叫他變他化麒麟撲向前去

嚇的他將他嚇死烏蛇的這等說吾也有蜈蚣金蝎一

齊放出定治他口喋臍風〔白蛇說〕如此即各顯神通便

了〔二蛇念咒作法栀子白〕相公你看他兩個卿～喂～不知說些甚

忽然麟麒跪出陶跟全蝎蜈蚣〔栀子白〕乎不好相公

快忙逃命罷〔栀子拉金石斛下麒麟蜈蚣全蝎一齊去白蛇白〕姐～你看他兩

個逃命而去你我隨淘赶起他（二蛇跟下栀子金石斛白）

這二蛇跟下栀子唸上叙白

這二該怎二処處金石斛白吾想此種異獸世間那有

必是邪術作怪待吾用長砂將他鎮住麒麟跪（金石斛用長砂打倒）

在旭栀子笑白哈哈二這個異獸現出本像來了紅二的

好像一塊紅花膏（金石斛白）待吾看来這原是麒麟

血竭去瘀和血大有可用快忙攺了嗳呼嗳呼這是

怎広說栀子白那金頭蜈蚣暗二咬了一口那全蝎

又螫了一剌好疼二二（金石斛白）快取胆礬用唾沫調搽

則疼痛立止（二蛇起上同白）你這先生那裡走（白蛇唱）你

好像牛黄見治我痰燕又像是天竹黄治我驚風

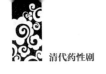

有礫石那怕你是個蹶漢白蛇咬一口送你基中（烏蛇唱）

你好像皂礬兒治我黃疸又像那木鱉子治我瘡

癰有三稜那怕你腹積堅硬我烏稍使之風吸你肚仲（金石斛白）

你兩個越發是蛇精了（唱）取鬼箭前先治你腰

腿疼痛再放那鶴虱兒殺這邪虫定驚馬癇去邪風

還要蟬蛻定交你風痺去求我寄生（烏蛇兩妹：不好（白蛇說）

了我有些渾身發癢（唱）鶴虱兒咬的我只實心慌（蛇白）

唱我身上好像是也有鶴虱咱兩個急忙：且回洞中

梔子問你看他兩個都鑽進石洞去了（金石斛唱）趕進石去（石斛白）

要治他風濕疥癩我定要趕瘓陽尋他蛇床（梔子白）

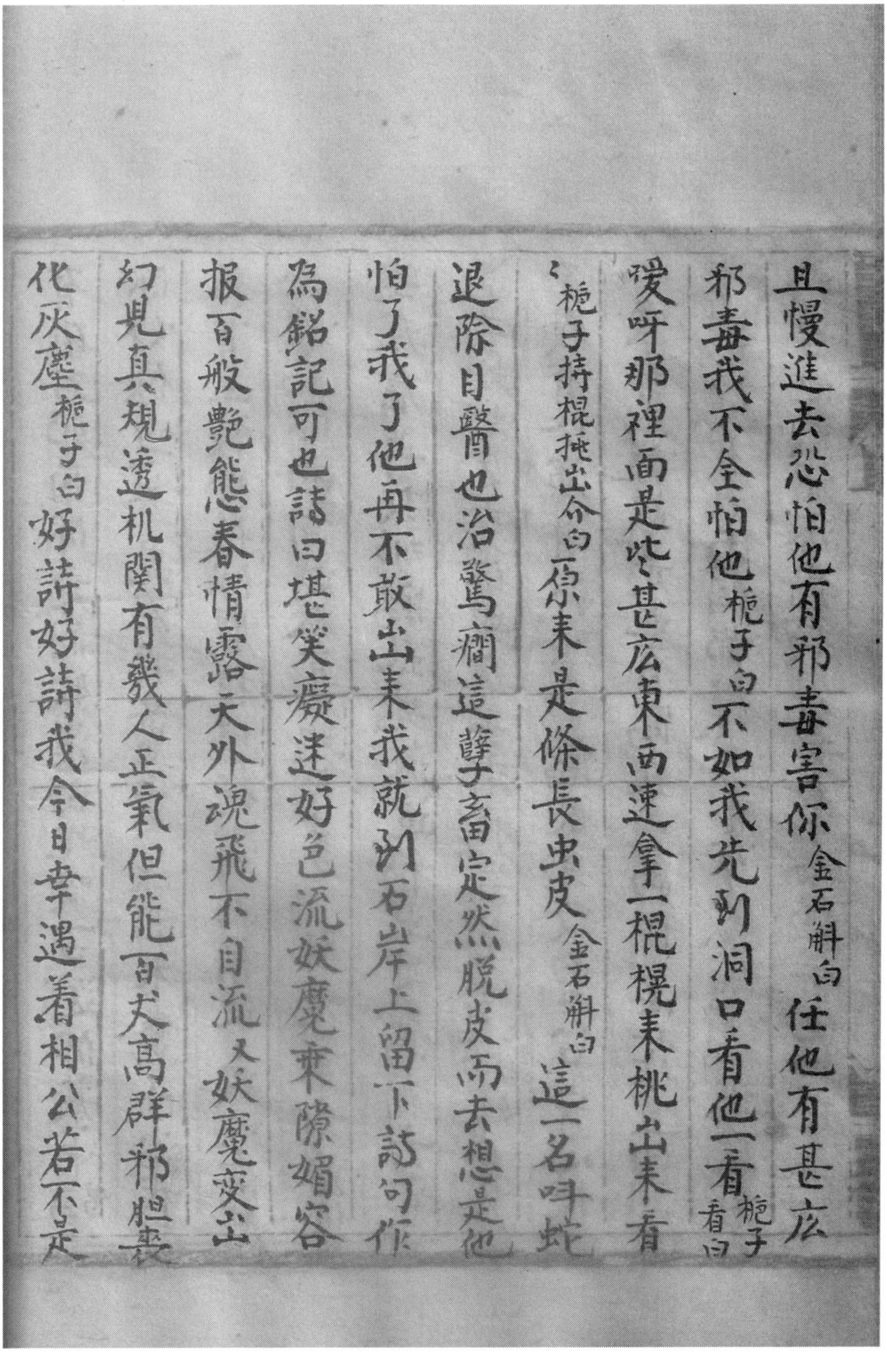
且慢進去恐怕他有邪毒害你金石斛白任他有甚麽
邪毒我不全怕他梔子白不如我先到洞口看他一看梔子看白
㗳呼那裡面是些甚麽東西連拿一棍槐來挑出來看
〻梔子持棍挑出介白原來是條長虫皮金石斛白這一名叫蛇
退除目瞖也治驚癇這孽畜定然脫皮而去想是他
怕了我了他再不敢出來我就到石岸上留下詩句作
為銘記可也詩曰堪笑癡迷好色流妖魔乘隙媚容
報百般艷態春情露天外魂飛不自流又妖魔變出
幻見真規遵机關有幾人正氣但能百丈高群邪膽喪
化灰塵梔子白好詩好詩我今日幸遇着相公若不是

相公白。的叫他把我害了多謝相公梔子叩謝金 請

起梔子問白 請問相公方纔你說是縣學中一個秀才 石斛白

名叫金石斛我甘草爺。有一位門婿名叫金石斛莫

非就是相公広 金石斛白 正是你是何人梔子白小人是甘

草爺。的奴僕名叫梔子 金石斛白玕此何故梔子白姑爺

聽來唱逐木寨山了四大賊冠要殺我姑爺娘押寨

戌親害的他父女們成了病了纔交我溫家庄去請

醫生 金石斛怒唱 听逗事不由我心頭火起我定要尋牛

臘治他頭風白吾想深山散府有一威靈仙是我的學

友他的神通極大你隨我速去請他先平賊冠然浅

再請醫生也不當遲 梔子答白 是了 金石斛詩白 草蔻穿

山甲異鄉心操狼毒騁紅娘尋仙若展玄精藝定剝

腹皮木賊傷 二人同下

第五回威靈仙平寇

正生扮威靈仙 驅風壯骨千年健益腎興陽已戰天若
上塲引

要宣風氣浔順必浔尋我威灵仙 坐白 想我在益石山

從師學藝學會了驅風放火人就號我為威灵仙

只是我凡心不退不願在山下的山末身有微恙恐不知

如㒵好唱那杜仲理腰痛壯骨強筯鹿角膠補
何 下山

精血益腎有功川牛滕理腿疼能通消淋止吃個陶菓

兄之药補中再见壮坏山桑脾陰有益坐刋那況吾

木醉逆暖宫百叫槟榔我今日身上少安你共我消

張逐水把寸白虫殺了再請你二位奶_山来（丑扮槟榔）白

奶奶爺有請（正旦扮紫石英）百般武藝六我都通善（上引）

療驚悸孟怔忡世人有害崩中疾正該請我紫石

英吾乃紫石英是也（贴旦刘寄奴上引）百般武藝還屬我

散血療傷敗毒火世人有害金療者正該請我刘寄

奴吾乃劉寄奴是也（威靈仙白）夫人請坐（二旦合說老爺）

喫奴有何話說（威靈仙白）我今日寒邪犯胃嘔吐作痛心

内有心霍乱腹中又嫌泄瀉這該怎広着（紫石英白）

老爺今日之病必滑那止嘔散寒健脾除風之藥統好

唱你吃些紫蘇子葉散寒下氣你吃些香需見去?

暑氣你吃些川厚朴理疼消脹你吃些白扁豆益脾

和中劉喬奴白還要那滲濕和胃止瀉定乱之藥燒好

唱你吃些烏梅肉治些暑氣你吃些藿香葉定乱止

疼你吃些大腹皮利水消脹你吃些白藥茯苓滲濕

調中紫石英白呼這一會我身上也嫌發冷想是偶感

風寒我又不肯使錢買藥這該怎広呢有了唱喝一

碗葱姜水散些風寒再吃些萝卜見去~膨脹 劉喬奴白

太太呼吾看你舍命不舍錢也是個甲臭頭紫石英白

你擡說金石斛想干問上白洋唱 急忙~來到了感府門

首我不光上前去問他一問白誰在這裡檳榔上白我爺

~正在媛宮共你二位奶~叙話 金石斛白 快忙傳稟就

說我刅檳榔白 少待檳榔進稟介白 敢上爺~門外有一金

迴避請他進來看他有何話說有請檳榔退下有請

相公要見 感尋仙白 夫人金相公是我厚爻友你們不別

相公白金石斛 梔子你且少跕待我進去 金石斛進見作

哥在上小弟有弟礼二位嫂~弟也有礼了 感尋仙白賢

弟請坐吾看賢弟面邑倉黄不知所爲何來 金石斛白

大哥听我道來唱 逐木寨山了 四大賊寇要聘我

甘小姐押寨成親弟特來求大哥去滅此恨剔了

他烏賊骨好帶崩　威夛仙發怒怒唱　忽听說這狗杞陰

興起我今日有貫眾殺這毒虫聞著他頭疼痛想

要白芷定使個独活見逐這邪風拿著我伏龍肝

治他吐血傷折了骨碎補我藐能行白這一會急的我

渾身是刘覺藥快許多即随賢弟前去可也　紫石英白

老爺且莫去唱你今日傷風寒還要防風我有那

人參見補你元氣我有那明玉竹也益肺津我有

那製首烏滋陰補腎還有那白茯神你且妥神

刘寄奴白老爺你且是怒唱你今日傷湿熱也要防己

我有那川草薢能去風濕我有那皂膠也壯腎陰

我有那還有結猪苓利去熱有枣仁叫你睡且宜養

心〔感多仙白〕夫人休功是我去心已定了〔旦合說〕老爺阮

然如去心已定奴家也要前去到那裡與老爺助的一

陣奴總放心〔感靈仙白〕如此甚好唱叫一声利便的火麻能

仁〔火麻仁扮馬童上云〕有〔多仙白〕快捧那壯陽的千里海馬

速取那玄精石救陰前行〔白〕金腎弟請来同行

金石斛白請〔感多仙白人扮金石斛〕梔子同下生来性烈刀

黑淨扮海藻上塲引

最猛大花面扮大戰上塲引破木消腫本刀夫〔二花面扮芫花上塲引〕

王道不行尚霸術〔三花面扮芫花甘遂〕十枣神祐稱

上塲引

豪雄 白吾乃海藻是也 吾乃大戰是也 吾乃芫花

是也 吾乃甘遂是也 表名以畢即 对贴開海藻 眾賢弟吾前日差

人典甘草遂去聘礼要娶他女見成親竟被他搶

白雨田這便怎庅處 眾咎 大哥他既不從親該

准備馬匹多带人役將他女見搶進寨来典他成親

也無可奈何 海藻白 此計甚妙今日前去 賊使詭上白 大

王不好了威多仙領着两個夫人儘力發表要功水

寨 海藻白 好呼我正要搶觀他就送上門来姜黃

泰芃听令 同上白 姜黃泰芃 同候大王 海藻白 威靈仙領着

两個夫人儘力發表要功水寨快忙搶来吾好典

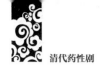

但求觀姜黃秦苀同坐……滂令兄弟說　大哥還等滂巧

就該預備賀礼貌　是（海藻白既然如此請進上四題同下姜黃）

姜黃唱　咱大王他要想总力成親　秦苀唱　他那嬈峨

靈仙亦曾橫行姜黃唱　他好像姜活見叫我出汗

秦苀唱　他好像紫草見發我痘疹　姜黃唱　我只怕失

了血三七總止秦苀唱　我又怕氣不同屎尿直流（咸ﾖ仙迎住白）

来者何人敢犯我咸靈仙追趕界姜黃白　听講老爺性最

烈消腫又破血你若心腸疼下氣尋老爺老爺姜黃

是也唱　你若有珍珠見兔受驚癎省的我尋川苀

治你頭疼（ﾖ仙怒白）　你這苄蔻唱　去寒積理脹疼拿

你草蔻治血崩止吐衄搖你芋根 药仙又问 你是何人

秦艽白 老爺善驅風逐水有奇能你若肢節痛先

問秦爺的名老爺秦艽是也唱你若有好金泊

免受驚攪省的你黄疸了還要茵蔯 药仙怒白 好狗

十唱壯腰腿我定要剝你狗脊摧膏藥我還要

揭你狗皮 二人相战 姜黄唱 我今日寧肺咳與你百合 药仙唱

用木瓜治的心恍霍亂 秦艽唱 我今日止吐血與你藕

節 药仙唱 用馬鞭打的你破血通經 相战二面姜黄 這唱

說我姜黄兒性情猛烈誰知我叫這裡竟不能行

少不的下氣兒去尋臂金 秦艽唱 我秦艽養筋血

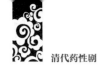

凤熟能罷罷知那感多仙竟是敵家少不的出營馬搦

往来天胆姜黄幕先敗四　姜黄秦先進　海藻上場白　耳听好消息眼覌報提旗　海藻坐下

大王在上二將交令　海藻問白　勝敗如何　二將全答　見禀白

敗回陣来　海藻怒白　唉那是土木草人你也殺他不過快

請你家大王　二將白　有請衆大王　大戰甘遂芫花三　大哥將　人同上白

弟喚来有何話說　海藻白　賢弟那嬈二將敗回營寨

誰你我出馬　唱　割来他仙靈皮補陰益腎還叫他求

海藻去治瘰癧　三人全唱　大哥咱今日要治他腸風亦

帶我定要剝取他樁根白皮　海藻白　衆家快忙上馬　冠四

上馬去叫下城多仙與二夫人　忍听說那水寇也敢出馬我就的高　全上多仙唱

草上望々賊形白夫人隨我来　靈仙興夫人在高處望哈々
見賊冠多仙笑唱

々吾看他一個々賊脚賊手也迎散除熱渴顯他蘆

根他就是破積血雄猛有力我定使剌蒺莉治

他眼睛白夫人听令望紫石英白　你一面起焚蒼木香望劉寄奴

白你一面駕起蘇禾火二夫人全應浮令紫石英放蒼木姻説

唱我再用安息香逼除邪惡劉寄奴放火説蘇木性亦烈

米浸汁專能治目育捷来先燥脾除濕最為良

專治人撲跌輕剉通其經重剉破其血唱我再用

夏枯草散血消癥四惡同回好姻好姻好燒好燒全唱

這那有寒水石塗我燒瘡川叫咱無處聯同趁

九衆口部二元帝了江四　夢弟你看這應戰冠盖行燒一死

你速到甘府完婚期大事吾便辞别而去了（金石斛白）

小弟感是不盡了異日登门叩謝送大哥（感灵仙又鳴賢）

弟請（感灵仙下塢石斛）（栀子坐白）栀子那裡栀子跑上白好戰好戰駭

的渾身是汗好藏好藏駭的我幾乎脱陽前日我

姑爺說感灵仙神通极大竟是不錯但是我心内有些

驚慌庅下有些滑瀉這該怎庅樣哩唱用故紙益

腎火煖腰補用殭蚕再治我急慢驚風（石斛怒白）這

奴才他往那裡去了（栀子答应）来了姑爺說甚庅（金石斛白）

這請醫生的事見就忘記了庅還不快去（栀子应白）

是小人去了〔梔子下塲石斛白〕梔子請醫生前去我不怠〔兒〕

剉甘府看〻小姐病休何如

詩　罵聲賊寇太輕狂　只落巫山夢一塲

曰　射中雀屏天有定　關雎豈是妄歌揚

　　第六回甘府投親

甘草上引〕人逢喜事精神爽夢未愁腸爐睡多自老漢

甘草是也我女兒身染重病前日呌梔子去請醫

生則于今尚未囘来好不煩燥人也〔唱〕我吃㐰〻天門

冬〻光清肺嗽〻再吃㐰〻銀柴胡暫退骨蒸建蓮肉

清心火醒脾須用吃幾杯甘松㴱解䗶和中〔金石

斛上〕

来此以是甘府門首了我不免上前去問他
一聲裡面有人応 甘草笑白 這就好了木香快来 木香答応
来了爺々説甚麽 甘草白 外過有人叫門想必是梔子面
来了快忙開門去 木香答白 慌的 木香開門介 呀你是
何人 金石斛白 往裡傳禀就説我金石斛前来投
親 木香白 少待 木香進門禀介 爺々外過有一金相公前
来投親 甘草白 是你姑爺到此請他進来 木香出門介
裡邊有請 金石斛進門 岳父在上小婿拜見 甘草白 請起
坐了叙話 金石斛白 告坐 岳父身傍可好 甘草白 罷了賢
婿一向作何事業不期而来必有緣故 金石斛白 容稟

唱我那日在沉傍遇見妮子被妖邪纏住他幾乎脫

悶我用那鶴虱箭將他救出方纔說溫家庄去請

醫生他又說逐水寨山了賊寇要聘他甘姑娘押幕

成親听這事不由我心中發怒速搬了威靈仙纔把

寇平他上那溫家庄請醫前去我今刋寶府上卜結

完婚甘草曰既是這樣且刋舍下歇住幾日待小女病

体全愈然沟成親你夫婦大礼金石斛曰全在岳父甘草白

請到書館甘草金石斛同　好呌他要娶女貞子急補腎
　　　　　　　下木香唱

水我就到東籬下速報佳音木香呌至東籬請姑娘
　　　　　　　　　　禀白

菊花粧病形上塲引　噯每日間肝火動那有佛手金相

公想的奴步也难行縱有那好燕窩善補元氣奴

也是懶餐他痘不發生白請姑娘有何話說木香答白

姑娘不燒我姑爺前来投親菊花白他在那裡木香答白

現在書館 菊花白 當真広木香白那個哄你不成 喜白

好呼唱好像綠升麻能散風湿熱喜的奴心花放頭

也不暈真個是簿荷桑能清頭目犀牛角解心火

大有奇能白叫木香快取菱花鏡待姑娘梳便了

唱整正青綠髮能止血漏盤成了水磨雲風飄

桂香有官粉理虫疾佳人儒面儒就了開月貌仙

女臨儿戴幾朵金銀花腫毒能去宰一件綠豆衣熱

毒何妨叫木香快醒脾請你姑娘爺叫他叫金線樓

叔〻家長白木香附耳耒快去速耒休交你爺〻知曉

木香亚白曉的菊花喜白妙呀唱時皆慕月不明燕〻人

看見會一會金相公綫顯夜光他若是急性子即（上場白）木香引金石斛快耒

速耒列功去了癥瘕病奴綫心寬

罷我不去了若是你爺〻知曉吾就有丹皮耒也難

清他的肝火木香白您宏叫皮面（丹）（金石斛的）羞的吾面

色發紅豈不是丹皮面宏木香白姑爺〻呼你那曉的

根深不怕風動樹正何愁月影斜你耒罷列了你且

少站待吾進去禀知姑娘（金石斛白）了环姐〻你去快速

来〔木香白〕姑爺你也太性急了〔木香進門恢声白〕姑娘覆耳

来俺姑爺扣了〔菊花白〕快忙有請〔木香出門自〕噯呼々只

說吾是性急子誰知两個比吾還性急待吾洒笑一洒〔他〕

笑〔金石斛白〕了还姐出来了你姑娘說甚宏〔木香白〕我姑娘

說你好像有了疝氣就不用大茴香也該用小茴香〔金石

〔斛白〕這是怎宏說〔木香白〕我姑娘叫你回去哩〔金石斛白〕罢

了我就回去罢〔木香白〕吾是作玩哩〔金石斛白〕噯這是甚宏

侍候還要作玩〔木香白〕隨我来這就是吾家姑娘〔金石斛白〕

〔斛白〕這是小姐小生拜過〔木香白〕吾姑娘也有一拜〔菊花白〕其

你姑爺看坐〔金石斛白〕請坐請問小姐貴恙可曾全愈

否菊花白病己愈只有逐木賊出了賊寇要要奴家〔金〕

成覩相公快忙共奴作主〔金石斛白〕小姐那燒我搬未威

靈仙己將四冦平滅終訪你甘府投覩那賊冦只以落的

盡水無風空作浪〔菊花对白〕繡花有色不聞香多謝

相公了〔丑扮木賊草輕步上引白〕吾乃木賊草是也吾在巔頭山常

見兩瞳人日在晶明池玩耍竟被那眼妖邪駕起雲

醫將他蒙住是吾心中不悅喑將他雲翳盜去綿把

那瞳人救出人就弥我為木賊這也不題間說甘草

老見有菊花小姐旁色可愛令蛻跳進他府憎共

小姐配合偷盜他吧障蔽之物豈不是美未此已

311

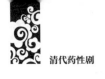

是吾便越墙而过〔木贼跳过墙去〕又白〔木贼跳过墙去〕呼天色黄暗两眼看

之不真也不知甚玄地才待吾那夜明砂将一耀便知

分晓好呀这正是东篱绣阁怎玄这般将候灯尚未

熄待吾听他一听〔木贼暗听甘草女儿身染重疴叫我睡上白〕

也难安眠生就的傲霜枝岂敢败残不辞劳夜半裡

东篱去看甘草看木〔贼惊白〕呼那绣楼外黑隐隐的莫非是

个贼人宏待我问他一声唛你是个何人在此〔木贼躲在一傍〕金石斛在此〔甘草白〕我问的是贼

石斛蜿在惊白小心媚金石斛在此

那个问你看那贼想必是来盗汗快取霜桑叶

将他那住木贼听说却跳墙而去不好了越墙而去了〔金石斛白〕〔甘草惊白〕

岳父不必驚怕小婿在此大料無妨甘草白又驚咦你不

在書館叫此何故金石崩怕前三三来拿賊甘草怒白咦

谷白

你甚宏是来拿賊依我看你就是賊首好惱好惱

你真是唱鴻肺的桑白皮全無血色止血的棕棕桐

皮有千層菊花白木香快請你爺三三来木香白爺三

我姑娘有請甘草白我正要見他甘草進门怒白好奴才

你做的這樣好事木香從傍劝白爺三呼喝我姑娘他

本是明目俊秀他總與我姑爺結下良缘就等候

月重陽玉蕊開放那特節蜂採去也要蜜醋摼不

如白歡他趣早成親防備那慾火勃腫毒来纏白

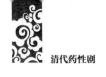

爺～呼你再思再想 甘草笑白 哈哈～我今日心氣迷知

識朦蔽有你這石菖蒲總把竅開白 快請你姑爺

来 木香出門白 請姑爺 石斛怒白 我是個賊首請我做什

玄我不去 木香笑白 唔嘻嘻～姑爺呼令娘正叫你做賊呢 木香將金石斛用手拉進門 甘草賢婿老

你来罷你快去罷 白

夫吃了幾杯悅洽醉牌亂性多有污罪 金石斛白 好說

老夫看来當此日完婚之際你夫婦正宜配合 木香

撒闹拜芭請你姑娘拜華堂 木香白 請姑爺姑娘一

拜華堂 拜堂已畢甘草白 木香掌燈来送老夫面吉列明

日再来排逕 木香送老夫面吉列明白 燼的 木香掌燈甘草 昔日結成泰
木香掌燈甘草出門白

晉好何妨鸞鳳下粧樓 木香甘草同下 嗳好悔氣呼 菊花唱

相公非是奴菱零草清香可愛也要你三春郊 金石斛怒白 快喜

鬆肌你若是配清香還須三柰爲甚宏怒不是惜

惧佳期 金石斛笑唱 好呼吾好像痘疹家犯了紫瀟

可喜你嫩紫草活血有智 菊花唱 奴不是遏粉乾蒿卿

以解渴豈像那靈芝草自古寧稀 金石斛白 小姐你

也太謙了唱我愛你桃花面破血消積我愛你福龍

眼養血歸脾我愛你金蓮小能解煩热我愛你盉

蛾眉瘞闊立起咱就狍象平床生肌治漏少不湣

用龍膝入巖通門 二人楼抱下塲

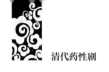
第七回　紅娘賣藥

丑扮紅娘上場白

當今終日在外他人常來討債拿

上他幾樣藥材且往醫家去賣換上幾百銅錢買

來些肉菜他就是偶而回家大料無甚妨碍白吾弓

紅是也只因我家主人終日在外抱藥家下沒有一文

銅錢使用他也不知我只得拿了他幾樣藥材送到

黃醫生家去校上幾百銅錢買些美味來吃便了

唱買幾個鮮鯽魚煖煖胃氣買一隻白鴨兒補

虗羸取一壺好黄酒調經和血秤一兩頂細茶明目

清心買幾個山查菓消肉積喫吃些冬瓜子益

脬和中他就是回家来问吃何饭就说是吃豆豉解

熱散風 紅娘下桅子上白 嗳我刣受了許多驚嚇還不

知那黃醫生在家没有且在街上等一個人来問他

〔問呀那壁廂来一位娘子我有心問他一聲又恐怕

是妖怪出等他刣来我先詐他一詐紅娘上我今要

去黃醫生那裡送藥但是這些藥材俱不要緊

遼不知他要其不緊要 唱那黃老身除壅热不肯留

下我定要破血積纏他羡术住白桅子通噗而前来者

莫非又是怪物庬 紅娘怒白你這孩子好生無礼竟

罵老娘来了你若罵娘我見子現害脱肛唱我呌

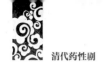

人拿利刀切你臠煎頭叫我見研成末好塗悅肛栀子曰

做生意的人要和顏悅色你看你像甚宏樣光景

紅娘怒曰　老娘樣子不好你快々甚老娘爬開娘還要丟

賣藥吃栀子曰　你有甚宏藥我正要藥哩紅娘曰你又

不是醫生你買甚藥栀子曰我要吃哩紅娘曰你看你

這個樣子像個吃藥的人不像栀子曰像不像你莫听

人說窮漢吃藥富漢還錢紅娘曰你曰吃不成栀子曰

不是白吃這是無錢紅娘曰你既無錢何不吃那不使錢

的藥兒哩栀子曰不使錢的是甚宏藥兒哩紅娘曰你問

那不使錢藥宏听我道来唱你吃心人中黃苦解热

毒你吃些人中白能治牙疳還有那白丁香能破毒結

還有那兩頭尖也治頭風還有那童小便渐陰降火

還有那五靈脂調血止疼還有那望月砂退翳明目還

有那糞中坦腸結能通 栀子曰 這等說起來你竟是

叫我吃屎喝尿宏 紅娘白 你不吃屎喝尿那有許少

舆你白吃栀子白我是有一點要緊的病 紅娘白 你有什

宏病栀子白我不好說 白 紅娘我燒的了唱想是你小便血

要吃小薊想是害瘰疬要吃土茯苓想是你害痔瘡

要吃槐角想是你清心肺還有那沙參你若是印肥

腫我有橘核你若是大薊瘟我有藍根 栀子曰 不是

不是我有些腎虛　紅娘白　你若是害腎虛還吃狗

腎梔子白　你越發罵起我來了　紅娘白　我說的是正經

實話唱　你若是吃狗腎壯陽補贏　梔子白　我不吃狗

腎你吃罷我是要吃藥哩我也不吃你賣的那藥　娘（紅）

白為甚麼不吃梔子白　你听唱　你賣的不過是澤蘭

桑通筳破血不過是妙蒲黃止血治山崩不過是浮萍

草治你瘙癢不過是桑螵蛸治你漏精白　我是要

吃你身上帶的那藥　紅娘白　老娘身上帶的藥刞有

許多只有你有錢梔子白　就把你身上帶的藥說來

我听　紅娘唱　頭帶着紅花見通筳和血臉搽着海石

粉陸痰壓驚鬢挿著紫菊花牡陽益腎耳掛

石榴陸止馮固精身帶著紫降遲腰

帶著青黛見肝火能清 梔子白 這等說来你身上

好有一比紅娘白比作甚宏 梔子白 我看你頭髮是鳥

鵿簪上帶紅花臉上搽海粉鬢角挿紫花紫降香

身邊掛石榴陸耳上壓腰縶著青黛見則也不差

不差唱你好像牡牛犢也會說話頭頂著上反長看

一個水角 紅娘白 這是怎宏說 梔子白 身材見則也罢了

就是有些榔大 紅娘白 好誠燒灰骨竟說老娘腳大

你没听人說腳大福也大陳穀爛芝蔴 梔子笑白 哈ㆍㆍ

我且問你那陳穀碾成米會些虛渢那芝蔴做成油

會理毒瘡你這腳大會做甚庅你說　老旦扮白冬瓜老漢　瓜上獨引

白冬瓜是也生来善驅煩燥忽听街前吵闹手拿着

一根楊栿出去瞧上瞧　見冬瓜坐作　嗳呼你二人都是幹甚庅　红娘白

事起手白我要去請黃醫生他攔住不叫我去　红娘白

我去要請黃醫生那裡送桑他攔住路罵我　冬瓜白

他罵你甚庅来　红娘白他罵我腳大　冬瓜白他就是這樣

罵你他説你腳大你珎家裡再趲上一趲　红娘手怪不

的人家叫你老冬瓜我看你好像一個老南瓜　冬瓜唱你

若是遇冬瓜解渴利便你若是遇南瓜發你瘡

根刈不如用猴頭軟你足骨橐小些叫他们腥脾

王瓜紅娘唱你越發老混帳了你就是有瘡膿孩

覑茶自然可增我盂非火害紅痢白頭翁何能必

顊能冬瓜唱唉是個大楓子專治芥癩你盂是附

子能去遊風論起來你兩個各自滚開粉梨去止

嗽痰兔受热蒸再不必刈此地多要胡荽反惹的消

穀食痘疹發生　紅娘白我今日真是梅氣桑材也会需

了叫他二人放了多少狗苑累了回去累唱行乳汁

却惡毒且回漏芦荂這我今日海南子逆水逻鄉先用

他玉簪根取了平齒我還要逐癆热褐他皂板　娘紅

借问老人家那黄医生在那裡

下梔子同冬瓜
作揖白

医生在那裡 冬瓜白 黄医生是我一個老鄰居他共

冬瓜白 黄

朋友何首烏同去治瘡去了梔子白你他會治瘡你

怎曉的 冬瓜白 他作了一篇外科賦甚是明公我雖不

能全記亦曾記的一二待我念末你听豈会陰疽亦

有陽瘡腫疼由於外感輕重關于內外所喜的紅

活高大可畏者氣血虛延先是解散分十全八九臨

特區處反貴張皇腫硬特艾矢為要潰破淘红好

最良然僅溝陰疽以艾火去腐肉以升丹又不若十

全兼補氣血而有盂不数日長肌肉而非常你听

324

此賦豈非治瘡的名手宏梔子白如今他往那裡去了

冬瓜白今早他二人說三笑三同行而去我也不知他往那

裡去了梔子白這等說來我也尋不見他到不如即速

回去罷冬瓜白你且慢去我對你說他還有六個兒子

唱一個兒叫黃連善清心火一個兒叫黃芩鴻肺有功

一個兒叫黃精大有補益一個兒叫黃香拔毒消腫

白你何不請他一位同你前去梔子白老翁那燒未禀

我爺爺知曉焉敢請他待我即速回去見了我家

爺在作商議冬瓜白既然如此老漢失陪冬瓜下梔子白

罷了回去罷又唱急的我兩腿酸難以存跕速速使個

鑽地風健步前行用松節吃虎骨兩腿加力跑的

我兩腿痛還要海桐我面去尋木香快．膈氣我還

要茄根洗我腳疼白来到了栀子唱我進了荳門冬

止嗽解煩且坐在青礞石定：痰喘甘草上嗳這奴才他

也不来了　甘草作見小白哦那不是栀子　栀子屍白你當是誰

甘草白你請的那醫生呢栀子白爺：那愰黃：著甚是某

㻛小人尋他不見　甘草笑白哈哈：：药也虀他不在即省

幾頓飯又省許多錢栀子白這是怎麽説甘草白栀子

那愰自你姑爺来到咱府你姑娘的即特全愈令己

拜過萱堂了栀子白這等説来我姑爺的桑方到

比那黃醫生的還妙甘草白胡說正是人逢喜事精

神爽情偏樂梔子白蜂採花心分外香甘草怒白打嘴

梔子白是了打嘴 梔子自作 打伏同下

第八回 金釵遺禍

金石斛上場引蟄屈鳳鸞棲枳棘 菊花上場引 終騰亮

鶴上雲霄 二人同坐石斛白 小姐令遂大丈之平吾有心上

京赶遂去求功名只是吾意尚不决間听人說鬧楊帝

有一决明先生甚是靈驗吾有心卜筮課不知你意

下如何 菊花白 任憑相公 金石斛白 既是這說小姐請

回待吾前去便末唱 因為功名事未决可否要吾

求益智子縮便固精来到了滑石街行：小便再吩

那闹楊市去决明（金石斛下丑扮草）決明上揚引　五行生父子八掛定

君臣白吾乃草决明便咧是自幼善治眼疾亦會卜

易人将我草字不题皆稱為决明先生宏今在大街

賣掛便将招牌掛出賺幾個接骨的古錢也就罷了

唱吾今日掛招牌原非吾味问掛的他来到豈是自

前草决明坐下是吾往前走那璧廂有招牌一面待吾（金石斛上白）

看来决明堂善卜周是易兼治眼疾想必是這就

是决明先生了待吾问他一聲你就是决明先生宏

不敢就是小弟請坐叙話相公邧来為着何（决明笑白）

事金石斛白　小弟原来为功名之事　决明答曰　待吾共你

卜来　决明接钱看挂　爱呼你不火就有杀身之祸还问

毕惊曰

甚底功名　金石斛白　先生还要细看草　决明曰　待吾共

看爱挂何如　决明又接钱看挂曰　这爻挂里面难有逢凶

化吉搮有恶毒缠身不成挂不成挂　金石斛白　这是爽

生挂礼决明曰　挂里不要请间　石斛曰　如此请了唱忍听

那决明子立挂吉凶叫我为功名疑病腹生我实

想用黑豆滋阴和血谁知他痔疮发还要尾松噓的

我魂不定去行小草少不得养心血还要归身　石斛　下决

明白　嗳三天未曾发市今天又遇此挂败兴败兴待

吾將招牌摘了專治眼疾去罷唱〔無論他風火眼〕

吾皆能治就是他有雲翳翳吾也能功白再不賣

〔了〕〔草決明下金〕 今天占了不幸呼小姐那裡菊花上白相云

石斛白

囬来了石斛白 囬来了菊花白你今日可是怎麽樣了

白

金石斛〔白〕是我占了一課甚是白不祥這功名事吾就心

白

淡了菊花唱 相公呼你若想折桂枝調榮和胃還

要你有遠志益智安神休听那决明于胡說乱道

繞頭你災升麻提氣上升白奴想這功名事乃爲

大事還要共你我叅ㄛ滴議有請叅ㄛ〔甘草上引芙〕

蓉花隨時開放消腫毒四季平安白請出老夫

有何話說 金石斛曰 今逢大比之年小婿有心上京赶

選不敢自專只得上稟岳父 甘草曰 賢婿有此遠志

老夫也不留行了 金石斛曰 這是小婿在大街上占了一

課甚是不詳 甘草曰 賢婿你没听人説算掛的皆没

根的斗俱是胡謅不别听他梔子 梔子曰 有 甘草曰

你姑爺上京赶考准備弓馬行囊即随你姑爺前

去 梔子答彦曉的 梔子下 甘草曰 賢婿穩坐草堂老夫還有

囑託 唱 聖天子開科選你今前去到訊上節飲食

起居潤防你吃吃 白蜂蜜解熱潤燥帶上沈积柑

子能治沈傷配吃吃 紅枣肉益脾和中胃取上志大

麦芽消食润肠住店将要目明沙苑适当無人處免

驚热壮你熊胆 菊花跕起 忽听説備弓馬附于前去要
背過唱

知那咽腫閉風火毒纏奴有心用菊沁將他晉錢真
背過唱

末是花綻放不敢胡言 相么這裡末
師末 金石斛就過去问令白

説甚玄 菊花白 西江月 相么既要赶選奴家豈敢恋情持贈

驚顛躭情即精神藥定赴瓊勝䢖 金石斛白 多謝小

金釵一枝持配带身邊芋店過除惡夢荒郊璧去

姐美意了 金石斛轉白 賢婿請坐 梔子上白 凛爺弓馬

行囊俱以齊備 金石斛作揖白 小婿拜别 甘草白 送賢婿

金石斛白 岳父請回 金石斛上馬梔子跟下 女見你看我賢
菊花甘草轉回白

婿壯懷忍舊凌宵志菊花对白菊花大勇還堪厚朴才白甘草

丹桂高攀蹈帝關菊花对白菊花甘草全下弥陀僧生青雲獨步上天台甘草喜白

好＼一個青雲獨步上天台扮店主上觸引菊花甘草全下弥陀僧生就的白

狼毒心腸但治疥濕客离婚用此信石下進了臺觸

管叫他命喪黄泉白吾乃弥陀僧的便是自從在姑

～菴害了梔子我其山慈姑逃門在外無處投奔就改

摸姓名在此地開了黑店一坐今日天色已晚我不免去

遼望一回那陀僧去門今金石斛梔子全上石斛唱離桑梓外中途水大風

濕雲嶺間日隊落两腿發酸白梔子向前去問此處

可有店房無有梔子答亓燒的此處可有店房亓陀弥

僧白 老客莫非是要投宿宏栀子答曰 正是 弥陀
僧白 請進

来就阴上房安歇 金石斛白 栀子今下
進 弥陀僧問白 相公可用甚宏飯

金石斛曰 飯已用過了只要明燈一盞曰 弥陀僧
小鬼計掌

燈来相公這是明燈一盞内有燈草数寸既是清
店主請回 陀僧�门墙
心又能利水你就歇了罢 金石斛白 説

嗳呼那位相公身帶金釵怎宏得我手有了单
箩二更將候一刀兩斷將他殺死這金釵行囊何愁

不玢我手就是這番主意了 弥陀僧下 姑爺我看那店
栀子白

主好像那弥陀僧他東性最毒必有歹心姑爺須要
防備 金石斛白 不必驚惶我自有主意了歇了罢 鼓打一更

金石斛唱　忽然間想起了眾位朋友有一個褚實貝子

壯腎明目有一個叫青蓋也壯腎宮還有個青葙子

除風退翳石決明理內障益治瘡癰眾兄弟朋圍

塌笋光奪目我定要顯奇能尤見精工　鼓打二更陀僧上塌撞鼓

忽听樵樓已打二更鼓了相公已想睡了待吾乎取

短刀上前動手便了　陀僧將門撥開　用刀剎去叫白　招刀金石斛閃過將刀奪住二人相打弥陀

僧下金石斛趕去不好了當真有賊須得躲避總好

吾就快去戊店尋他蜂身者有蔥白佳人必然見

艾叫他與我溫洗溫洗待賊風消除我再山来　梔子跑下

山慈姑扮娼婦上白　嗳自從那日来了個吃狗腎的嫖客

放着前門不走他将吾從門閬進闆的我腸風下血

不一時就他便了幾次洞泄吃槐花治之然好待吾尋

一尋槐子跑上一看见怎宏這座房內燈尚未息想必是

蜂房要避賊風待吾進去慈姑驚曰呼你是甚宏人快出

去你若不出去我就喊叫槐子揪住山慈姑怒曰你若喊叫吾

有怀慶刀一把定要将你一片一片切了吾且問你那個

店主是誰快說實話慈姑驚曰他之之弥陀僧槐子又問你

是何人慈姑答曰我我我是山慈姑槐子怒曰好個禿賊前

者在姑之庵你兩個幾乎把我害了今日又想在這裡

害我那裡吃我一刀吾既将山慈姑殺死就是那弥陀

僧也难脱吾姑爺之手待吾即速去看 梔子跑下陀僧跑 出立在高處大叫

白眾夥計快来眾将去那裡使用陀僧白咱店内住的

那個蠱虫破血消癥甚是利害大家動手共吾打了

金石斛跑上用 焰打 金石斛将眾計打死即速跑不好了他将戒力打来白 下异弥陀僧陀僧上驚馬白

眾夥計俱都打死吾刀那裡去藏吾有帽子一頂人皆

稱為圍魚盖善破血癥待吾藏在裡面梔子听見跑上白

嗟就藏在你娘庇裡面也要将你搜出要想活是

第不能陀僧用刀殺 焰刀梔子閃過大姑爺快来金石斛跑上 来白 叫声白 共陀僧相打

即将陀僧揿倒在扣白 你這恶僧爺爺将你拿住那客分

訴打碎你去下油鍋去罷 金石斛又将 陀僧殺死 梔子白姑爺咱既把

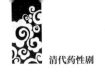

人傷害了就該連々逃去走到京中倘得一官半職此

莽罪案方消減　金石解曰　既是這樣快擡馬來　金石

馬白　今霄脱去金鈎釣　栀子對曰　他日還活玉爾至恩　下

第九囬　番鱉煎子造反

大花面扮番鱉煎子上塲舞白　哦　呼哦呼吾乃西番御丠前附

馬番鱉煎子是也生來秉性最毒又且力大無窮今在

西番招爲附馬改名又呼馬前子兵父王差我領定

人馬反進中原使出惡毒俱叫他吐倒而死天闌黄

道正好起程小番見待馬前去　番鱉煎子領定人馬奔下　呼

老旦扮飴餹跑上白

不好了唱我飴糖能建中大有補益不料我年高邁

也遇災殃番鱉煮子造了反不火就即嚷的我豨屎病

還要桔梗（白）快起快跑（小旦扮尼楞子上場連白）老人家你

惶惶張之所為何事（飴餹白）尼楞子你這孩子只顧哭一

家破血消藏你那慌番鱉煮子造反不火就即不好了

腹內作響我要出恭（飴餹跑下）忽听的老人家說了一

聲驚浮我痰火甚去尋狟星還有沁氣不調蘇梗（尼楞子唱）

須用再用些荔枝核速止疝疼（白）吾想那水紅花他

子幼毋嬌是我一個好鄰居我何不慌他知道也叫他

即速逃命末此已是快忙開門快忙開門（正旦扮水紅花）（小生扮水紅）

子同上開門介白是那個叫門（尼楞子白）嫂嫂不好了番鱉煮子

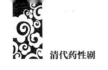

造反不久就叫你母子還不逃命罢〔尾楞子跑下水紅呌嘘

的戎水紅花魂飛魄散龍子見定驚嚇㾘也是狂㾗〔花哭唱

呌吾兒你慢々將我扶住省的那蘇合香理㾣花㾗

咱今日無熟地難以逃命叫娘眼紅淚珠不乾你

娘舅難善會烏鬢柴髮他是個沒食子家内

貧寒白這該怎宏樣有了〔唱忽想起那阿魏是你

仁叔他善會化痰飲權度將光咱母子快忙走投他

前去你共他同治㾗總把兒安你就是煩渴了還要

知母再休想且毋性去化燥痰白兒呼隨娘来〔二人仝下金

將軍上塲 石㵄扮式

〔舞白 聖德醍醐天罷淫王言綸綍國恩多未料

340

軍金名辭是也大比之年上京赴選行已中途吾將
店主殺死逃奔京都幸中武進士第一名皇上將
我分發四川大將軍帳下听用今日元帥陞帳品浮
在此恭候　紅淨扮大將軍上塲升君悉多雨露臣節壯
風雲坐詩曰勇力剛強氣象豪皇恩錫爵樹旌
標通瘵破結功勞重身黃裳拜聖朝吾乃四
川大將軍姓錦名壯黃外號大黃是也聖天子因我
有蕩滌邪寇之刀並除惡積之能將我封爲四川
將軍中原地界少有不靖我即東當西除南征北
戰決不肯少爲惜力令坐大帳帥字旗無風自擺

必有軍情大事報子﹝下﹞上白一心忙是當前兩腳快如飛報子告

進報子稟啟上元帥番蠻薰子領定人馬反進中原

將軍白下去再去打探好反賊唱他竟敢學螃蠏橫行散

血豈知我配生肌要剝鱧黃他就是刺猥皮能除痹

痛也叫他尋尋皮去治刀傷殺來他雞頭子固精有

效省的他眼爛了還要膽礬白金石斛聽令命你前

戰先驛連傳四營兵將撲次聽點　金石斛白得令石斛

傳令前營火兵聽點火兵奇左將軍聽名石硫黃白答有將軍

唱你速去用烈火燒他腸胃馬牙硝引礬火也有

奇能石斛傳令南川烏答左有　將軍唱你速去燒寒痺無

除風濕取上個雷火針治他腿疼、石斛傳令成營水

兵听点水將率查老將軍点名　離陸答有將軍唱　你連去遠

水府二便奇下拿住他冬葵子破血通閉石斛左營号

箭子听点（芳箭子奇老將軍　皂角刺答有　將軍唱　你連

去透膿毒治他腫硬多帶些、鬼箭羽殺逼邪虫点名　將軍

蕤仁子答有　將軍唱　還有你有草頭治他眼腫他名

是癲狂丁峽用鐵漿石斛傳令　右營壓粮兵听點壓粮

湿熱多用些、茨末仁脾健湿痊将軍点　馬齒莧答老

軍点名　禹餘粮答有　将軍唱　你連去運粮草堤防

有将軍唱　還要你塗癰腫謹防賊火路塗上水不

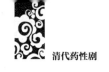

利快尋木通將軍点名副將枳實答有將軍吩先鋒

官令將人馬點就鞍門外放炮起營炮响三声人馬齐下復上眾將稟白

稟上元帥此地已離賊營不遠了將軍曰一擁殺上前去

番鱉子通住白你這黃臉小兒見了附馬老爺就該下

馬投降將軍怒白滿口胡說想你是邪热大甚枳實定要

硝听令二馬連還一齐功下兩兵合戰番鱉子敗走將軍那個赶去番鱉子跑上白

黃臉小兒甚是驍勇不来追赶就罢若来追赶吾

將石燕使出打的他破血隆産大將軍追趕象將起来番鱉子使出石燕打来將軍

敗下白好個反賊竟使出石燕徔空飛打待吾靖天

雄神將大將軍伏劍作法白天雄赴壇大花雨扮天雄上壇舞的法師

請了牒文相召有何見諭　將軍曰天雄那曉番鱉一子

使出石燕從空飛打請尊師未放出烈火將他

焚碎　天雄答云　遵法語　天雄看見石燕曰　果是石燕從空

飛打豈知我性如烈火俟吾即連放出　石燕從空墜落而死天雄回稟

故上法師千百石燕俱己焚碎　將軍曰有勞天雄了天

雄請回傳眾將趕上前去　將軍領追兵去　番鱉子起為好個

黃臉小兒竟將吾寶貝破了他那曉吾還有硇砂用

一個一陣風佈列空中就如大雪一般吹入眼中瞥叫他俱戱　番鱉子念咒作法

瞥目吾就即連速使出便了　將軍領兵趕上　好個反賊

使出邪術快忙收兵　將軍敗下小番曰　敬爺大黃人馬

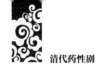

俱皆掩目敗走了　番薔薇子白　敗將莫追收兵回營　番薔薇

兵齊下將軍領

兵跑上下馬怒白　好惱好惱先鋒稟白　稟上元帥眾軍士受

不知受了甚麼毒二十餘人俱皆瘡眼耳傍邊但听的

痛苦之聲　將軍驚白　呼不好了唱吾乃定想用柿帝

降逆止呃誰知他早蓮草也會為鬚潤他好像休息

利叫我难治必浮個鵝胆子線保無虞白這該怎

庆處先鋒白　故上元帥山西汾州府汾陽具有一甘

草善解百毒也會眼料元休本奏于聖主叫他速

到陣前作為參謀番醫曰子捉有恶毒他也就投降而

去了　將軍曰　罢了要治也他巔頂疼痛少不浮速進藥

本你就差人去請甘草傳衆將下去歌馬　衆將齊下將

軍詩曰　賊炮如雷夜幾千由他霹靂響晴天心堅不為虛

聲恐吩咐三軍且自眠　大將軍下場　元帥修本待吾修書

便了修書已畢吩咐付梔子白梔子快來　梔子上白　小人伺候　石斛吩咐這是

書字一奉送到太原汾州府送與你甘爺速速去快

來梔子答應燒的梔子收書下好呼時事急需平莫待　金石斛白

十年磨劍試軍威國方有難賢才重也須萬里覓

封候　金石斛下

第　拾　回　甘草　和　國

梔子上蠍引昔日曾為茛宕子今天始得大茴香歯

香能治疝疼症莨宕虫平也最良白吾乃栀子便
是我姑爺交我到汾州府西河於我甘爺三下書速
去快来我即星夜奔走便了唱我姑爺他交我快忙
前去好像是荆芥穗去催毒去風又好像兜腦九催產
立下兩腿足害腫毒去行紫荆跑的我氣喘了蛤蚧
澗用使的我癆火甚秋石行也白快去快走噯呼来
刋了平和村吾家门首那裡去了待吾問他一問衆
位請了那一座是甘府首衆位答白哈哈你不是栀
子玄面前就是你家你又認他不浮真㦮可笑㦮
栀子白衆位你說此話有些大便不便通那曉我

梔子就是小便也通我原是因反賊唬的我把門也

摸不着了罷了我進去罷爺〻快來^{甘草上白}梔子來

了〻你家姑爺呢^{梔子白}爺〻俺姑爺有書呈上

甘草白呈上來老夫一觀^{甘草觀畢白}原是你姑爺叨京

高中逐即奉差出征不幸軍前有難我且問你那

反賊可是什麼模樣^{梔子白}爺〻听來唱生就的銅

吉面能醫爛眼長就的紅蓮髭鬚還要遺精戴

一頂白鷄冠能治白帶寧一件猪蹄甲痔漏有功身

跨着橘紅馬化痰止嗽手取的大戟爷要把水功

甘草白 這等可惡快請你姑娘出堂^{梔子白}請姑娘

349

清代药性剧

菊花白　只見那盃頭連花々絹々香附末撲奴面惹
上唱

勤心猿想金釵不能見椿堂又換必是他折桂枝衣

錦還鄉　菊花進見拜白　喬夯哭孩見有何話說甘草白女見

那嬈唱我賢婿占鰲頭軍前書到番鰲魚子不投擇

叫我和番我想那反賊見有何作用不過是草蘆薈

善治蟲疳他本是巨勝子大補精血也竟散馮肝火

要治龍胆惹的我乾地龍下行清熱總叫我扒山虎

治他腿傷菊花白夯々呀唱你今日年高邁精神短少

豈像那大力子能治喉疼豈像那荒薊子明目有

用豈像那土蝼蛄一月可不聾耳他就是毒藜蘆叫人

吐倒該使個青宵人吸他骰精叫爷三去和番已屬不

可爲甚広使君子也去殺虫甘草白女児不嶢我賢婿覔

在軍營唱他像是魚骨見硬在喉内必得我橄欖草

縂保無恙菊花白爷爷既然要去路上湏要小心甘草

女児不必多慮還惡要謹守門户老夫即便去了菊花问

送爷之甘草白女児回避了甘草梔子全下菊花稱又唱嗳令有這老

荷葉遊魚末戲想是他欲助胃還要升陽惹的奴

蓮心子煩渇湏用單等這馬勃囘毒热綵凉菊花唱

木香将門関上末香玄白曉的木香将門関上二人同下梔渡于甘草上唱

汾河山潼関沿山前去盡是此樹木林百草蔥我見

那透骨草除風去濕山茱萸補肝臟也固腎精间

着那香排草撲鼻可愛還有那番白草洗痹消癰芦

甘石點眼疾大有奇效老鶴草治腿疼要去功成_白栀子

^栀_子咦咦你看沿途上那手推丸藥的他是甚宏人^{甘草栀子}_白

那嘵名叫蟯蝍螂外號屎坑螂善於破血也會通腸又好

用丸藥保恙故天天用力推丸不惧早晚吞服^{栀子}_{笑白}_哈

哈哈怪不的吃的黑胖爺你看那個大肚漢子身架

絲羅好像一個有錢的他又是甚宏人^{甘草白}_{他名字}

叫蜘蛛最是不好的憑空就起事好吃飛食人就

是蝎蠍難堪他也要使嘴吸^{栀子白}就叫他與我

吸々甘草白閑話莫講快忙走罷甘草唱咱今日抖精

神快忙前去會一會番鱉煞子要兔禍俠我若是壯

大刀将他拿住定然要剥去皮還要油煎栀子白爺

々這就是軍營了甘草白稟你姑爺就說老夫来儿

栀子白爺々少待栀子稟介稟姑爺我家爺々出来了

金石斛白待吾出去迎接金石斛出迎住揖白岳父来了有

請甘草進门石岳父在上小婿拜揖甘草白請起白金石斛

遠路超々有勞岳父甘草白老夫性平和不會断剂有

辱賢婿推荐石斛揖白岳父暫且歇馬小婿即稟元

帥便了甘草石斛同下将軍上篤引行兵自愧無長算失去了虎威

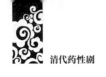

〔半伏謀臣盡計多般要把前羞澣將軍笑白〕嗳我國

受了番醬爪子的先鋒差人去請甘草切于今尚未回音

豈不煩悶人也唱恨不能到天上摘南星定把這風痰

去胸膈槐清令就有代礒石鎮肝降逆也顯我威灵

仙天難消平金石斛進故上元帥甘草己到將運白快忙

有請介白金石斛進門有請岳父甘草白賢婿有何話說白石斛

叩頭將軍白請起坐了叙話甘草揖白告坐了元帥有尚

元帥有請甘草白賢婿頭行甘草進見元帥在上甘草

見教將軍白先生那慌番醬爪子造反不知使的甚麼

毒物忽然傾出一陣風佈的如大雪一般吹入眼內俱成

贊目甘草白 元帥不知西番慣山硇砂雖能去翳又能

消爛這番狗必是此物作祟這是空青數枝速散

軍中用此一點即便開明 將軍白 先生真國手也若是

他再用此物先生何以當之甘草白 元帥听禀唱他若

是用硇砂再來作祟吾有那青風藤慣會驅風一

陣風將硇砂吹向雲內管教他撥雲醫有吉無凶

將軍白 他若不肯投將又將如之柰何 甘草唱 元帥他若

是氣血滿斗人腹腹痛吾還有索一條名叫元胡理

氣血吾竭力將索使出他一就投順了橫逆全無軍

白先生竟有此奇方先鋒官听令發起人馬即同先

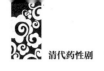

生前去金舌解的得令，眾將官點起人馬闖進

番營，人馬齊下番鱉魚子迎住白　哦你們這瞎眼小子又來

睜眼說話想是你開平眼待吾再用碙砂甘草白好

個反賊竟用碙砂作崇豈知你甘爺又有青風藤慣

會驅風一陣風將碙砂吹向雲內　番鱉魚子驚白呼你是甚

宏人竟敢壞吾法術甘草笑容你甘草爺又是也驚白番鱉魚

小番見快忙收兵　番鱉魚子敗下眾將白敗元帥反賊敗下

逃走了將軍追趕　番鱉魚子呼不好了唱將軍追番鱉魚子呼不好了唱跑上白

有甘草解百毒名傳天下又有那大將軍叫我怎當

揆不如寫降表趁早投順就叫我去壯力這也何妨

大將軍趕上白　你這反賊那裡走　番蠻薹子白　元帥不必動手

這是降書順表帶進天朝請功受賞去罷　大將軍接　表白

待吾看來將軍念白　伏惟番臣生長外邦未蒙中　大將軍接

國之秉性毒惡又少平和之養所以草木無知檀出地

界大馬猖獗偶反天威雖曰益人以力臣有片長亦不

過與蒿瓜為偶助人猛浪之力與王子同伴益勸骨之

傷豈若曰魚鱗強壯骨自然銅接續勸傷續斷而

有益骨碎補而最良臣今不勝惶愧之至伏乞聖主

寬恕番臣益加感激附伏待命朝貢不期謂予不　大將軍念

信有如曒日持此上懇謹以表聞　罷白　罷了饒你

不死衆將一統回朝起奏聖便了　大將軍與番幣出于各自收兵　分兩路而下皇帝上場引

百般藥性嘗優劣萬國衣冠拜總旒　白帳乃神農皇

帝在位前者錦將軍有本奏上說道番蠻子反進中

原越界他與金石斛領兵征討甘草作爲參謀五藏

此種藥惡毒既有將軍推護鴆又有甘草和解凱

歌揚報不久回朝道　黃門官　聖旨下有事出班早奏無事

捲簾回朝　大將軍白臣有本錦裝黃有本奏上　黃門官

奏来大將軍上殿白臣錦裝黃有本奏上見駕　皇帝問白

錦將軍去征反賊勝敗如何　將軍奏白　起奏我主那反

賊闻見甘草即寫降表逃命而去了臣將降表呈

上皇帝問白 呈上朱待朕一覲看畢笑白 果等如此必然真

是韜畧貫胸中別有奇謀能濟勇威名楊千外

不須勁戰目成功朕心甚喜就選甘草上殿冊

傳吉聖旨下甘草上殿 甘草上殿跪白 臣甘草見駕 皇帝軍封白

甘草听吉 臣朕因你和解有功封爲國老帝職還家

甘草听吉白 謝恩 皇帝封白 錦將軍听吉 將軍跪白 朕因你領

兵征討不惜餘力真可爲漢馬從龍第一功奪関

斬將世無雙朕心甚喜封你爲世襲大將軍仍在

四川鎮守 將軍叩白 謝恩 皇帝白 選金石斛上殿吉 將軍傳

聖旨下選金石斛上殿 金石斛跪臣 金石斛見駕有本

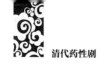
奏上我主萬歲皇帝白　奏未　石斛奏白　臣于大比之年上

京趕選夜宿招高旅店不料那店主見臣身帶金釵

便起不良之意被臣殺死望乞萬歲恕罪皇帝朕因

你治亂有功將功折罪即蔽你為金石斛副將封你

六安名山去罷石斛叩白　謝恩皇帝朝白　榮封己畢領音

下殿甘草大將軍金　我主萬歲之歲皇帝下朝而去三人拜
石斛齊呼　　　　　　　　　　　　　　送全下去

渭病雖殊各有因良醫心苦費精神漫將起死回

生手且作微歌逐舞身木葉草根成幻相秘方靈

炎畫陽春他年演出梨園隊奉世應云不療人

浙紹用寫狀

祖述岐黃意獨新聊將優孟說前因繪成一幅有形

畫極山千秋弱体人格外文章能贊化局中草木目

生春紫團深處琴音湊誰作高歌步汝塵

屯邑暴銘

藥性精嵃意欲伸別開生面出音新演棄一派幻

中相繪泞群芳分外神喜怒曲傳甘苦味衣冠真俏

木花春老年學問皆成趣聊山戲言喚俗人

晉太道温敬書

醫術源流借筆伸修成絕唱獨標新一圖繪畫十

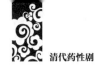

方秘十齒傳來百藥神誰識青囊翻白雪直將素

問奏陽春儕家三昧曾游戲愧殺尋章摘句人

玉川張思英敬題

嘗聞經營之理莫貴於恒相處之道莫要其和

恒則循易掛之爻和則遵有之子訓前輩古人生財

大道無不以此二者廣八盛至乾隆開至壬辰年數十年

來廢義不差此沁彩友素乱鋪規事業極壞停六年

於戊戌復設舊業至此之沦一概同心協力毫無懈

怠大凡東勒長夫浮借請會筭弊斷不可犯如犯

4.3 民国十九年印本《说唱药性巧合记》（选）

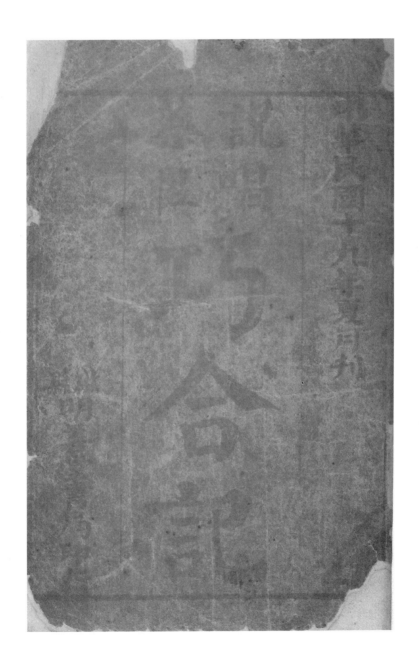

藥性巧合記敘

嘗聞伏羲畫八卦而陰陽以分神農嘗百藥而本草以著

黃帝與岐伯天師明五臟六腑十二經絡又命雷公究脈

恩精炮製明運氣而醫道以立凡行醫者尤當先明藥性

誠如藥性不明醫道頹何以成茲編藥性記假藥而設為

戲而識者以為非戲也其中有意義存焉行醫者以及請

醫者俱宜知之夫藥有寒熱溫涼之性和平之性宜逼補

瀉滑澀之能且又有毒之藥又十八反十九畏並有婦人

胎氣不可用之藥倘一一講論方可以言醫且前已見藥

性歌子韻調不叶因即其論而復編之與前不同將某藥

性治某病入某臟腑行某經絡分寒熱溫平前後情理序

明使世之行醫者不至有誤用之藥力治壞人之病體即

請醫者亦知可用與不可用庶幾兩無所失以此治人病

症救人性命豈不無小補云爾且濟世莫先於醫療病又

莫要於藥聖人之慎者疾也而未達不敢嘗者藥也是書

之所關亦豈淺鮮哉況人之所秉不同有強弱盛衰之殊

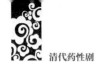

其得病也有內傷七情外感六淫寒熱虛實血氣痰火之
與俗云藥不對症但方不應又云認症若是合藥是方都
效茲編藥性歌雖曰是戲而實不同尋常之戲審而明之
濟世之道在焉療病之法存焉世之行醫者與請醫者觀
之可以為一笑察之亦可以於醫道疾病苦難之微有一
助焉是為序

清代药性剧

新编谚唱药性巧合记

第一回　甘国老得病请医　老生上引

行医先要明阴阳　次把望闻问切详

平脉细分虚与实　须将药性知温凉

老生白　老汉家住山西汾州府平和县人氏姓甘名草因俺

能调和诸药解释百毒药王见喜加封国老之职古药方

每每用我想四川有一大黄能通秘结普导淤血疏利

脏腑性甚猛烈因此号称大将军又有性寒的芒硝他也

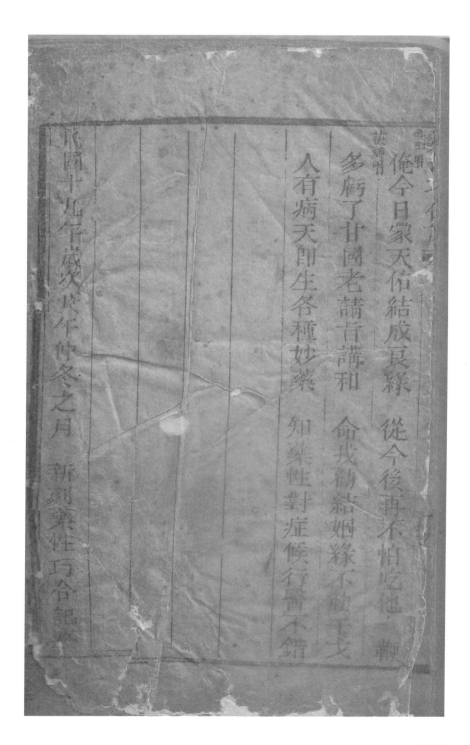

俺今日蒙天佑結成良緣　從今後再不怕吃他一鞭

多虧了甘國老請言講和　命我勸結姻緣不動干戈

人有病天郎生各種妙藥　知藥性對症候行醫不錯

大清十九午歲次癸卯仲冬之月　新鐫藥性巧合記

4.4 道光十年钞本《药性赋》（十回全）

《药性赋》实即《药会图》。无序，无作者署名。剧本后有题《药会图》诗 4 首。

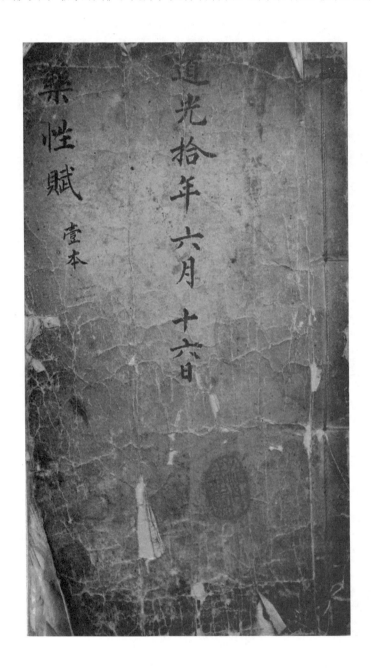

面瘡楊梅瘡無名腫毒。一切惡瘡我晉教他走馬見

效。勒馬有功全憑兩隻濟世手一片活人心。人有病

上氣塵常言道窮人吃藥不夠本富家吃藥本利三。

外之興病我有方外之奇方。但恐世上無病不怕架

第一回

老生扮上

塲甘草引名傳上古羲皇世品重當今醫士家坐白 甘草 光陰送

盡兩鬢蒼克壯其猷四海揚

詩曰雖有許多神妙手誰能效在疆塲。

老漢姓甘名草山西汾州府平和村人氏不幸夫人

早亡所生一女名叫菊花魯許于金石斛為婚年方

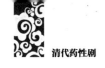

万乞恕罪皇帝封白朕因你治乱有功将功折罪即

归为金石斛守备六安名山去罢石斛叩白謝恩皇帝告荣

封已畢領肯下殿三太斋下呼我王萬歲皇帝下三太拜遐斋下

题药會圖

得病雖殊各有因良醫心苦費精神漫將起死回生

手且作徵歌逐舞身未棄草根成幼相秘方靈爱盡

陽春他年演出梨園隆奉世應無不療人

前題

祖述岐黃意獨新聊將優孟說前因繪成一幅有刊
畫極出千秋弱体人格外文章能贊化局中草木自
生春紫團深處

琴音奏誰作高歌炎後塵　　屯邑暴銘

前題

藥性精時意欲伸別開生面出奇新演来一派幻中
相繪得群芳分外神喜怒曲傳甘苦味衣冠直消木

范春老年學問皆成趣。聊出戲言與俗人。

侄溫敬讀

前題

醫術源流借筆伸。修成絕唱獨標新一圖繪盡千古
秘。十齒傳來百藥神誰識青囊翻白雪。直將素問春
陽春儗家三昧曾游戲愧殺尋章摘句人。

玉川張思英

4.5 道光二十八年山西乔致远堂钞本《药会图》（十回全）

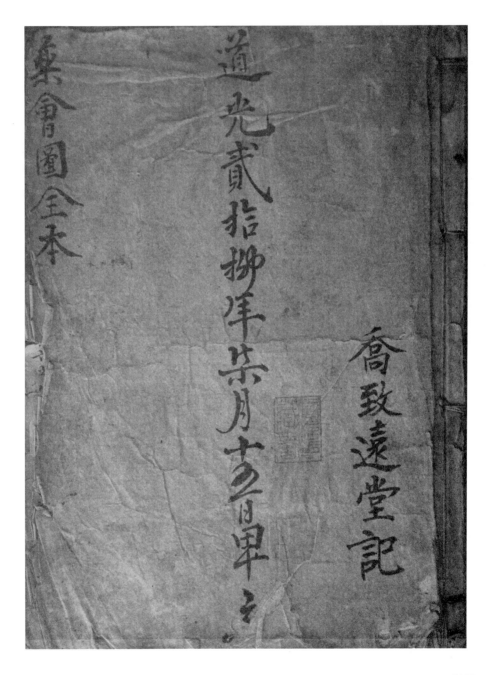

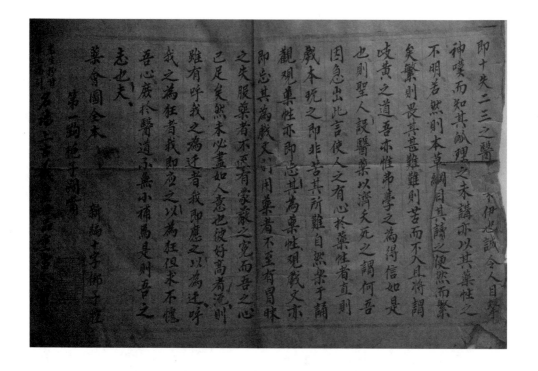

乔致远为《乔家大院》中乔致庸的堂兄。剧本前有自序，与其他抄本之自序有异，剧本后无题诗。剧中每药名旁均有朱批。

4.6 修德堂钞本《药会图》（残）

修德堂钞本《药会图》缺作者自序及第一回前三页，其余二至十回全。

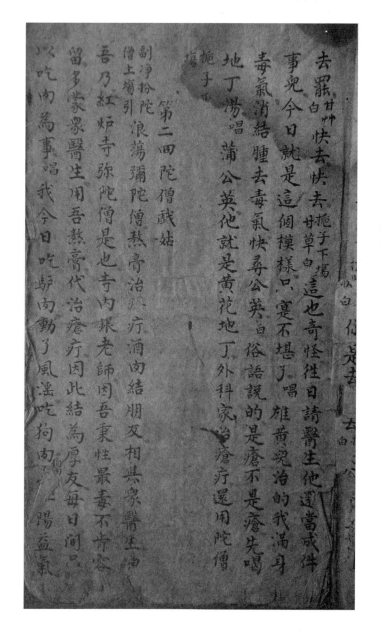

就斬不良之意被臣殺害萬乞恕罪端聯因你治乱有功將功

折罪即號金釵石斛鎮守傳六安名山去罷解謝過龍恩寵

封巳畢領旨下殿白我主萬歲齊下

郭廷選秀升昏序于滿城縣官署偏次

題

嘉慶拾叁年冬在晉盟閣

藥會圖

得病雖殊各有因良醫心苦費精神漫將起死囬生手且作儆

歌逐舞身木葉草根成幻相秘方灵笈盡陽春他年演出梨園

隊共世應無不療人

前題

浙紹周寓莊

祖述岐黃意獨新 聊將優孟說前因 繪成一幅有神

秋菊體人格外文章能贊化 局中草木自生春 紫圖深慶琴音

奏誰作高歌步後塵

前題

趣聊出戲言喚俗人

藥性精時意歆神 別開生面出奇新 演來一派幻中相 繪得學

方分外神喜怒曲 得傳甘苦衣冠直 肖木花春老年學 問皆成

屯邑暴銘

前題

醫術源流借筆伸 修成絕唱獨標新 一圖繪盡千方秘 十齣傳

方樂神誰識青囊 翻白雪真奇巷問秦陽 春聖門牆藝無如

婭溫敬讀

嫩恸然尋章摘句人

蒙本傳佳製衣才同史國公玄明薇佛手神曲見天雄心細辛綠

髮文含紫石英凌霄存遠志推此白頭翁

治縣府方　銅菉訛　官粉訛　白元訛　共為細末

先用槐条三寸　艾一撮　蒜便一撮　蔥胡三根　川椒一二末　熱水洗薰

治乳上瘡　白蜂蠟五不　人指甲七个　槐条七寸　人頭髮一圈

去渣再用香油少許用鴆翎掃

4.7 民国 18 年山西灵石一槐陈棻钞本《药会图》（十回全）

    民国 18 年（1929 年）山西灵石一槐陈棻钞本《药会图》，十回全。有自序。序后及剧后均署有"嘉庆 13 年冬月，古晋亚关郭廷选…"字样。末有题诗五首，其末一首作者署名"河南李秉衡"，与它本异。疑有误。

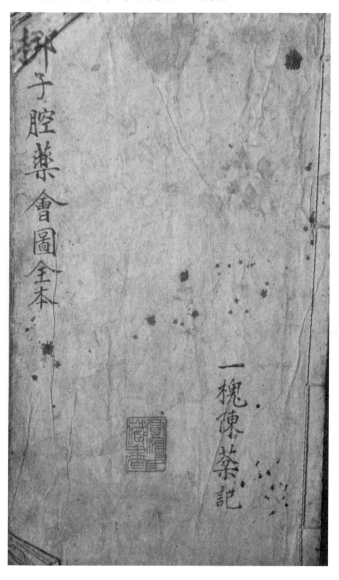

余嘗留心于醫藥之道者非一日矣甲子夏在汴省公寓與原任寶豐

縣邱公忽談及草木春秋乃謂其無益于人也余不業有感于藥

性擇其緊要正其緊要正其錯誤不必斂正襟而談但從之戲言而出

或寄情于草木或托興于昆山云云口而使之言云知識情態而使之態

欢离合名士見之固可噴飯俗人見之所可消遣乃吾之意不在此合本

草一天部煅煉成書到起死人而活之先活草木金石之屬且枯者如甘草

金石斛之屬居使著優孟冠歌舞笑啼于紙上以活藥藥死人未有不

霍然起者且其固活藥而活縱不曰用乎活藥亦不肯忘情于活藥敗舞

歌誦則用藥者不至有冒昧之失眼藥者不至有費敵之冤而

吾之心願足矣然則好高之病多藥活而人則未必盡活也故即有

呼我為迂者我即應之以為迂呼我為狂者我即應之以為狂但求不

悅于吾心庶于醫道不至丟小補焉是則吾之志也夫

嘉慶十三年冬月古晋亞閱郭廷選秀卅

昏序于濰城縣官署編次

直隸

第一回 扼子鬪嘴　　　第二回 陀僧戲姑

第三回 妖蛇惑眾　　　第四回 石斛淨妖

第五回 靈仙平冠　　　第六回 甘府投親

第一回　柜子閙嘴

老外扮甘草
闹場上引

名傳上古羲皇世品重當今醫士家坐光陰送盡

兩鬢蒼克壯其獻四海揚難有許多神妙手誰能獨効在疆場白老
平和村
夫

漢姓甘名草家居山西汾州府人氏不幸婦八早亡所生二女名呌菊花曾許

奥金石斛為妻年逾二八尚未出閣思想起来好不愁悶人也

斛有本奏上帝　愛卿有何本奏　句　石斛臣　大比之年上京赶考夜宿招商旅館

不料那店主見臣身帶金釵就起不良之意被臣殺害萬乞怨罪帝　朕因你治

乱有功將功折罪即號金釵石斛鎮守六安名山去罷　石斛　謝過龍恩帝　榮封已

畢領丰殿叩謝我主萬歲二萬二歲齐下　一郡藥會圖玉此終

大清嘉慶三年冬古晉亞闿

　郭廷選透卅皆子于直隸滿城縣官署編次

中華民國十八年夏四月初六

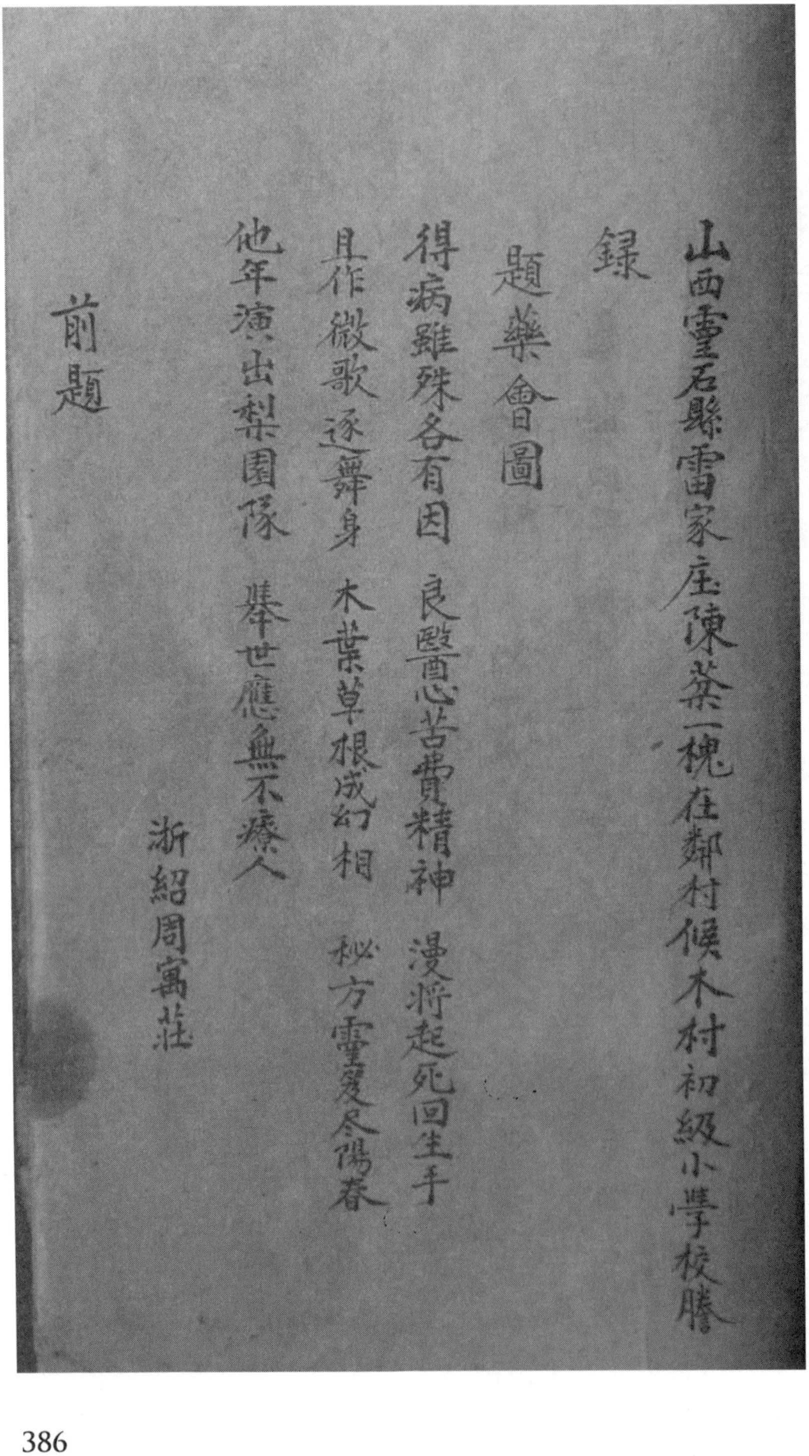

山西靈石縣雷家庄陳棻一槐在鄭村候木村初級小學校謄

録

題藥會圖

得病雖殊各有因　良醫心苦費精神　漫將起死回生手

且作徵歌逐舞身　木葉草根成幻相　秘方靈叟盡陽春

他年演出梨園隊　舉世應無不療人

浙紹周寓莊

前題

祖迷岐黃意獨新　聊將優孟話前因　繪成一幅有形像

畫極千秋弱体人　格外文章能贊化　局中草木自生春

紫圃深處琴音奏　誰作高歌步後塵

邑邑暴銘

前題

藥性精時意欲神　別開生面出奇新　演未一派幻中相

繪得群方分外明　喜怒曲得傳甘苦　衣冠直肖木花春

老年學問皆成趣　聊出戲言喚俗人

霸州吳邦慶

前題

醫術源流借筆伸　修成絕唱獨標新　一圖繪盡千方祕

十齣傳來百藥神　誰識青囊翻白雪　直將素問奏陽春

聖門游醫酉無如此　愧煞尋章摘句人

　　前題　　　　　　　　　姪溫敬讀

葉本傳佳製衣　才同史囯公　玄明徵佛千　神曲見天雄

心細青絲髮　文含紫石英　凌霄存遠志　推出白頭翁

　　前題　　　　　　　　　河南李東衡

5. 国外收藏情况

5.1 美国哈佛大学燕京图书馆同治九年钞本《药性巧合记》八回全

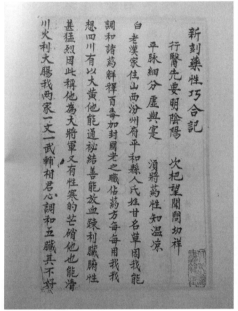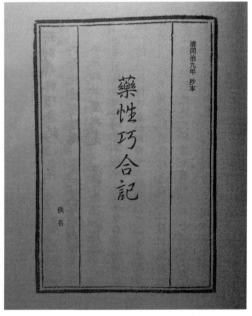

美国哈佛大学燕京图书馆同治九年钞本《药性巧合记》八回全，原钞无序跋。

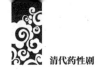

5.2 郑金生先生所摄德国柏林图书馆《药会图》四种钞本（节选）

5.2.1 草木春秋·铃医诸调

即药会图。德国柏林图书馆藏。外有灰布书套，左上书有"药名戏……"字样。毛边纸，不分卷。抄写时间大约在清末、民国间，未书抄写人姓名。用"仁发盛"空格账簿，十回全。原抄75页。

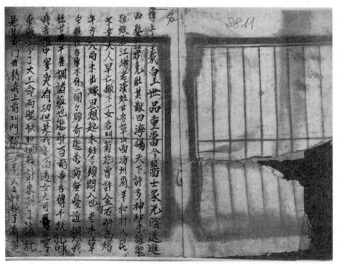

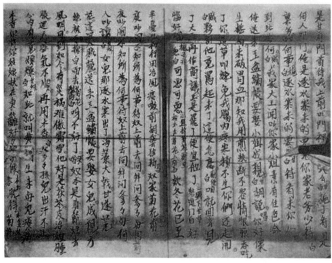

5.2.2 义盛堂鹿记《草木春秋》

德国柏林图书馆藏《草木春秋》，署"义盛堂鹿记"，十回本，第一回缺。原抄共 44 页。

5.2.3《药会图全本》

德国柏林图书馆藏，十回全。抄写时间大约在 20 世纪初，原抄 77 页。

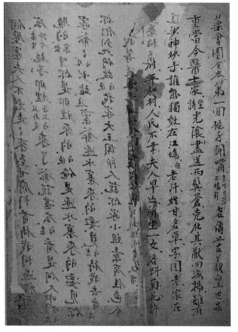

5.2.4 万寿堂《草木春秋》

　　德国柏林图书馆藏。十回本，残。署"万寿堂"，其自序与通行的《药会图》作者自序大异。原抄共 29 页。

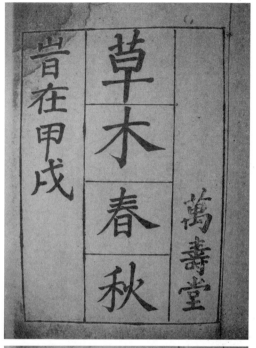

視邈仙難一分毫不敢在此次日辭別不日至蔡
澤過黃河師尊趕送乎過黃河傳授醫道三
百六十五穴三百九十七法神聖工巧用藝之奇用
藥之巧左右手足不隨腰痛
腿疼水腫氣臌各羔奇方內外兩科疸陰癰陽陰
虛陽實主客標本寒熱逆順辨治八法神針

萬壽堂

自序

余嘗留心於醫非一日矣甲午年彰德拜師榮
澤授傳自儒學不遠得師傳口授日夜歸習火讀
本草深知藥性但世火遠殘缺編次傳寫之憾今
博集諸家註釋採其精粹正其錯偽刪其殽雜
補其缺漏發其餘蘊擇其緊要不必整襟而談但
從遊戲而出編成草木春秋一部以行之天下
明公目見可噴飯名士視之亦可消遣解悶高師
殆有起死回生而活之先活草木金石之癰疽朽腐

如甘草金石斛之屬盡使着優盂衣對悲怨嘆
笑於紙上以活藥死人未有不霍然而起者醫
宜而用呼活藥亦即人人知其性用活藥者不知有錯誤
人人知其藥亦即人人知其性情於活藥者不知有錯誤
之遺憾服藥者不羞屈死之冤魂而吾之心足矣然
自好高者謂藥多活人而人未尽活者也故有呼我
為迂者我即應之以為迂迓有呼我即應之以
為狂但采不愧於心麻於醫道進則吾之志也夫

不無小補

憑空結撰匪夷所思無口使言實足傳奇何以譬
之蜃樓海市間閱一過令人解頤
集中多真假之處閱者以意會可也通以甘草
起以甘草接首尾以線穿成中間拗妙而下無中
生有真是絕妙文詞絕世文情

萬壽堂

5.3 日本庆应大学所藏《平井雅尾集留仙书目》的记载

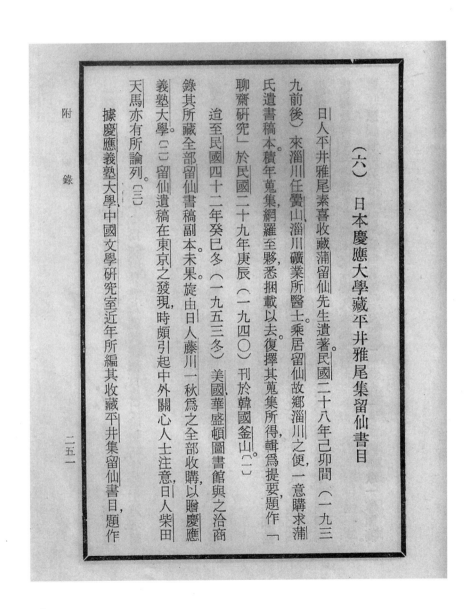

附錄

（六）日本慶應大學藏平井雅尾集留仙書目

日人平井雅尾素喜收藏蒲留仙先生遺著民國二十八年己卯間（一九三九前後）來淄川任黌山淄川礦業所醫士乘居留仙故鄉淄川之便，一意購求蒲氏遺書稿本積年蒐集網羅至夥悉捆載以去復擇其蒐集所得輯爲提要題作「聊齋研究」於民國二十九年庚辰（一九四〇）刊於韓國釜山〔一〕

迄至民國四十二年癸巳冬（一九五三冬）美國華盛頓圖書館與之洽商錄其所藏全部留仙書稿副本本未果旋由日人藤川一秋爲之全部收購以贈慶應義塾大學〔二〕留仙遺稿在東京之發現，時頗引起中外關心人士注意日人柴田天馬亦有所論列。〔三〕

據慶應義塾大學中國文學研究室近年所編其收藏平井集留仙書目題作

二五一

（台）刘阶平《蒲留仙传》：《平井雅尾集留仙书目·俚曲》中载有《草木春秋》《药性梆子腔》《药会图》三部，以为蒲松龄著。

聊齋志異外書磨難曲　　昭和十一年文求堂排印本　一冊

剜殺姻曲　　燊天山閣藏鈔本　二冊

春秋配　　舊鈔本　一冊

草木春秋　　舊鈔本　一冊

龍俊巴曲　　舊鈔本　一冊

蠍住拂子歷　　抄本　一冊

奇巧地珠記　　蒲氏舊藏抄本　一冊

禮懸巧連珠　　錄氏舊藏抄本　一冊

佛法姻緣傳　　禮藏堂抄本　一冊

藥會圖　　民國二十五年大郵排印本　一冊

八、志異及志異遺稿

蒲詩先鈔本　一冊

蒲沙本　三卷

聊齋志異遺稿　　遺稿正金鈔刊本　五冊

聊齋志異　　乾隆五十年乙巳　道光刊本　十六冊

「聊齋關係資料目錄」收有遺書稿目計五百餘件，大都爲鈔錄稿本，原書稿雖未經寓目，而稿目則不易區辨，乃就其書稿目，參以聊齋研究所引進者，略抒管見，藉供參資。

原編目錄以所收唱曲小調、小段爲最夥，及覽其唱曲稿目，大部乃蠹目流傳，著者失考之唱曲歟本而冠以「聊齋」或「聊齋秘本」。某詞或某本惟以原稿未經寓目，亦悉依原目照刊，以待後考。

原編目錄所列稿本，多附有平井重錄副本，是一稿有兩目夫，復收入坊間書刊如：醫學三字經、祝由科、子不語等與留仙遺書無關者數十種，又列入慶應大學舊藏目錄及非平井所集者，因是以上重複副本，舊刊說部雜籍及非平井所集書志異八部，則皆非平井所集各目。

原編目錄列有「詩」類，所收書目又爲「竹枝詞」及「四季歌」等類稿。

復列有「小令鼓詞集」與「小令鼓詞」兩類，亦不易區辨。而綜觀前三類所收有書目大都爲小開、小曲、俚歌、鼓詞、快曲、韻文等書目爲囊括，諸書目綜併爲「歌曲鼓詞韻文」爲一類目。

原編目錄列有「雜」類，收有書目二十一種，復列有「蒲氏舊敔書」類，收有書目十九種，而鑒其書目皆與留仙著述及史蹟無關，除採馬國翰輯山東各縣古今名稱表與蒲立意抄金石錄入「考據」類，餘皆刪略。

據平井氏所集留仙書目去其重複副抄本，及與留仙著作史蹟無關之書籍，得有三百八十目分別臚列於次。

註釋

〔一〕平井雅尾嘗敍其在淄川蒐集留仙遺書散稿稱有提要題作聊齋研究於日本昭和十五年一月

在朝鮮釜山出版時爲民國二十九年度辰（一九四○）

〔一〕東京十五日專電略稱：中國偉大作家蒲留仙遺稿，未嘗出版戲劇詩歌又包括蒲氏所有圖書，乃後歷三十四搜集現爲一工業家收購以捐瞻民慶應大學中國文學研究院，（見民國四十二年十二月廿六日中央日報）

〔二〕寅庭一月十日通訊略稱記者於九日訪問日本研究蒲留仙所餘年逾八十歲的柴田天馬於鎌倉電稿謂是以劉階平先生對於此六餐現遺稿的看法。（參中埠日報記者記上月十五日與十六日與寅齋民哭鎌倉四十二年十二月十八日與十九日中央日報）

〔三〕柴田乾藏地說：奧海大型現收藏的遺稿，多數是錄不住的，平井歷來是遺稿，鑽多至五百件，但大郵份屬於所訓雜文一類此次美護華應頭購書籍，尚平井裝一份遺稿刪本鎌川秋出資收購，本愛護東洋文化一念慨解囊總是可歎佩的。（見民國四十三年一月七日中央日報）

6. 互联网所见藏品

6.1 无名氏钞本《药会图》

无名氏钞本《药会图》有朱批及眉批，抄写工整清晰，无抄写年月及抄写者姓氏，亦无序跋，原藏于青岛市籍金精舍。

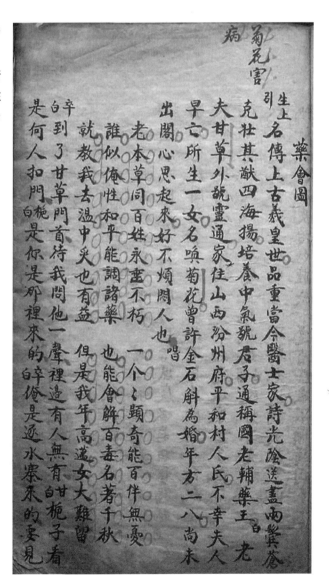

病菊花曾

藥會圖

生上名傅上古羲皇世品重當今醫士家時光陰送盡兩鬢蒼

克壯其獻四海揚培養中氣號君子通稱國老輔藥王 白 老

大甘草外號靈通家住山西汾州府平和村人氏不幸夫人

早亡所生一女名喚菊花曾許金石斛為婚年方二八尚未

出閣心思起來好不煩悶人也 唱

老本草同百姓永垂不朽 一个之題奇能百伴無憂

誰似俺性和平能調諸藥 也能會解百毒名著千秋

就教我去溫中炎也有益 但是我年高蓬女大難留

到了甘草門首待我問他一聲裡邊有人無有甘梔子看

白辛 是你是邪裡來的 辞俺是逐水寒來的要見

是何人扣門白 梔子看你是邪裡來的 辞俺是逐水寒來的要見

吃狗肉狗肉温壮阳益气
吃羊肉羊肉热大发疮疖
吃猪肉猪肉虽养脾生疾有尿
吃牛肉补脾虚最能定人
吃鸡肉用鸡筋皆脾最神
白我跟着黄医生濃濃水水吃了新多的肉而今吃了驱肉
病瘿又发常想吐痰身疾上肿眼恐是黄海疮病不妨且住
苦提庵去寻慈姑便了唱
抖一抖大家胆兔去敲摌
白慈姑開門来竝何人叩門嬷我
庵中生坐竝好先驱他上庵中坐甚麼待我進去聽

若好一個班毛蟲造等性硬
僧我有那茜草根與你止血
白我且問你為何違等性硬
白我吃了牡藥了姑你吃的
甚厲牡藥僧唱
是吃的海狗腎母丁香大與陽道
露出了黑仙茅壮陽益腎
還有那赤小豆解腫消癰

尊慈姑你不信摸上一摸
又只怕破了血還要娘疼
我還有朋没藥與你止疼
白我吃了牡藥了姑你吃的

好像是下乳汁王不留行
退使你做道醫治我道精
弄出些陰陽水霍亂有用
白壳驱他白敛甚厲能治首目夜明砂清熱刺水鹽金砂镇篤
定神有硃砂和胃安胎有縮砂能消咽腫有硼砂去風涎有
听槐好壳驅在此敛甚厲聽白

藥甘不必胡說快去简他教他多捎幾位凉藥白槐捎幾位甚凉
白甘一旁聽了唱
捎元参治浮大清刺腸
捎苦参治疮癢腸風下血
捎丹参益崩淋理血闭経
捎竹葉治傷熱虛煩赤解
捎竹茹補陰灰火能清
捎浮萍降火利水通解
捎芒硝通大腸軟堅潤燥
捎扁蓄清膀胱小水能通
捎榆治腸風並止血痢
捎丹皮除肝熱破血有功
木白快取藥待我撮藥枸杞天之精地黄地之精川椒日
白甘快來不好了俺姑娘不知見了甚麼赤身露體摸下躰来
精榮大有補益亦能避邪快忙拿去將你姑娘扶在床上用
了白曉得白甘枳子你還無去麼唱
你就是疮先唱地丁湯唱
惹勤我三焦火定教你去你不去打碎你這用煎熬
雄黄兒治的我滿身毒氣消結腫去毒氣還得蒲公下
白疮不是疮先唱黄花地丁
了白槐得甘枳子你姑娘扶在床上用

引淨是疮不是疮
用着你癩蝦蟆那怕疮勝
白樂勤是熱疮嗽也有百部
外科家治疮疖還用陀僧
白浪蕩蜜陀僧是也醫生用我熱膏治疮疗酒囚為朋友
蒲公英他就是黄花地丁
以吃肉為事我今日吃驱肉動了風瘲了唱
白蒲陀僧相與結為朋友每日

6.2 民国印插图本《全本药会图考》（共十出）

民国印插图本《全本药会图考》（共十出）2003 年北京万隆拍卖公司拍品。

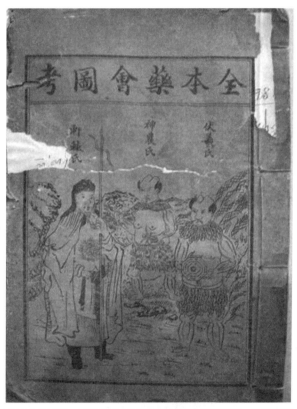

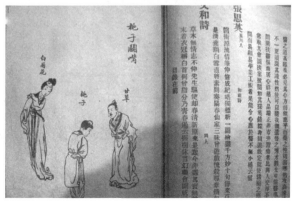

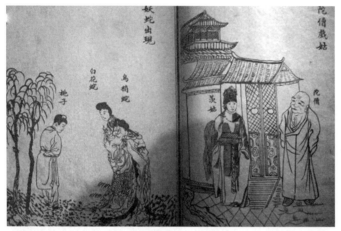

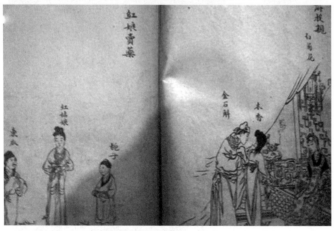

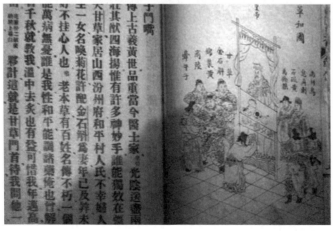

6.3 彩色绘图钞本《药会图》

2007年10月，上海国际商品拍卖公司拍品，内有手绘彩图多幅。

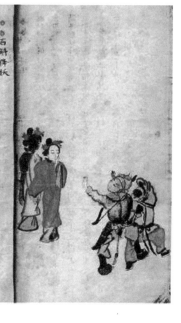

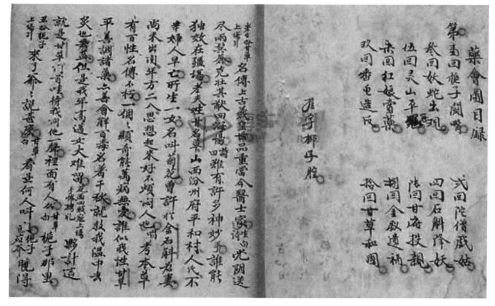

6.4 光绪壬辰年（1892年）坊刻本《药会图》

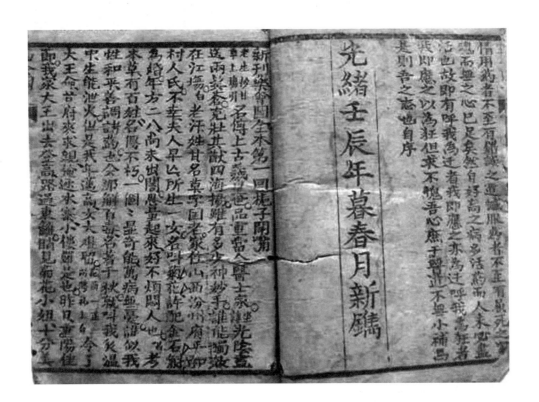

6.5《修药会图》钞本

《修药会图》钞本，其序言后书有"看完勿等要，即速送回还，君子借去看，禁止往外传，君子自重"字样。

此本书写尚好，并有朱批。

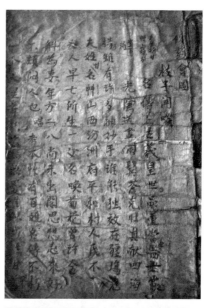

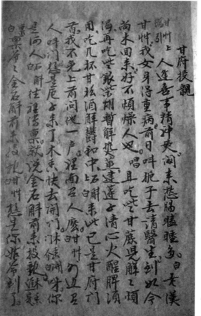

6.6 饶川镇远山房程体仁钞本《药会图》

饶川镇远山房程体仁钞本《药会图》，抄写时间为"道光叁拾年秋七月"。

6.7 民国 18 年（1929 年）贺肇仪钞本《药性赋》（亦名《药会图》）

集錯綜非同遊戲寒歇使諸藥之寒温攻補簡而易

此余与厚交不殊金蘭嘗取玄藥會圖伏案披閱知

問甯扶灵樞而居心慈詳人品端正非是市井鬻

然後可以随我調遣晋之秀升郭先生儒医也兄

而茱之性補瀉寒熱攻表滑澁種種不更須深識

醫之一道甚难言也医者意也必先得其心方能

藥會圖序

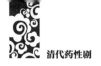

6.8 民国 28 年（1939 年）湖渔夫抄本《药剧新纂》

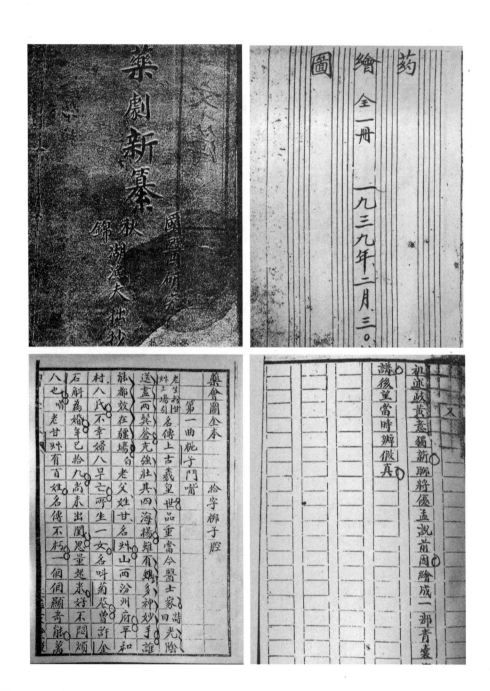

6.9 光绪二十九年活命堂《药性巧合记》

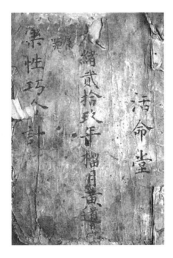

药性巧合记序

尝闻犬义画八卦而分阴阳以
本草以著黄帝与岐伯天师明五脏六腑十二
经络又命雷公究脉息精炮制明运气有盲
以立几行医者当先明药性不明医
成兹编药性记是戏也而识者以为非戏
中有义存焉行医者以及请医者俱

贺你不吃屎喝尿那有药叫你白吃的廖
此药你自己吃罢只是我今有心肾虚想
补药才好亥我道有一样只怕没人叫你吃
是甚廖药无福老娘奶叫人乳补益肾宫
这稀乳汁叫我吃行嘻你不是老娘的亲生
子要想吃老娘乳罢之不能吾我不买你那

贺无是甚廖弄我正要置药的我看你又
像医生买枣富汉做甚廖吾我虽不是医生俗语云
窍汉吃枣富汉还我亥你是吃白药的亥不是
白吃是没有残亥既没钱何不吃那不使钱的
枣无甚廖枣不使钱亥你所我道来唱你吃那
人中黄信毒能平你吃那人中白口疮止疼除
吃那白丁香治痔疮还有那两颊尖发汗除

407

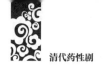

6.10 周峻山抄本《巧合记》

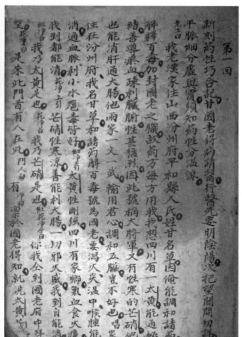

6.11《药性巧合记》三种不同抄本

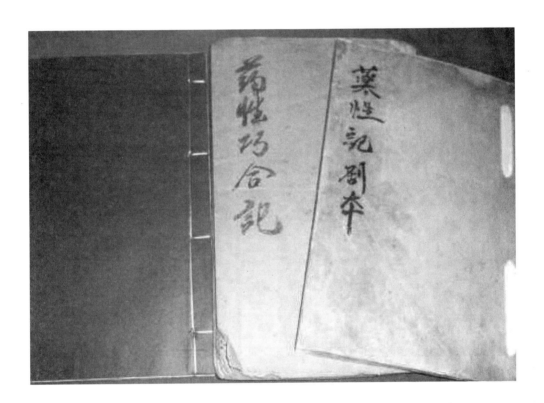

6.12 席氏抄本《药性巧合记》

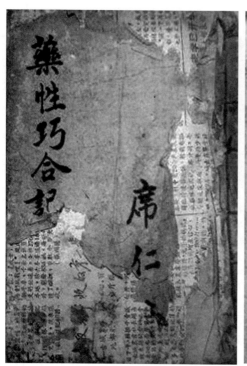

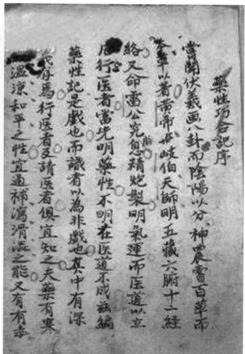

6.13《新刻甘国老药性巧合记》

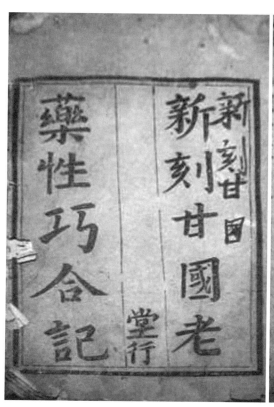

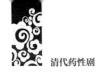

6.14 道光二十三年会文堂刻《甘国老请医药性巧合记》

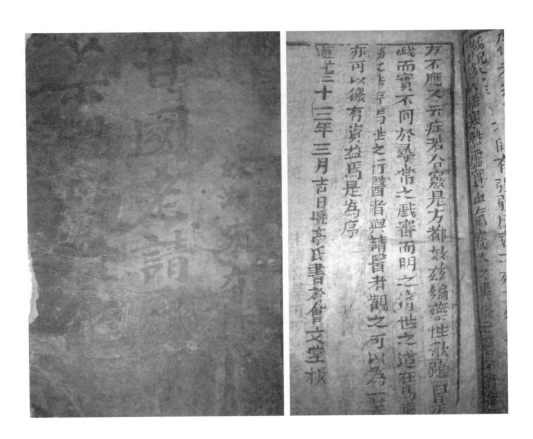

6.15《新刻药性巧合记甘国老请医》

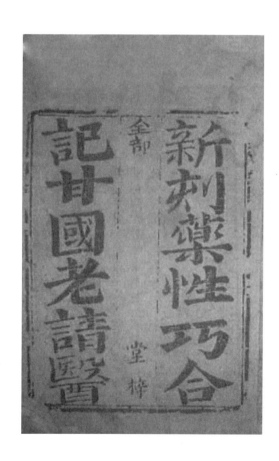

6.16 民国忠善堂刻印本《药性巧合记》

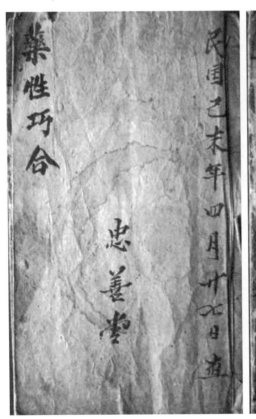

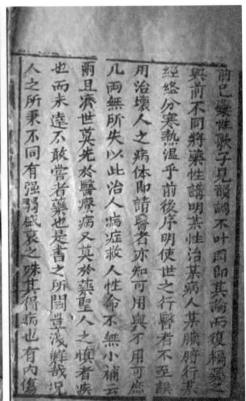

6.17 光绪十年刊本《新刻药性巧合记》

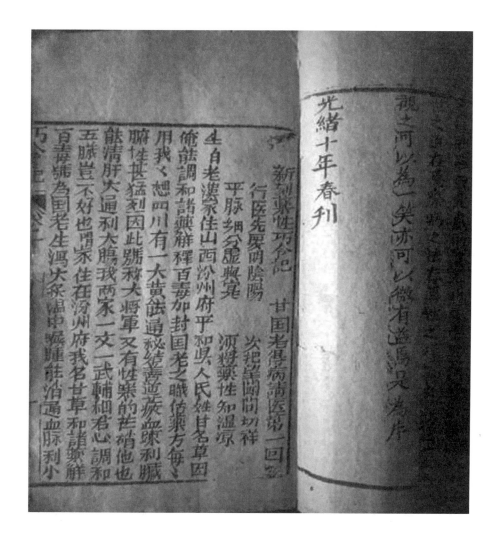

6.18《新刻药性巧合记》

新刻藥性巧合記　甘草

行醫先要明陰陽，
平脉須分虛，
（生旦）老漢家住山西汾……本貫人民姓甘名草因俺……溫涼。能調和諸藥解釋百毒加封國老之職沽藥方家每每用我我想四川有大黃能通秘結善導瘀血疏利藏腑性甚猛烈因此號稱大將軍惟有性寒的芒硝他也能

第二回　吃烚死蒙蛇僧

（小丑引）浪蕩寒僧熱賣治瘡疥酒肉為朋　（州遇是醫生本）賣波斯國人也自從到中原無處躲　每日分金爐中行走好飲酒好吃肉俗語云酒肉穿腸過佛在心頭坐唱吃雞肉鷄肉金磨積最良吃狗肉性而溫補肚壯陽白鴿肉解藥毒也治疥瘡羊肉溫補脾腎又治勞傷豬肉性能動疫尚喜補瘡吃牛肉補皮虛也利大腸吃鱉肉能滋陰性甚寒凉吃驢肉動風搔有病休嘗白我僧

6.19 两种明确记载"古晋壶关"为郭廷选籍贯的抄本

郭廷選秀針氏重訂於湳城官署

第一回 梔子鬪嘴
第二回 陀僧戲姑
第三回 妖蛇出現
第四回 石斛降妖
第五回 董仙平冠
第六回 甘府被視
第七回 紅娘賣藥
第八回 金釵遺稿
第九回 香篆遊魂
第十回 甘草和回
條會圖全題
十字句西榷子腔

古晋壺關編次

第壹回 拖子鬪嘴
第貳回 陀僧戲姑
第叄回 妖蛇惑眾
第肆回 石斛降妖
第伍回 靈仙平疮
第陸回 甘府投親
第柒回 紅娘賣藥
第捌回 金釵遺禍

嘉慶拾叁年冬、古晋壹關郭廷選
旁升昬序于滿城官署編次

6.20 坊家作伪的四友堂本《新刻药性巧合记甘国老请医》

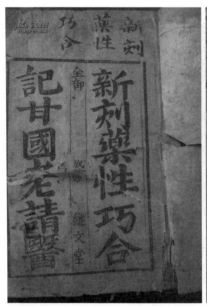

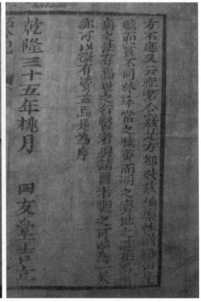

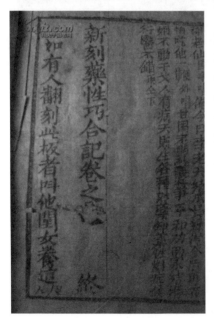

所谓"乾隆三十五年桃月四友堂吉立",既非刊刻年份,亦非作序时间,不过是坊家求售作伪的手段。"别具风格的药性巧合记戏文"中所谓"比较最古的一个本子"所指当为同一刊本。绿依先生当时未能识破,亦令后人频频误读。

为杜绝他人翻刻的无奈之举。

河南郑州许慎古旧书店藏。

6.21 宣统年间抄本《草本春秋》

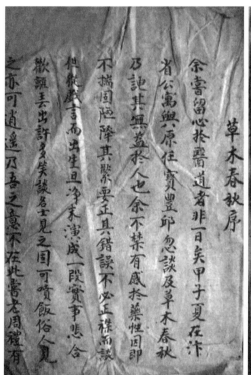
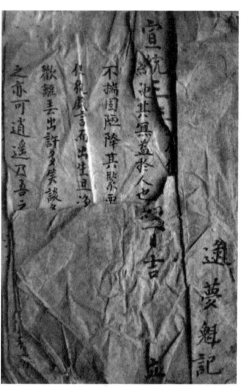

6.22 十八回本《药性全传》

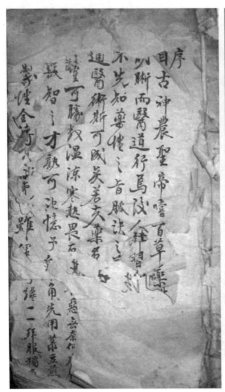
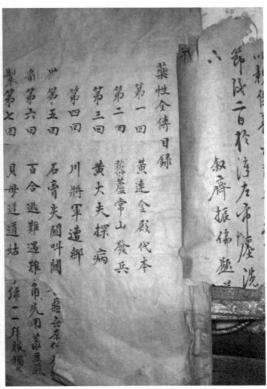

十八回本《药性全传》（又名《稽古摘要》、《药会图》、《药性赋》等），仅据残存的题辞，此钞本系叙斋振伦氏得于清光绪二十年后之某年，未署著者名氏，是否为京剧剧本尚待确证。剧前有序，剧末有类跋之题记。文中有朱批及眉批。

其十八回之回目为：
第一回 黄连金殿代本
第二回 藜芦常山发兵
第三回 黄大夫探病
第四回 川将军遭绑

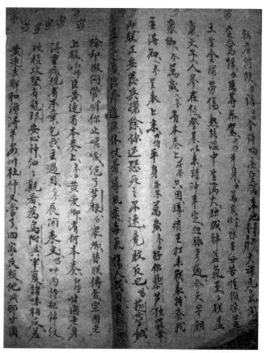

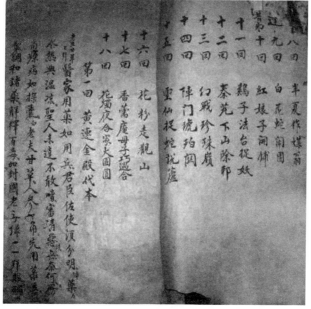

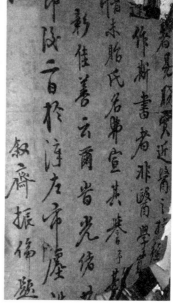

6.23《新增药会图全集·稽古摘要》

民国三年，衡水三义堂新镌《新增药会图全集》之《稽古摘要》。

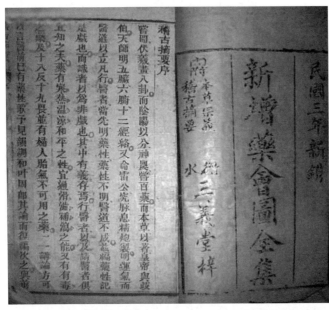

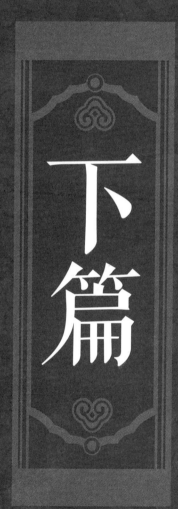
下篇

7. 清抄本药书《群英会》研究

贾治中 杨燕飞

　　戏曲以《群英会》名，与描写赤壁之战的三国戏同，名虽同，其实则大异；药书而以《群英会》名，取意"药，犹兵也"，❶"用药如用兵，任医如任将"，❷匠心自现，但与历代本草有甚大差异。无他，科普文艺使然。中国古典文学，波澜壮阔。就戏曲取材而言，有来自现实生活的，有取自历史人物、事件的，有采撷神话故事的，取材于药物者极少。即如古代小说，有志人者，志怪者，而具有科普性质的志药者极为罕见。仅此一点，药书《群英会》的价值就不容忽视。

一、药书《群英会》概貌

　　药书《群英会》全文不过20200余字，所载药名，分属草、木、虫、鱼、金、石、禽、兽、果、菜、谷、介等类，共480余种，比我国最早的药物学专著《神农本草经》(约成书于东汉)多115种。现行高等医药院校统编教材《中药学》共收药物493种，其中323种见于《群英会》。《中药学》按治法、功能，将所收药物分20章叙述，《群英会》中的药名分布于《中药学》所有20章。下表所列，即《群英会》药名在《中药学》各章的分布情况：

章节名称	解表药	清热药	泻下药	祛风湿药	芳香化湿药	利水渗湿药	温里药	理气药	消食药	驱虫药	止血药	活血祛瘀药	化痰平喘止咳药	安神药	平肝熄风药	开窍药	补虚药	收涩药	涌吐药	外用药
收药物数	26	40	12	10	8	19	12	14	5	10	17	27	35	8	12	4	45	17	4	18

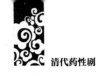

我国古代的本草学，肇于东汉，盛于唐宋，屡经修订增补，至李时珍《本草纲目》问世，所述药物数量由最初的 365 种增至 1892 种，（尚未为止）。但在临床实践中，即使富有经验的老中医，日常所用药物能超过 350 种，已属可观。又况其中都是天然药物，其功能、主治，非比现代药品之简捷明确，掌握使用，相当不易。于是，到明清两朝，相继有《本草征要》(明李中梓撰)，《本草发明切要》(明张三锡撰)，《本草便读》(清张秉成撰)，《本草备要》(清汪昂撰)，《本经便读》(清黄钰撰) 等多种本草著作问世。此类本草所收药物，少者 300 余，多不过 600 种，删繁从简，便于记诵，切于实用的意图显而易见。就如大家研读一部内容丰富的专著，不得不弄个提纲出来，也是"记事者必提其要"的意思。而易记易诵，莫过于吟唱；编成戏曲，赋以人物情节，枯躁乏味的东西便会一时生动活泼起来，面壁苦读会因而轻松愉快。这既是撰写者之初衷，也是药书《群英会》的客观效应。

做为药书，收录 480 余种已不算少；作为戏曲，生、旦、净、末、丑，脚色行当，应有皆有。其中以"人物"出现的药物，依次有：老生扮甘草，丑扮栀子，丑扮密陀僧，小旦扮尼姑 (慈菇)，小旦扮白花蛇，副旦扮乌梢，武生扮马齿苋，正生扮威灵仙，末扮槟榔，正旦扮紫石英，副旦扮刘寄奴，净扮姜黄，丑旦扮红娘子，黑净扮石决明，丑旦扮木贼，正旦扮密蒙花，小生扮石斛，正生扮黄芪，红生扮海桐，小生扮海粉，小旦扮海金沙，老生扮天南星，老生扮白茯神，外扮白茯苓，还有传抄失记的赤茯苓等共 24 名。此外还有"村人"、"草叩 (蔻)"、"鱼、鳖、龟、鳖"之类群众角色若干。全剧八场，"演员"如此众多，规模非小。情节固然说不上宕跌起伏，也算得有起有落；"人物"也许说不上个性鲜明，说唱逗打亦自各有分寸。把药书搬上舞台，原是在极有限的空间翻筋斗，没有魔术家的技巧，是难当此任的。

二、成书时代及流传地域的初步判断

手抄本《群英会》封面有"道光十四年岁在六月"及"系药书梆子腔"字样，细麻纸装订，纸质黄褐。从文中出现的错字、笔误，如"篇蓄"误作"笃蓄"，"威灵仙"误作"葳灵仙"，"饶"误作"绕"之类，可知已非原稿，则道光十四年 (1834 年) 无疑为《群英会》写作时间之下限。这些药名的误写，也说明抄写人与原作者远非一人。据此判断，《群英会》成书时间的下限，还可上推一些年代。

梆子腔主要流传于我国北方，传播地域较广者有秦腔、山西梆子、河南梆子、山东梆子等。山西梆子又称中路梆子，是在晋中秧歌的基础上，吸收蒲剧、昆曲等剧种的音乐成分演变而成，其发源地即山西中部的汾阳、孝义、祁县、太谷及太原一带，这也正是《群英会》抄本的发现地。

在药书《群英会》第一场"甘国老请医叙寒"中有道白称："老汉居住山西汾州府平和村。"按：北魏太和十二年(488年)，初置汾州，治所在蒲子城(今山西隰县)，孝昌时(525—527)，移治隰城县(即今山西汾阳县)，至唐未变。明万历二十三年(1595年)，升州为府，治所仍在山西汾阳县。据此可以断定，药书《群英会》的写成，不会早于明万历二十三年，即16世纪末。从1595年到1834年，几近一个半世纪，跨度未免太大。如果再参以山西梆子的形成、发展，我们还可把它写作时间的上限下推至清初的17世纪中叶。因为此时的山西梆子尚在发展的早期阶段，它的鼎盛时期大约在乾隆后期至嘉庆、道光朝，药书《群英会》写成并流传于这一时期的可能应当更大一些。

从药书自题"梆子腔"及甘国老自叙"家住山西汾州府"，我们已大体可以猜想，它的主要传播地，当在山西中部的汾阳、祁县、孝义、太谷及太原一带。从戏文的唱词、道白中，还可以找到一些佐证，如：

"你今日有肿毒，故来皂刺，圪哜眼，捉住你，落草决明。"**("石决明平地战海桐")**

"你两个不在一堆住？" 副旦白："我两个是邻家。"**("山栀投热遇妖精")**

"世人有害金疮苦，正该请我刘寄奴。"**("威灵仙温村显武")**

"你两个一身牛气，还来訾嘴笑我哩。"**("路旁幸遇马齿苋")**

"我在此胡椒一会，去了许多冷痰。"**("山栀投热遇妖精")**

"着木贼挑一坑，顶上蓬着虚土。"**("石决明平地战海桐")**

例中"圪哜眼"(眨一眨眼)、"一堆"(一块，一起)、"害金疮"(生了金疮)、"訾嘴"(咧开嘴)、"胡椒"(谐音"胡嚼"，即胡说乱道)、"挑坑"(挖坑)、"蓬"(盖)等，这些流传于民间的口语词汇和惯用语，虽然尚不能给它们划一个明确的地域范围，但在山西的上述地区，确实使用相当普遍。

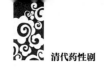

三、作为科普文艺作品的评价

评价科普文艺作品，不外艺术性与科学性两条。一部好的科普文艺作品，应当是两者的高度统一，药书《群英会》正是在两方面都达到了相当高度并巧妙统一起来的一部优秀作品。

在《甘国老请医叙寒》一场，甘草有一段唱词，分别介绍了18种药物及其功能，其中的常山（落叶小灌木，以根入药），《本草纲目》引历代本草书说明它主治"伤寒寒热，热发温疟鬼毒，胸中痰结吐逆。"（《神农本草经》），"疗鬼蛊往来，水胀，洒洒恶寒，鼠瘘"（《名医别录》），"治诸疟，吐痰涎，治项下瘰疬。"（唐·甄权），而药书《群英会》则简述为"理痰结，瘟疟病去"。《本草纲目》在常山条下的附方中，列举《外台秘要》、《养生主论》、《肘后方》、《千金方》、《和剂局方》等书中所收方剂28首，归纳为"截疟诸汤"、"截疟诸酒"、"截疟诸丸"、"厥阴肝疟"、"太阴肺疟"、"少阴肾疟"、"牝疟独寒"、"牡疟独热"、"温疟热多"、"三十年疟"、"瘅疟寒热"、"妊娠疟疾"、"百日儿疟"、"小儿惊忤"、"胸中痰饮"十五类，至治各证，一览无遗。现行高等医药院校《中药学》述常山的应用亦仅两条，即"（1.）用于胸中痰饮……（2.）用于疟疾"，与药书《群英会》所述极为吻合。

"甘国老"的道白中又讲到"他黄家父子内外两科俱治"，这是在分别介绍了黄连、黄芩、黄精、黄柏、黄蜡、黄香的功用之后所作的补充。查《本草纲目》乃知黄芪可治久不溃破，或久溃不敛；黄连可治口疮、湿疹、痈疽疮毒；黄芩可治目赤肿痛、痈疖疮疡；黄精可治股癣、足癣；黄柏可治湿疹、口疮、痈疖、烫伤；黄蜡可治疮痈久溃不敛、臁疮、烧烫伤；黄香可治痈疽、疖肿、疔毒。再查现行教材《中药学》，其中除黄蜡无载，黄精未提及外治功效但在古代文献中确有记载，《中医大辞典》也有用黄精流浸膏外涂股癣、足癣的说明）外，三者之一致，读之令人拍案。

在第二场密陀僧的道白中有一段话："内中有一碗驴肉，我吃了痼疾又发，风淫又动。忽然想起慈菇也能治恶疮，瘾疹，我两个因结为厚友。而今只想吐痰，身上又觉肿胀，恐怕是黄疸疾症，不免且往苦蒂庵寻他一寻。"这一段话有以下意义：其一，吃了一碗驴肉"痼疾又发，风淫又动"。此说见于宋寇宗奭《本草衍义》："驴肉食之动风，脂肥尤甚，屡试屡验。"民间亦有此说。其二，"只想吐痰"，"身上又觉肿胀……不免去苦蒂庵寻他一寻。"苦蒂者，瓜蒂也，亦名苦丁香，主治"大水，身面四肢浮肿"（《神农本草经》），"疗黄疸"（《名医别录》），"吐风热痰涎，治风眩头痛"(《本草纲目》),两者又是何等一致。

在这一段话的前段,密陀僧介绍了驴肉、白蛤肉、白鹅肉、狗肉、羊肉以及鳖肉等的补益作用和治疗作用,然后讲了跟慈菇结为厚友乃因其"能治恶疮、瘿疹",意在告诫世人,上述诸肉虽均有益,食用不当,反受其害,这和诸家本草的记载了无二致。

以上所举仅其片段,类似的例子,随手可拾。从总体看,药书《群英会》所述药性,可谓"言必有据"。至少以历史的标准衡量,它在科学知识的严谨、准确上,几乎是无可挑剔的,此其价值的一个主要方面。

既然是文艺作品,它的艺术水平,无疑会影响其社会效应乃至作品的生命力。药书《群英会》的艺术生命力,主要表现在下列诸方面。

情节结构。全剧八场,"甘国老请医叙寒"首叙"治病先须识阴阳","药性亦须知温凉"的道理,然后引出中药配伍十八反中诸药的相反、相叛、纷纷相争,"骇得我一身汗,去请黄芪",然后以"黄家六个儿子"为序,介绍黄家诸药"各有奇能",继而引出"丑扮作栀子上",在相互揶揄打诨中历数诸药。全场不过1600字,却收载84味中药,读来全无枯躁说教的感觉。

第二场"家人误犯密陀僧",叙密陀僧因"与酒肉结朋友","平日各样肉儿无所不吃",因而"瘤疾又发",因往苦蒂庵去访慈菇,被山栀撞见,咬定和尚调戏尼姑。在诮骂对唱中引出中药配伍的十九畏。此时密陀僧动了凡心,要求慈菇一道蓄发还俗,而慈菇以"怎愿膺乐户人家"为由婉拒,全场共叙药物78味。

第三场"山栀投热遇妖精"叙山栀往热家庄请医,在"楝根树下"遇到白花蛇、乌梢蛇姐妹,得知乌梢蛇中了赤箭。由于看中了二蛇美色,山栀心起邪念、想要"到那里利心志,与他合欢",而二蛇亦欲趁机诱食山栀,全场叙药物66味。

第四场"路旁幸遇马齿苋"叙山栀向马齿苋道出与二蛇邂逅的实情,被马齿苋识破白花蛇、乌梢蛇乔装害人。一场恶战,马齿苋放鹤虱将二蛇赶回洞中,救出山栀,并向山栀介绍了自己的厚友威灵仙,本场叙药物49味。

第五场"威灵仙温村显武",出场"人物"有正生扮威灵仙,末扮槟榔,正旦扮紫石英,副旦扮刘寄奴等。主要叙"草叩(蔻)"进犯,威灵仙与姜黄、秦艽对战中,用苏木、苍术烟将对方战败,叙药物62味。

第六场"街前戏耍红娘子"出场仅三人。叙山栀看到红娘子后，心想"不免向前戏她一戏"，不料红娘子出言泼刺尖诮，双方言来语去，或奚落戏谑，或打情骂俏，山栀未能讨到便宜，自叹"从来没受这号圪囊"，遂向东瓜请教黄医生的住所而去，本场叙药 44 味。

第七场"石决明平地战海桐"是全剧出场人物最多的，有木贼、密蒙花、石斛、海桐、海粉、海金沙以及鱼鳖龟蟹等群众角色多人，叙"平山大王石决明"得"日精月华"，"山中精邪无不依附"。因其平素"贯众"木贼，偷了人家"一只牛子"，"百姓甚是不安"，"定心大王海桐"遂率海粉、海金沙等"一齐攻他"，并将石决明战败，后密蒙花设陷井计，欲擒海桐，本场叙药物 111 味。

第八场"茯神和谐为媒证"在前一场基础上又增加了天南星、白茯神等角色。开始时，天南星的一段唱白："我想往年平定之时，倒也罢了……到今日养脾胃谷芽也没有……就是那跌打伤定排脓血，火烧醋淬的铜硬也没有。其穷如此，可怜人也。"颇有一些批判现实，为民不平的意味，也是本剧现实主义精神之所在。次写海粉与石斛大战，被诱落坑，做了俘虏，对方又将石斛捉获，最后由白茯神着二茯苓分别召见交战双方，促使结成姻亲，从此天下太平，白茯神回南天门向玉帝交旨，全剧以大团圆告终。

从故事情节看，药书《群英会》虽亦有旁枝歧出之嫌，剧情发展尚有前后不甚连贯之处，但它的总体安排还是比较合理，较有章法的。作为科普作品，它不可能有三国戏《群英会》那样的恢弘壮阔，也不可能有《窦娥冤》似的惊天地、泣鬼神的悲壮。但是，出于宣讲科普知识的需要，它却必须兼具科学知识的严谨、系统，和文艺创作的趣味与创新。应当说，药书《群英会》在这两者之间，算得上鬼斧神功，匠心独到了。

语言运用是药书《群英会》的重要特色。短短两万字出现药名 600 余次，既要照顾到它们各自的用法功能，又要妥善地把这些药名一一纳入剧情发展和人物对话之中，还要考虑到人物个性特色和药物之间的种种联系。其间喜笑怒骂，插科打诨，一笑一颦乃至立马对阵，疾世伤时，无不以中药名词贯穿其中，读来全无一点敷饰说教的感觉。

如第一场"甘国老请医叙寒"中，甘草自念"我今身上欠妥，心肾俱热"欲使栀子去请"黄医生"，栀子推委说"叫甘遂去罢"，"老生白：那甘遂虽破癥消痰，于我不合，不如你去。丑白：不去，不去。老生白：你仰着一副白鲜皮脸，疗足顽痹，风去快来。丑白：你倒长着一个地骨皮形，又要退湿除蒸。我想人家从前与你消痈散肿，你连一个金银花也没有，今日又叫白矾与你化毒解痰，谁不知你是一块龙骨！老生白：什么叫做龙骨？丑白：是个涩精。"其中，甘遂与甘草属配伍禁忌，故云"与我不合"；白鲜皮为芸香科植物白鲜的根皮，厚而坚实，用来责备栀子懒惰而厚脸皮。"顽痹"本指某些顽固不愈的病证，此处则借白鲜皮的这一功效要栀子请医务到；地骨皮为枸杞的根皮，栀子用以反讥甘草，顺便道出地骨皮的药用功能，也在说明甘草请医的用意所在。金银花为清热解毒要药，此处用来讥讽甘草穷不付钱却想"白矾（白白麻烦人家）与你化毒解痰，"；因说"谁不知你是龙骨"！龙骨为收敛固涩药，故云"涩精"（即吝啬鬼）。这一段对话既准确传达了药物知识，又幽默诙谐，意趣盎然，表现了剧作者高超的语言驾驭能力。对古代本草学了解掌握到了如此纯熟的境界，不能不使人赞叹！

"威灵仙温村显武"一场也有类似的运用。当村人报知"草蔻"进村，请威灵仙去"除一除"时，威灵仙唱："忽听说这枸杞，阳与阴起，我今日且藜芦，杀这毒虫。闻看我他头疼，想我白芷，定使个藁本领，除这邪风……'此中的"枸杞"显然表示了对"草蔻"的蔑视和辱骂，令读者很自然地想到"枸"当为"狗"的谐音。枸杞能"补益精气（阳），强盛阴道"，而这"阳与阴起"显然暗示"怒从心中起"；"藜芦"谐音"离庐"，意思是决心出凶门而破敌寇；"闻着我他头疼"暗示敌人会闻风丧胆，这个意思却来自下句之"想我白芷"，因为白芷可治外感头痛鼻塞。藁本能"除风头痛"，故云"除这邪风"，而"藁本领"实即炫耀自己本领高强。

在秦艽与威灵仙会战一场，副净扮秦艽唱："你若是有琥珀，管教你安魂定魄。假若是伏熊胆，治的你五痫惊风。"但从舌战看，恰是"反其意而用之"。再看下文："正生唱：这狗材也倒食，方得狗宝，捉住你，熬成膏，贴癣疾，揭你狗皮。相战，净唱：我今日安心志，定肝胆，与你百合。正生唱：我且用宣木瓜，治的你霍乱转筋。副净唱：我今日定烦热，止吐血，与你藕节。正生唱：我再使马鞭儿，打的你破血通筋。"双方的舌战，无一不以药名为用，又无一不包括功用主治，读来又自然贴切，全无牵强之感，与剧中人物，情节又如此吻合融通，运用之妙，实在令人叹服。

在剧中人物塑造上，丑扮山栀的语言运用有庄有谐，滑稽戏谑，在剧情发展中，是一个不可或缺的人物。

药书《群英会》的艺术成就尚不止此。中国古代的科普文艺，较之诗歌传奇、小说戏曲，不仅起步晚，发展慢，其成就也无法与上述诸体相比。从金代窦汉卿《流注指要赋》到清代吴师机的《理沦骈文》，如果可以算作科普文艺的话，其间诗赋

歌括乃至三字经之类通俗读物虽亦时有出现，不过以韵文述医理，歌赋举医事，看作文学作品尚觉牵强。像药书《群英会》以神话剧为体，将药学知识溶于剧情及人物对话逐一展开，又具备了戏剧文学基本要素的科普作品，可以说是前无古人。尤其在 17 世纪前后的封建社会中，药书《群英会》的出现无疑是我们民族文化和中医药学这一宝库中一枚夺目的奇葩。

附注

❶明庄忠甫《叔苴子内篇》。

❷明张介宾《景岳全书》。

原文发表于 1994 年 10 月《中华戏曲》第十七辑 P.322 ~ 333

8.《草木传》校正

贾治中 杨燕飞

清代中叶是我国地方戏曲繁荣发展的时期，这时的剧本创作，有一个很值得研究却又鲜为人注意的问题，即一批以宣传中医药知识为内容的梆子戏出现在戏曲舞台，《草木传》即其一，目前已知的剧目尚有《群英会》、《草木传》、《药会图》、《草木春秋》等数种。可惜后两种剧本，至今尚未得见。

《草木传》刊于《蒲松龄集》(路大荒整理，上海古籍出版社1986年出版)，原是以蒲氏的俚曲作品收入集子的。虽非蒲氏原作，但却办了一件好事。全剧10场，中药名词出现800余次，剔去重复，实收药名约600种。现行高等中医院校《中药学》将药物分为20类，每种在《草木传》中均有分布。除讲述药性功用外，有关用药常识如十八反、十九畏，慎用药等均有表述。先后出场的主要人物有20多个，生、旦、净、末、丑脚色行当应有尽有。再辅以故事情节，唱词道白，坐场诗等人民大众喜闻乐见的艺术形式，可以想象，在二百多年前的清代中叶，对于普及宣传中医药知识，它曾发挥过多大的作用。

《草木传》是已知的药性剧剧目中建国以来唯一正式刊布的剧本，惜其错讹误读不少，现仅就有限资料予以校正，以供研究者参稽。限于篇幅仅引各场需出校的例句。

[开演]

西江月医道宣妙莫测，精义入神莫加……**（校）**宣妙，当为"玄妙"。

……雷公炮制更堪夸. 尤要细心滕拿。**（校）** 滕拿，应为"腾挪"或"腾那"。

破积聚赞化工，神妙无妨。**（校）** 妨，应作"方"。《易·系辞上》："故神无方而易无体。"

［栀子斗嘴］

白……老汉姓甘名草，字元老，山西汾州府平和村人氏。**(校)** 元老，当为"国老"。《群英会》："家住在汾州府，名叫甘草，外号人称国老。"明刘文泰《本草品汇精要》："甘草，……名国老。"

唱……惟有那戟、花，与藻并谋，他四人性最烈，与我不投。**(校)**《群英会》："不料藻、戟、芫四大贼寇与我相反"。中药称花者甚多，故芫花不宜以"花"称。

甘草白……待我去看，你们到此为何？贼供同答俺是遂水寨来的……**(校)** 贼供同答，应作"贼拱同答"。

甘怒白……胡说！唱……狠一狠吞吃了你这草寇，才治得脾胃开冷积不生。**(校)** 草寇，应作"草蔻"，俗作"草叩"。

生白……吾想那半夏、瓜蒌、贝母、白及、白蔹与乌头，不合那诸参、牵、芍与藜芦纷纷相争．叫我时刻提防，恐遭毒祸。**(校)** ⑴诸参、牵、芍与藜芦纷纷相争：此处的"牵"应作"辛"，即细辛。(2) 此句应读为：吾想那半夏、瓜蒌、贝母、白及、白蔹与乌头不合；那诸参、辛、芍与藜芦纷纷相争。

白……黄芪抬头一看，即知头面所有各般枳棋，俱是止嗽奇药。**(校)** 枳棋，亦作"枳柜"，落叶乔木。此处应指头面诸般装饰，待考。

栀子白……今日又要白凡消痰解毒，谁不知你是块白龙骨第会啬精？**(校)** 白凡，当作"白矾"。《本草纲目》："白矾……吐下痰涎饮澼，燥湿解毒追涎。"

唱……还有那浮麦儿方才飘下，总然就不甚奇可止心津。**(校)** 飘，应作"漂"。《群英会》："还有昨日漂了许多浮麦，可以止汗。"《本草纲目》："浮麦，即水淘浮起者。"

［陀僧戏姑］

白……吾乃红炉寺内密陀僧是也。**(校)** 弥陀僧，《群英会》："吾乃密陀僧是也。"

密不作"弥"，密陀僧为氧化铝块状物，入药。

白……多蒙众生用吾煎膏，代治疮疔，因此结为厚友。**(校)** 众生，据上文"相与众医生"，此句应为"多蒙众医生"。

白……内有一盘驴肉，叫我吃了，把我疴瘀又发，淫风又动……**(校)** 疴瘀又发，《群英会》作"痼疾又发"。

慈姑摸介，笑介……这一个班毛虫这等性硬，只怕的破了血还要嫌疼。**(校)** 班毛虫，《神农本草经》作"班苗"，吴普作"斑猫"，《说文解字》作"盤蝥"，《本草纲目》作"斑蝥"，均不作"班毛"。

栀子白……善治头疼蔓荆子，吸去滞物萆麻子。**(校)** 萆麻子，《新修本草》作"蓖麻子"。

唱……想必是菴闾子行水散血。**(校)** 菴闾子，《神农本草经》作"庵闾子"。

唱……不就是浪荡子止擂拦风。**(校)** 浪荡子，《神农本草经》作"莨菪子"。

姑白……胡说：难道你就不是人了？**(校)** 据下文"你"应作"我"，《群英会》："尼姑白：难道我就不是人了！"

僧怒白……硫磺本是火之精，扑硝一见便相争。**(校)** 扑硝，《神农本草经》作"朴硝"。

栀子白……丁香不和蔚金遇，牙硝难从京三棱。**(校)** 蔚金，《药性论》作"郁金"。

僧白……若有人来欺咱，干漆棍儿打他，打的他呕吐痰涎，也不饶他。半夏倘或遇着官桂，百神儿都能给咱护驾。**(校)** 此读未通。据《群英会》，"百神儿都能给咱护驾"作"百生法儿护咱"。此处应读为：打的他呕吐痰涎，也不饶他半夏，倘或遇着官桂，百生法儿护咱。

僧白……这何尝是乐户人家？不过应个结骨丹。**(校)** 结骨丹，《群英会》作"接骨丹"，为中药岩笋之别名。

唱……咱若是入了花街柳巷，怕的是难见那寺里宾朋。**(校)** "寺"或应作"市"，"宾朋"应作"亲朋"。

僧唱……自愿你巧打扮多多俊俏，一见了那少年郎眉目挑情。**(校)** "自"据文义应作"只"。

[妖蛇出现]

唱……还有一个荜澄儿去把寒攻。**(校)** 荜澄儿，应为"荜澄茄"，查诸本草书无"荜澄儿"之名。

留板白……若是再通秦芁，必将风寒俱去。**(校)** 秦芁，《神农本草经》作"秦艽"。

唱……川牛漆、薏苡米、金头蜈蚣。**(校)** 牛漆，《神农本草经》作"牛膝"。

唱……有牙硝合芝硝，漳丹肉桂。**(校)** 芝硝，应为"芒硝"。

唱……有干姜共桃仁、磠砂攻同。**(校)** 磠砂，《新修本草》作"硇砂"。

又对白蛇唱……我想你水牡砺治我遗精。**(校)** 牡砺，《神农本草经》作"牡蛎"。

[石斛降妖]

唱预知子断岭中遇毒作声。**(校)** 此语《群英会》作"预知子缀领中. 遇毒作声"。《本草纲目》："相传取子二枚缀衣领上，遇有蛊毒，则闻其有声……"

栀子白…"我原上栋根下歇了一歇，遇见两个妇人……**(校)** 栋根，《本草纲目》作"楝根"。

白……那葫芦治的我中漏臌胀。**(校)**《群英会》："又像似哑葫芦，治的我中满膨胀。"此处葫芦即胡芦巴。漏，应为"满"。

乌蛇唱……用石恙清胃火治你牙疼。**(校)** 石恙，《神农本草经》作"石膏"。

斛白……宗师大人考我的时候，他那膀胱大甚，小便不通。**(校)**《群英会》："我进时节，宗师膀胱火甚。"

乌蛇唱……你好像皂凡儿治我黄疸。（校）皂凡，《本草纲目》作"皂矾"，亦名绿矾、青矾，出《日华子诸家本草》。

乌蛇唱……我乌蛇使使风，吹你肚中。（校）此语《群英会》作"我乌梢吹吹风吸你杜仲"。

［灵仙平寇］

唱……川牛夕理膝腿，也能补淋。（校）川牛夕，《本草纲目》作"川牛膝"。

灵仙唱……我今日身上少安，你与我消胀逐水，把寸白虫杀尽。（校）身上少安，据上下文应为"身上欠安"。

唱……喝一碗葱姜水，散散风寒. 再吃些萝匐儿去去膨胀。（校）萝匐，《本草纲目》作"萝卜"，亦称莱菔。

唱……我还要苏霍香通窍开郁。（校）苏霍香，《名医别录》作"苏合香"。

姜唱……他好像姜活儿叫咱出汗。（校）姜活儿，《神农本草经》作"羌活"。

唱……去寒肿理胀痛拿你草寇，治血崩上血衄捉你茅根。（校）此语《群英会》作"破瘀血，止吐衄，掘你茅根"。"上"应作"止"，"捉"应作"掘"。

［甘府投亲］

唱听……这话不由我心头火起，同栀子洩水村去聘古人。（校）古人，据上下文应作"故人"。

小旦白……我的心难治. 愁有千万，喜从何来？（校）心难治，据上下文应作"心病难治"。

木香白……我姑娘好像疝气，就是大茴也该小茴。（校）据上下文应为"就是不大茴也该小茴"。

437

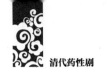

［红娘卖药］

净扮冬瓜上引……生来善讴烦燥，忽听外边吵闹。**(校)** 讴，应作"驱"。烦燥，应作"烦躁"。《本草纲目》："（冬瓜）绞汁服，止烦躁热渴。"

［金钗遗祸］

同坐上白……闻听人言闹阳市有一决明先生，正是神验。**(校)** 正是神验，应作"甚是神验"。

唱……相公容禀：甘菊花坐绣房笑言盈盈，尊一声石斛郎细耳承听。**(校)** 笑言盈盈，应作"言笑盈盈"。

看介……此卦上泽下巽，巽为木，泽为金……**(校)** 上泽下巽，据下文"泽为金"推知"泽"应为"乾"之误，此处似指 64 卦中的"姤(44)"。

决明白……卦资不要，小弟日后占光。**(校)** 占光，应作"沾光"。

决明唱……密蒙花褚实子，还有谷精。**(校)** 褚实，《名医别录》作"楮实"。

唱……热地黄，柏子仁聪耳明目。**(校)** 热地黄，《本草图经》作"熟地黄"。

唱……有一个楮石子壮肾明目。**(校)** 楮石子，应作"楮实子"。

［番鳖造反］

唱……忽想起那阿魏是你仁叔，他善会化痞积权度荒中。**(校)** 权度荒中，应为"权度荒年"。

白……吾乃西川大将，姓绵字装黄，外号大黄是也。**(校)** 姓绵字装黄，绵应作

"锦"。梁陶弘景"(大黄)……好者犹作紫地锦色"。宋苏颂："(大黄)今蜀川，河东，陕西州皆有之，以蜀川锦文者佳"。

外唱……他若是颠狂疯，快用铁浆。**(校)**铁浆，据《神农本草经》应为"铁落"，即锻打掉落的铁屑，《本草拾遗》作"铁粉"，诸本草无铁浆入药。

斛白……这是书信一封，一到汾州府送于甘老父，速去快来。**(校)**"一到"应作"你到"。

[甘草和国]

白……吾乃栀子便是。我姑爷叫我到山西汾州府于甘爷下书。**(校)**于，应作"与"。

唱……他本是巨藤子大补精血。**(校)**巨藤，《神农本草经》作"巨胜"，即黑脂麻。

甘草外上白……天佑精能除热解毒杀虫。**(校)**天佑精，《神农本草经》作"天名精"。

水堇皮能润燥肠风泻血。**(校)**水堇皮，《本草纲目》作"木槿皮"。

……山茶花他虽治吐衄伤风。**(校)**虽，应作"能"。

原载于山西中医学院学报 1995 年第 1 期 P23-25

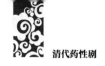

9.《草木传》作者考辨质疑

贾治中 杨燕飞

《草木传》一名"药性梆子腔"，是以戏曲讲述中医药知识的古代科普文学作品。剧本大约形成于梆子戏盛行的清代中叶或稍后，作者是谁尚无确论。近读《〈草木传〉作者考辨》❶，断定此剧本出于蒲松龄之手，就此想谈谈不同看法。

一、就笔者所知，与《草木传》相类的剧目尚有《本草记》、《药会图》、《草木春秋》、《群英会》等四种。《群英会》(以下简称《群》剧)为道光十四年抄本，现为笔者收藏。与《草木传》(以下简称《草》剧)详加对照，《群》剧八场中，与《草》剧情节大致相同的有五场，两剧雷同之处甚多。如第一场甘草的道白，《群》剧："老汉居住山西汾州府平和村，姓甘名草。"《草》剧为："老汉姓甘名草，字元老，山西汾州府平和村人氏。"第二场密陀僧的坐场诗为"浪荡密陀僧，熬膏治疮疔，酒肉结朋友，相与皆医生"，两剧几无差异。似此，还可举出许多，乃知两剧确有共同的渊源；再参以路大荒氏的有关叙述，❷我们认为，这五个剧目大抵同出一源，由于流传空间不同而形成差异。五个剧目除《草》剧外均未署名，这也是路大荒氏将其收入《蒲松龄集》附录的原因。《考辨》仅凭流传于淄博一带个别抄本的署名断定《草》剧为蒲松龄所作，证据显然是不充分的。

二、《考辨》的一个"重要资证"是现存抄本有一篇序言题曰"柳泉先生手著南轩于次客碧"。《考辨》对此有两点解释：第一，"历史上的南轩(山东)系明朝人，清康熙以后南轩无考"。第二，"《草木传》为柳泉先生手著，'南轩于次客碧'书成"。并认为"这里，'于'是介词，'次'系顺序量词，'南轩'为地点，'客碧'作待客的挥毫雅处"。同时还写道："据查有关资料，蒲松龄一生居住之处，确无'南轩'之载"，"传抄本序言所曰'南轩'，指赵执信书匾'磊轩'之室舍而言。两种解释有一个共同之处，就是都说明《草木传》为蒲松龄所著"。我们不禁要问：既然"历史上的南轩系明朝人"，那么此人的序言和题记如何能证明"柳泉先生"即清朝的蒲松龄？如果"南轩"为地点，"客碧"为"挥毫雅处"，而"次"为"顺序量词"，则此语写作"柳泉先生手著于南轩，次客碧"似更合理，却为何要强作倒序呢？如果作序人不是蒲松龄本人，有谁会跑到蒲氏书斋肆意挥毫？从题记看，"南轩"无疑是人物名号，弄清此人的情况对判断题记的意义和价值是至关重要的，这正是《考辨》的一大缺憾。

三，蒲氏生前尚有《婚嫁全书》、《帝京景物略》、《齐民要术》、《观象玩占》等杂著，蒲氏墓表碑阴上均未记载，故《考辨》认为"当时未被列入墓表而长期流传民间的蒲氏杂著、戏作在所难免"。我们认为上述杂著大多为蒲氏之前即已流传，蒲氏不过尽编辑选录之功，算作蒲氏著作未免牵强；《草》剧与《聊斋志异》同属文艺创作，如果真出自蒲氏之手，墓表不收是没有道理的。又况张元撰写《柳泉蒲先生墓表》为雍正三年，距蒲氏去世仅十一年，自认为"知先生之深"的张元是断不会有此疏忽的。

《草木传》、《群英会》等剧本的发现，不仅丰富了戏曲研究和古代科普文学研究的内容，而且向我们展示了清代医药知识普及教育的生动教材，是一份很有价值的遗产。我们期待《考辨》作者洪流同志能取得更多的研究成果。

参考文献

❶洪流《山东中医学院学报》1992年第2期。

❷路大荒《蒲松龄集》新一版，上海古籍出版社，1986；1828。

原载于《中医文献杂志》1995年第3期 P26-27

10.关于《蒲松龄集·草木传》

贾治中 杨燕飞

蒲松龄一生著述颇丰，概括起来，可分三类：一是小说，二是《农桑经》一类的杂著，三是戏曲、俚曲。在路大荒《蒲松龄集》所收戏曲、俚曲作品中，固不乏批评现实，抨击黑暗的作品，但比之《聊斋志异》终觉逊色。个中仍有值得一书的作品，《草木传》即是。

作为戏剧文学作品的《草木传》

《草木传》从 60 年代刊印至今，似乎并没有引起过戏剧史家的注意，就是研究蒲松龄的学者，也大多置而不闻。以虚拟人物的方法来反映古代中医药学这个"现实"，它当然不可能像《窦娥冤》、《赵氏孤儿》那样悲壮激越，也没有《西厢记》、《桃花扇》那样的令人荡气回肠。试想想，在几百个中药药名这样小小的壶中天地里，却要翻出波澜壮阔的历史画卷，就像在梅兰芳演出《霸王别姬》的大剧场中，辟出一个角落靠几句说学逗唱来吸引观众一样的困难，但《草木传》亦自有成功之处。

《草木传》10 回之外，如同《汉宫秋》的"楔子"，《琵琶记》的"开场"，也有个小段名曰"开演"：

生上引：天有不时寒暑，人有旦夕灾殃。坐诗：药味君臣数丹经，逢场亦可作戏听；莫谓气血无少补，端资调和益性灵。白：在下神虚子。因吾善晓人意，能达众性，遂将《本草》一书，不免乘间融通一回。西江月：医道玄妙莫测，精义入神莫加，《黄帝内经》奥无涯，《玉版》《灵兰》可嘉。伊尹配作汤液，补泻俱有所差；雷公炮制更堪夸，尤要细心腾拿。白：我今胡诌直演一番便了。……道言未了，甘草来也。下。

这个小段在相当的高度上概括介绍了中医药学，说出了作者写此剧本的意图。从其内容即可看出，此剧断非读几句汤头歌诀的走方医生或咬文嚼字的乡村秀才所能为。和一般的古典戏曲一样，剧中人物登场，多亦引诗自况：

例，第一回　栀子斗嘴：

老生扮甘草上引：名传千古羲皇世，品重当今医士家。诗：光阴送尽两鬓苍，克壮其犹四海扬，虽有许多神妙手，谁能独效在疆场。**白**：老汉姓甘名草，字元老，山西汾州府平和村人氏。

小旦上引：款冬寒已至，半夏热初行，用治风痰嗽，前胡艺独精。**白**：奴家甘菊花。

例，第三回　妖蛇出现：

正旦扮乌蛇上引：学来武艺最为高，癣疥不仁皆能疗，若问奴家名和姓，群蛇队里称乌梢。

例，第九回　番鳖造反：

付净扮鳖子后跟四卒上白：番里番来番又番，金毛狮子过玉关，满江撒下皮裘队，要把中原闹一番。我乃西番御驸马，改名又叫马前子。父王差我领定人马反进中原，使出恶毒，管教他吐血而亡。

甘草又名美草，《广雅》谓之美丹，出《神农本草》。因其性味平和，"久服轻身延年"（见《神农本草》），列为上品，是中药里应用历史最悠久的药品之一。古人把它视作"九土之精"，认为它能"安和七十二种石，一千二百种草"（明刘文泰《本草品汇精要》），故也是中药里使用频率最高的一种。甘菊花即菊花，属常用清热解毒药。所述款冬花，陶弘景引傅咸款冬赋序云：仲冬之月，冰凌积雪，款冬独敷华艳。李时珍《本草纲目》："后人讹为款冬，乃款冻尔。款者至也，至冬而花也。"款冬"主咳逆上气"亦治"寒热邪气"，故云"款冬寒已至"。半夏：李时珍《本草纲目》："礼记月令：五月半夏生。盖当夏之半也。"《神农本草》认为半夏"主伤寒寒热"，又可治"喉咽肿疼"、"逆肠鸣"。前胡：《本草纲目》引唐·甄权谓可治"气喘咳嗽"，李时珍认为可"清肺热，化痰热，散风邪"，故云"用治风痰嗽，前胡艺独精"。

番鳖即番木鳖，又名马钱子。《本草纲目》："番木鳖生回回国，今西土邛州诸处皆有之。……或云能毒狗致死"，确有大毒。另有木鳖子，出宋《开宝本草》，二物结实形似鳖，故以鳖名。木鳖子"六月结实，似栝楼而极大，生青，熟红黄色，

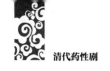

肉上有软刺"（《本草纲目》引宋苏颂）。剧中显然将二物混同介绍，故以"金毛狮子"状其形，并以"西番御驸马"自称，这里面包括了产地和药物的性状特征，当然不若本草文献之详尽。

《草木传》对药物的介绍，其平淡处多借题发挥，或谐其声，或迭其韵，或用其事，或铺排类比，往往有一发难收之势：

例，第二回 陀僧戏姑：

栀子白：呸！你是什么弟子？善治头疼蔓荆子，吸去滞物蓖麻子……下气定喘有苏子，解结散毒皂角子。子儿甚多，你说你是子不是？有了。**唱**：想必是庵闾子行水散血，好像那牡荆子治浮肿臁，莫非是海松子去风疗嗽？不就是浪荡（当作莨菪）子止搐拦风。**姑白**：胡说！难道我就不是人了？**栀子白**：你是个什么人？养胃进食有砂仁，通经破血有桃仁……

栀子和山慈姑的两句对话，一气数说了 18 种药物的功效。

例，第五回 灵仙平寇：

灵仙上：你是何人？**秦白**：是你听了。老爷善驱风，逐水有奇功，你若肢节疼，先问老爷名。老爷秦艽是也。**唱**：你若有金箔难免惊搐，省的你黄疸了要须茵陈。**灵仙白**：好狗才！**唱**：治噎食定然要取你狗宝，摊膏药我还要揭你狗皮。……**黄唱**：我今日宁肺嗽与你百合。**仙唱**：用木瓜治的你转筋霍乱。**姜唱**：用马鞭打的你通经破血。**英唱**：铜青剑治的你乱眼不明。

在用法上却花样翻新，一语双的。如金箔的功效是镇心安神，用以治惊痫、癫狂、心惊，剧中却说"有金箔难免惊搐"，显然有恐吓对方的意思。百合可以"温肺止嗽"（金张元素），这里却加了另一层，即要与对方战一百回合。木瓜本治"霍乱大吐下，转筋不止"（《本草纲目》），却说要治的对方"转筋霍乱"。这在修辞手法的运用上又进了一层，但对药物功用的记述，仍然严格遵循文献记载。

科普文学的价值就在于把知识性与文学情趣巧妙地结合起来，使枯躁乏味的东西变得生动活泼。《草木传》不仅做到了这一点，它还多了一件武器，即配以梆子戏唱腔这种人民群众喜闻乐见的形式，使原本极为严肃的本草书变得朗朗上口，易学易记，这在戏剧发展史上无疑是一个创举。

《草木传》的作者问题

关于《草木传》的作者，路大荒氏在《蒲松龄集》后记中曾说："这篇作品是否为蒲氏本人所作，尚待考证，所以收为附录"。路氏不作结论，原因有二。一是在蒲氏墓表碑阴所录蒲氏戏 3 出和俚曲 14 种中没有《草木传》，二是"一些流传的抄本……例如《草木传》剧本就和据说是乾隆时期的抄本《本草记》剧本以及道光年间的抄本《药会图》的形式完全相同。"

对此，还可作如下补充：

第一，山东省淄博市蒲松龄纪念馆杨海儒先生征集到的"清中叶旧抄本《药会图》的内容与《草木传》相同，"只是少了一小段很短的开演部分"（见陕西中医学院学报 1995 年第 2 期）。笔者于 90 年代初在山西民间收集到的道光十四年抄本《群英会》，其内容与《草木传》或同或异，而同者尤多。加上路氏所述之《本草记》，笔者所知之《草木春秋》，合起来共有五个剧目，但只有辗转于山东淄博一带的《草木传》有署名蒲松龄的抄本流传，这就使人不禁对《草木传》到底是否为蒲松龄所作从根本上产生了怀疑。

第二，杨海儒先生所藏《药会图》中有一篇序言，其中一段话很重要，现转录于下："晋之郭子秀升先生，儒医也。穷极素问，阐抉灵枢，而居心慈祥，人品端方，非市井吾侪。与余订交，不殊金兰。其暇谱有传奇，则乃群药。"以此可知《药会图》的作者实为山西人郭秀升，这对《草木传》为蒲氏所作论无疑是一个十分有力的挑战。

第三，笔者所藏之《群英会》共八场，其中六场的内容与《草木传》基本相同。其雷同之处亦甚多，现赘举于下。

《群英会》**小旦白**：我且问你，你是何人？**武生白**：你问我，我是县学中一个朋友，有名劣生马齿苋。

《草木传》**白蛇白**：你是何人？**斛白**：我是县中一个武秀才，有名劣生金石斛是也。

《群英会》**武生白**：我进的时节，宗师膀胱火盛，痈肿难止，有篇蓄通草，就进了我。那时也是小水不利……当面把我进了，焉何说我不通？

《草木传》**斛白**：宗师大人考我的时候，他那膀胱大（应作火）甚，小便不通，

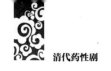
那时我有通草两篇，把我进了，怎见的我不通？

文中所述通草又名木通，《名医别录》谓可"治五淋，利小便，开关格"，属常用中药之列。

似此还有许多，这表明《草木传》、《本草记》、《药会图》、《群英会》等确有一个共同的源头，它们的作者，恐怕很难判定为蒲松龄。笔者还对《群英会》方俗用语做过一些考察，如"圪哜眼"（喻不费力），"我在此胡椒一会儿"（谐音胡嚼，即胡说八道），"我从来没受这号圪囊"（窝囊），这些确属山西中部常用语。再加《群英会》中的唱词与山西梆子的唱腔极为吻合，说明《群英会》确是流传于山西，有着浓郁的乡土气息。这是否表明《群英会》的写作，与山西的梆子戏有着更深的渊源呢？

第四，总体来看，有清一代是我国戏曲发展的繁荣时期。但到了乾隆末，嘉庆、道光时期，昆曲式微，花部诸地方戏百花齐放，进入了全盛期。花部戏曲能更好地反映现实生活，更贴近人民大众，它乡音浓郁，形式通俗，曲调悦耳，这同时也是作为梆子戏的《草木传》、《群英会》诸药性剧得以产生并广泛流传的必要历史条件。

蒲松龄生于明崇祯十三年（1640年），卒于清康熙五十四年（1715年），正值梆子戏发展的较早时期。考察蒲氏的剧作，或以"戏"名，或称"俚曲"，并无"梆子戏"的踪影，这至少表明梆子戏在当时的山东淄博一带尚未蔚成风气，故没有也不会成为蒲氏创作的艺术形式。

第五，蒲氏一生，确曾编写过一些医学著作如《药祟书》等，出于对人民大众的爱护，其对医学著作也是较为留心并有所了解的。但考之全部《蒲柳泉先生年谱》，其中虽有几处关于疾病生死的记载，却未有一字涉及蒲氏为人问病用药的事实。就连他的夫人"榻上呻吟四十余日"至辞世止，年谱中也只说他"作悼亡七律七首，七绝一首"，同样没有提到蒲氏设方医病的事。据此我们断定蒲氏一生确无行医治病的经历，故其对药物知识的熟悉程度，尚不足以融会贯通到可以写出《草木传》这样的剧作来，很难设想《草木传》是靠查阅本草文献的功夫写成的。

《草木传》虽刊于《蒲松龄集》，但它并非蒲氏的作品。通过《草木传》，我们了解到清代中叶的戏剧舞台上，曾经产生过一批以梆子戏的形式传播中医药知识的科普戏剧作品，如《群英会》、《药会图》、《本草记》、《草木春秋》等，它们在梆子戏盛行的我国北方地区曾广为流传。《草木传》等剧本的出现，不仅丰富了戏曲史、中医药发展史的研究内容，也提出了古代科普戏剧这样一个很有意义的研究课题，这实在是前人的光辉创举。

原载于《戏曲艺术》中国戏曲学院学报 1996 年第 2 期 P93-95

11. 略论清代的药性剧
——兼谈《草木传》的作者问题

贾治中 杨燕飞

　　我国古代戏曲，清代康熙至乾隆中，梆子、皮黄两大声腔地方戏兴起，到嘉庆、道光朝，进入了前所未有的大繁荣时期。标志这一繁荣局面的，一是地方戏剧种如雨后春笋大批涌现，几至难以确计；二是各剧种之间交流融合，促进了大型综合性剧种的形成和发展，使我国的戏曲艺术跨上了新的高度；三是剧本创作反映的生活面日趋广阔。此期间，有一个很值得注意，却又始终为戏剧研究家所忽视的方面，即中医药学开始借助戏剧舞台来表现自己，并占有了一席之地。目前已知的剧目，有《群英会》、《草木传》、《药会图》、《本草记》等数种。它们大多以梆子腔为表现形式，流传于我国北方地区。时至今日，这些剧目早已自生自灭地湮没于历史尘埃。在它们生发过程中，似乎并未引起医药学家的关注，甚至也没有进入戏剧史家的视野，是十分遗憾的。现仅就所掌握的资料，对同属于戏剧史和中医药发展史的这一历史存在作一回顾。

　　流传至今的药性剧剧本多为手抄本。称作"药性剧"是因为所掌握的剧本或曰"药书梆子腔"，或曰"药性梆子腔"；另外几种虽未目睹，但据说与《草木传》"剧本的形式完全相同"，❶可以断定它们都讲了药性，姑这样称谓以别于历史剧、神话剧等。

　　它们是怎样通过舞台形式来传播医药知识的呢？请看以下例证：

　　（**老生扮作甘草上引**）　治病先要识阴阳，阴阳俱在脉里藏，六脉按部分虚实，药性亦须知温凉。（《群英会·甘国老请医叙寒》）

　　（**栀子醒上白**）　……吾想那黄医生，他住在温家村，倒有许多温性也。（**唱**）有一个荜澄茄入胃除冷，有一个高良姜暖胃止疼，有一个覆盆子固精暖胃。……就是温性奴婢，亦且不少。（**唱**）有一个叫麝香善开心窍，有一个小茴香理疝暖宫……（《草木传·妖蛇出现》）

（**老生白**） ……我终日吃药，哪个医生不知我是老甘……速去那里，叫他捎几味凉药来。（**唱**）捎射干，疗咽闭，兼消痈肿。捎菊花，明眼目，并去头风。捎元参，治毒结，清利咽膈。捎沙参。益肝肺，消肿排脓。（《群英会·甘国老请医叙寒》）

药性温凉寒热，古人亦称四气，其实就是温凉两大类，只是温凉程度不同罢了。凡能减轻或消除热证者，大抵为寒凉药，反之即温热药。《神农本草经》所谓"疗寒以热药，疗热以寒药"，是古人从药物作用于人体的反应中鉴别出来的，为用药所必知。故上下古今，凡为药书，无不讲述。上例中提到温凉诸药，以至所举两剧本收载的数百种药物，有关药性的记载，大体和古代各药书保持一致。这方面可举的例子很多。

功用主治是药物最切实用的主要方面，历代药书对此均极重视，药性剧自然不例外。但是记叙药物太多了，就不能不分类。我国最早的药书《神农本草经》，把所收365种药物分为上中下三品；宋人唐慎微《经史证类备急本草》则分为玉石、草、木、人、兽、虫、鱼、果、米、谷、菜等13类，有些也分上中下三品；李时珍沿此思路再分为16部。这种分类方法较前是更科学了，但于临床应用并无太大意义。故临床医学著作多依据药物功用分为解表、清热、泻下、温里、消食、驱虫等，只是这样分法也有矛盾。药性剧可以不受上述体例的限制而随机应变，有更大的灵活性。

（**冬瓜白**） 我对你说：他有六个儿子，都是治病的好手，你听我道来。（**唱**）他大儿叫黄连，善清心火。第二儿叫黄芩，泻肺有功。第三儿叫黄精，大有补益。第四儿叫黄柏，补泻肾宫。五令郎叫黄蜡，磨疮破积。六相公叫黄香，拔毒去痛。他六个能治病，皆都不差，你何不请一个与你同行。（《草木传·红娘卖药》）

（**丑白**） 你是个什么人？养胃进食有砂仁，通经破瘀有桃仁，风肿烂眼有蕤仁，壮筋强力有麻仁，安神定志有枣仁。你是什么人？我看你倒像善治喘嗽，却是和尚一个杏仁。（《群英会·家人误犯密佗僧》）

（**石斛、栀子唱**） 离梓里在途中冒雨寻风，想起来入泮时众位弟兄。蔓荆子去头风轻身坚齿，金樱子补肾气又能涩精。白附子理中风失音不语，冬葵子善理窍又能催生。猛抬头又只见金乌西堕，少不得寻旅店暂把身容。 （《草木传·金钗遗祸》）

以上或取词头，或取词尾，取其相类处连缀起来，便于演唱，易于记诵。

（**白**） 吾想黄芪补中益气，固有专长。他就是调理新症，亦有奇方。那一日在天门冬前，麦门冬后，摇摇兜铃，忽然闪出两个妇人，一个叫知母，头戴一枝旋覆花，搽着一脸天花粉；一个叫贝母，头戴一朵款冬花，搽着一脸元明粉，款动金莲来求咳

嗽奇方。黄芪抬头一看，即知头面所有各般枳棋，俱是止嗽奇药，放下兜铃合成一方，便把他热嗽痰喘一并治去。真可谓国手无双也。(《草木传·栀子斗嘴》)

(**正生白**) 吾今寒邪犯胃，作疼呕吐. 招见草蔻来了，心中不觉霍乱起来，泻利不休。又闻肉蔻也来了，助脾治乱也。(**唱**) 我想吃益智仁，暂且安神。(**正旦白**)老爷，你今寒邪犯胃，作疼呕吐，必得那止呕散寒，健脾除风之药才好。(**唱**)你今吃紫苏儿，散寒下气；你今吃独活儿，善疗诸风；你今吃厚朴儿，止呕消胀；你今吃扁豆儿，助脾和中。(《群英会·威灵仙温村显武》)

这是因症叙药。

(**丑扮作密陀僧上引**) 浪荡密陀僧，熬膏治疮疔，酒肉结朋友，相与皆医生。(《群英会·家人误犯密陀僧》)

(**坐场诗**) 勇力高强气象豪，皇恩赐爵树旗标，通瘀破血积功重，身着黄衣拜圣朝。(《草木传·金钗遗祸》)

(**小旦上引**) 款冬寒已至，半夏热初行，用治风痰嗽，前胡艺独精。(《草木传·栀子斗嘴》)

(**外扮海藻上引**) 生来性烈力又猛，(**净扮大戟上**) 破水消积立大功。 (**副净扮甘遂上引**) 王道不行尚霸术，(**丑扮芫花上引**) 十枣神佑称英雄。(《草木传·灵仙平寇》)

这是以诗叙药。

(**姜、秦上唱**)走哇! 咱大王他要想极力成亲。(**秦唱**)他那知威灵仙也会横行。(**姜唱**)他好象羌活儿叫咱出汗。 (**秦唱**)他好像紫草儿发我痘疗。 (**姜唱**)我只怕失了血三七终止。 (**秦唱**)我只怕气不固尿屁流通。(《草木传·灵仙平寇》)

(**白**) 我看你这个白白妇人，身上花花的，好似一个白豆蔻，你必定会治冷泻。我又看见你这个黑黑的妇人，眼珠有个红圈圈，好像一个红豆蔻，你必定会治吐酸。(**丑对小旦唱**)我想你牡蛎儿，治我遗精。(**小旦应唱**) 吓!你若是助阳汤，真正天雄。(**丑对副旦唱**) 我想你巴豆儿，消痰破癥。 (**副旦应唱**) 吓!你若是破癥瘕，真正毒虫。(《群英会·山栀投热遇妖精》)

这是因事叙药，喜笑怒骂，插科打诨，皆可为用。

（白）老爹秦艽是也。（唱）你若有金箔难免惊搐，省的你黄疸了要须茵陈。（灵仙白）好狗才！（唱）治噎食定然要取你狗宝，摊膏药我还要揭你狗皮……（黄唱）我今日宁肺嗽与你百合。（仙唱）用木瓜治的你霍乱转筋。（姜唱）用马鞭打的你通经破血。（英唱）铜青剑治的你乱眼不明。（《草木传·灵仙平寇》）

（红生听说急上阵骂唱）好一个狼毒心，这班毛贼，定拿你利水道，破血通经。你今日有肿毒，故未皂刺，圪硶眼捉住你，落草决明。（《群英会·茯神和谐为媒证》）

（老生白）你仰着白鲜皮脸，疗足顽痹，风去快来！（丑白）你倒长着一个地骨皮形，又要退湿除蒸。我想人家从前与你消痈散肿，你连一个金银花也没有。今日又叫白矾与你化毒解痰，谁不知你是一块龙骨！（老生白）什么叫做龙骨？（丑白）是个涩精。（《群英会·甘国老请医叙寒》）

以上所举，多讲述药性功用。与之有关的如十八反、十九畏、妇科慎用药等，在《群英会》、《草木传》中都讲到了。从这个意义上看，两剧本确有通俗药书的某些功能。《群英会》叙药四百六十余种，《草木传》叙药约五百种，且二十类功用不同的常用药亦大抵包容其中。这使我们毫不怀疑上述两剧本，进而可以推论清代这一时期的药性剧，大概都是为普及中医药知识编写的。借助戏剧舞台来普及宣传医药知识，这在二百年前的清代，无疑是一个了不起的创举。

我们对《群英会》和《草木传》曾做了若干比较研究，其中有几个问题值得注意。

第一，《群英会》与《草木传》分别有八场和十场，情节互有异同。下列对举的各场是其中情节基本相同者：

《群英会》	《草木传》
甘国老请医叙寒	栀子斗嘴
家人误犯密佗僧	佗僧戏姑
山栀投热遇妖精	妖蛇出现
路旁幸遇马齿苋	石斛降妖
威灵仙温村显武	灵仙平妖
街前戏耍红娘子	红娘卖药

451

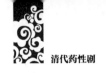
《群英会》中第七场《石决明平地战海桐》，和第八场《茯神和谐为媒证》的情节，在《草木传》中均未出现；《草木传》则多了第六场《甘府投亲》，第八场《金钗遗祸》，第九场《番鳖造反》，第十场《甘草和国》。

第二，两剧不仅有相同的情节，还有相当多的雷同现象。

（白）老汉居住山西汾州府平和村，姓甘名草。（《群英会》）

（白）老汉姓甘名草，字元（当为"国"）老，山西汾州府平和村人氏。（《草木传》）

（白）我想平日各样肉儿，无所不吃，今跟着医生脓脓水水吃了许多的酒肉。内中有一碗驴肉叫我吃了，痼疾又发，风淫又动，忽然想起慈菇也能治恶疮瘾疹，我两个因结为厚友。而今只想吐痰，身上又觉肿胀，恐怕是黄疸疾症，不免且往苦蒂庵寻他一寻。（《群英会》）

（白）我想平日各样肉儿无所不吃，今跟着医生汤汤水水，吃了多少烂肉。内有一盘驴肉，叫我吃了，把我痼痰（当为"疾"）又发，淫风又动。而今只想吐痰，身上又觉肿胀，恐怕成了黄疸疾症，不免且往苦蒂庵寻他一寻。（《草木传》）

（小旦白）我且问你，你是何人？（武生白）你问我？我是县学中一个朋友，有名劣生马齿苋。（小旦白）你是凭弓马进的。（武生白）你怎知我是凭弓马进的？（小旦白）我见你没一点儒气，想是不通。（武生白）我进的时节，宗师膀胱火盛，痈肿难止，有篇蓄通草，就进了我。那时也是小水不利，幸而遇着两篇窗下灯草。宗师要上，大家赞赏，当面把我进了，焉何说我不通？（小旦白）通便通，是人家替你做的。（《群英会》）

（白蛇白）你是何人？（斛白）我是县中一个武秀才，有名劣生金石斛是也。（白蛇白）我看你一点儒气也没有，必是不通。（斛白）你怎见不通？（白蛇白）你说是个劣生，我故知你不通。（斛白）宗师大人考我的时候，他那膀胱大（当为"火"）甚，小便不通，那时我有通草两篇，把我进了，怎见的我不通？（白蛇白）通便通，只是旁人做的。（《草木传》）

类似的例子还多。除情节互有异同外，两剧方言差异也很明显。像《群英会》剧中的"圪挤眼"、"訾嘴笑"、"蓬虚土"这样一些流传于山西一带的方俗用语，在《草木传》中全无踪影。这表明上述两剧，甚或包括《药会图》、《本草记》在内，本同出一源，或许可谓同体异名，由于长期在不同的地域剧种内演唱，或多或少有人做了改动，才形成现在的样子保存下来。

综上所述，我们断定：第一，清代药性剧剧目可能尚不止以上四种；第二，这些剧目产生的时间，当不早于乾隆时期，亦不会晚于道光末；第三，蒲松龄生于明崇祯十三年(1640年)，卒于清康熙五十四年(1715年)，故见于《蒲松龄集》❷的《草木传》不可能是蒲松龄的原作。其中讹误之多，语言风格与蒲氏其他俚曲作品之差异，可为佐证；第四，药性剧的出现，从不同侧面反映了清代地方戏曲繁荣的盛况，也说明中医药学发展到清代中叶，较之以往任何历史时期均有了更广泛的群众基础，这是上述药性剧得以存在和传播的必要条件，是不能不使人惊异的事。

以上是我们的粗浅看法，作为历史存在，清代药性剧的意义和价值应不止于此。如果有人要编写一部中国科普文学史的话，恐怕对清代的药性剧是不会置之不顾的罢。

1994．8 于太原

注

❶见路大荒《蒲松龄集·编订后记》上海古籍出版社，1986年4月第一版。
❷路大荒整理，版本同注❶。

原载于1996年《中华戏曲》第18辑 P.249-256

12. 古典科普文学创作的巅峰
——清代药性剧三论

杨燕飞 贾治中

以戏剧创作而涉足科学知识的普及，这在中国戏曲史上尚不多见。借助梆子戏繁荣局面的推动，它在我国北方地区曾有过如此广泛的传播，恐怕也是鲜为人知的事，但这是实实在在的历史，这就是清代的药性梆子戏（以下简称为药性剧）。

现知的药性剧剧目有《草木传》，最早发现于山东一带。由于历史上曾误作蒲松龄的作品流传，而又一时难以断定它的作者究竟是谁，所以路大荒氏在编订《蒲松龄集》时把它收入附录出版。可惜它的发现并未引起更多注意，也不曾有人对它作过研究和评价，历史的积淀依然厚厚地把它压在下面。90 年代初，笔者在山西民间收集到另一个同类的剧本《群英会》，这是一个未向学界披露的剧目。在花了一冬春的时间与历代本草文献对勘之后，才敢确认它的意义和价值，这就是引发我们进行此项研究的肇端。想要弄清的第一个问题，便是《群英会》与《草木传》的关系。为便于看清问题，兹举其回目于下。

《群英会》	《草木传》
甘国老请医叙寒	栀子斗嘴
家人误犯密陀僧	陀僧戏姑
山栀投热遇妖精	妖蛇出现
路旁幸遇马齿苋	石斛降妖
威灵仙温村显武	灵仙平妖
街前戏耍红娘子	红娘卖药

以上所引两剧各六场，是两剧情节基本相同者。《群英会》共 8 场，其中"石决明平地战海桐"与"茯神和谐为媒证"两回的情节，在《草木传》中未出现，而《草木传》10 场中也有 4 场为《群英会》所无。两剧相同者多，同中有异。

1996 年初，笔者有幸在山西民间收集到另一个剧本，即路大荒氏在《蒲松龄集》

编订后记中提到的《药会图》，为道光十九年抄本，全剧10回。就回目看，与《草木传》基本相同。兹将两剧的回目依次列于下：

第一回：栀子斗嘴

第二回：陀僧戏姑

第三回：妖蛇出现

第四回：石斛降妖

第五回：灵仙平寇

第六回：甘府投亲

第七回：红娘卖药

第八回：金钗遗祸

第九回：番鳖造反

第十回：甘草和国

两剧各回的情节相同，文字小有出入。如第一回（老生扮甘草上引）"名传上古羲皇世，品重当今医士家"，而《草木传》则为"名传千古羲皇世"。"上古"作"千古"，显系传抄所致，其他差异亦多与此类。

两剧也确有一些十分重要的不同：即《药会图》有两篇序言，是《草木传》乃至《群英会》所无。其一为"黔南邱世俊拜识"，其二为作者自序（这个问题稍后讨论）。而《草木传》剧首却有一段很精彩的"开演"，是《药会图》和《群英会》所没有的。文字不多，兹举于下。

（生上引）天有不时寒暑，人有旦夕灾殃。（坐诗）药味君臣数丹经，逢场亦可作戏听；莫谓气血无少补，端资调和益性灵。（白）在下神虚子。因吾善晓人意，能达众性，遂将《本草》一书不免乘间融通一回。[西江月]医道宣妙莫测，精义入神莫加；《黄帝内经》奥无涯，《玉版》《灵兰》可嘉。伊尹配作汤液，补泻俱有所差；雷公炮制更堪夸，尤要细心滕（腾）拿。（白）我今胡诌直演一番便了。（唱）想古人尝百草，世人能救；甘国老和诸药，无病不康。扁鹊儿迁兵将，时常佐理；华佗子歼厥魁，妖孽尽藏。纵有些小贼寇，纷纷乱起，亦无妨横扫去，悉绝猖狂。节饮食，调藏（脏）腑，经络有准；破积聚赞化工，神妙无方。也有时应高爵，王命并受；也自能回家乡，荣耀一堂。（白）吾喜知其所谓，不妨借此登场，博一笑噱。道言未了，甘草来也。

这一段开演虽仅见于《草木传》，却可以看作诸药性剧所共有。它从中医药学

的渊源、学术、社会意义诸方面简明扼要地作了介绍,又以诗、词、说、唱不同形式加以糅合,听来生动形象,令人耳目一新。

在文学或其它非医药学文献中包孕中医药知识的现象,可以追溯到上古。《诗经》、《楚辞》乃至《山海经》中都包含着中医药名词或病名、治法的内容。它们的作者虽然都不是在搞什么科学知识的普及,却无意间做了这些知识的传播者。而从播扬知识的效果看,这些作品所拥有的读者,有些可能是一般医学著作所难以达到的。所以,后世文人很早就开始尝试以药名入诗。而差不多同时的另一些医家,由于看到了文学形式有不可比拟的优越性,也在利用歌赋等形式来编写医书。此中较早的有宋崔嘉彦《医方药性赋》、署名金李杲的《珍珠囊药性赋》、元胡仕仁《图经节要本草歌括》、明人刘全备的《注解药性赋》等。清代学者的普及意识最强。这一时期的科普作品,无论数量、质量,所涉及的专业门类之广和写作体裁的多样,都远远超出了前代。单就讲药性的作品而言,朱东樵的《本草诗笺》10卷,载诗780余首,可谓洋洋大观。而后出现的本草诗之类,有据可查者不下八九家。吴尚先以骈文见长,所著《外治医说》虽系中医外治法的奠基之作,却又是医学骈文之姣姣者,其书也因而名之曰《理瀹骈文》。此外还有王锡鑫的《药性弹词》、蔡恭的《药性歌》、陈明曦的《本草韵语》,还有佚名的《药性鼓儿诗》等。但就其中大多数作品的艺术性来看,恐怕还有提高的余地。文人的作品便不同,诗词歌赋在他们笔下,当然是驾轻就熟,而以药名属对联,以药名作谜底,以药名写尺牍、写传奇者也不乏其人。这些作品也大抵富于趣味,意蕴深厚。只可惜它们在传播中医药科学知识的深度和广度方面,比之医家的作品又逊一筹。因为他们太多受文学形式和写作方法的束缚,太多地注目于文学作品的完美性。

大约在清初,或不晚于康乾时期,曾出现过一部章回小说,叫作《草木春秋演义》,大概可以算做清代科普文学作品中规模之最大者,也是影响较大的一部。全书三十二回,作者署名为“泗溪云间子”。此书在民间流传的刻本不少,笔者所见,以最乐堂所刻一函六册《绣像新本草木春秋演义》为最佳。此刻本行字疏朗,墨色均匀,图像清晰,笔法圆熟,应为清代前期刻本。在明清小说的木刻印本中,当属上乘。关于此书的写作动机,作者在自序中曾有交代:

> 黄帝之尝百草也,盖辨其味之辛苦甘淡,性之寒热温凉,或补或泻,或润或燥,以治人之病,疗人之疴,其功果非细焉!余因感之而集众药之名,演成一义,以传于世。虽半属游戏,然其中金石草木,水土禽兽鱼虫之类,靡不森列,以代天地器物之名,不亦当乎?

洋洋洒洒三十二回，多半不涉及药性功用，就连作者自己也未免遗憾。然而，《草木春秋演义》的出现，却成了清代药性剧的前驱和铺垫。这一点，《药会图》的作者自序已讲得明明白白：

甲子夏，在汴省公寓与原任宝丰县悬邱公忽谈及《草木春秋》，乃谓其无益于人也。余不禁有感于药性，择其紧要，正其错误，不必正襟而淡。但从戏言而出，或寄情于草木，或托兴于昆虫，无口而使之言，无知识情欲而使之悲欢离合。名士见之固可喷饭，俗人见之，亦可消遣。乃吾之意不在此，合本草一大部而锻炼成书……

序中所言"谓其无益于人"，指的正是《草木春秋演义》仅仅"集众药之名，演成一义"，对于初学者，徒记药名而不谙药性，不过是"半属游戏"而已，但却明白地告诉我们，《药会图》的出现，无疑是受了《草木春秋演义》的启发，而《药会图》之所以能高于《草木春秋演义》，也恰恰由于前者为它做了铺垫。从现知的几个药性剧的回目，也可看出它们和《草木春秋演义》之间确实存在着某些联系。如《草木传》第四回、第五回的回目分别是"石斛降妖"、"灵仙平寇"，而在《草木春秋演义》中就有"金石斛起兵征剿，黄总兵迁子探亲"和"斗异兽黄芪遇仙，威灵仙传宝刀甲"；《药会图》第八回、第九回的回目为"金钗遗祸"、"甘草和国"，《草木春秋演义》就有"蜀椒山强人独霸，金小姐被劫山林"和"天竺黄献兵反叛，甘国老奉旨讲和"。如果把它们的内容情节详加比较，我们完全可以断定，《药会图》等药性剧的创作，正是以《草木春秋演义》为蓝本的。事实上，文学创作也好，科学发展也好，没有继承就不会有发展，没有前人开拓奠基的工作，就没有后来巨匠和高峰的出现。就以前述的《本草韵语》、《药性歌》、《药性鼓儿诗》、《药性弹词》为例，它们的出现就只能在明清时期这样的历史背景下，如果把历史的时钟拨回到陶弘景的时代，这些作品的写作就会成为难以想象的事。

为什么说清代药性剧高于前人的作品呢？我们主要着眼于它的知识性与文学性两者很好的结合上。如前所述，一些医家的科普作品，长于知识性，而文艺性往往显得不足；文人的作品表现了一定的文学性，又大多欠缺知识性，而清代药性剧的创作却表现了两者较高水平的结合。现在让我们来比较一下：

《草木春秋演义》第二十回："黄芪斗海石和尚、木贼盗婆婆针袋"（节引）：

却说番邦密陀僧的师父名为海石和尚，向在胡椒国地锦村菴藚寺中为住持，其有本事，并有法术。近闻徒弟密陀僧输于汉将，故特来帮助番王以成大事。他有几件宝贝，乃是两口飞刀，重四百余斤。上阵时或砍几千个首级，亦不费力，或擒大将，或飞刀去斩敌人之首，每每大胜而回，名为巨胜刀。

以上所引 130 余字，仅知其中包含了密陀僧、海石、胡椒、地锦、菴藺子、巨胜子六味药名。而有关药性、功用的具体内容，则只字不见。

《本草诗笺》将甘草列入"山草"一类，现全文录于下。

甘草（别名国老，中心黑者有毒）

无毒甘平性可知，遂花藻戟忌兼施（甘遂、芫花、海藻、大戟四药忌同用，以其相反也）。解毒泻火生呈效（泻火解毒生用。岭南人又以炙甘草解毒），散表和中炙著奇（补中散表炙用）。升降阴阳皆足赖，调停（即调和意）脾胃总相宜。从容急缩谐诸药，佐使能将脏腑医（治五脏六腑寒热邪气）。（注解为原文所有）

《本草诗笺》虽基本采用律诗的形式，所加注解也大多不可少，却读不出多少诗的韵味，仍不过以诗的形式讲述医事而已。再以文人作品为例，据《笔记小说大观》第十五册载：

云间周冰符雅廉，有调寄〔夏初临闺怨〕云：

竹纸低斟，相思无限，车前问归期。织女牵牛，天河水界东西。比如寄生天上，胜孤身独活空闺。人言郎去，合欢不远，半夏当归。徘徊郁金堂北，玳瑁床西。香消龙麝，窗饰文犀。藁本拈来，湘囊故纸留题。五味慵调，恹恹病没药难医。从容待乌头变黑，枯柳生稀。

全诗 120 余字，包括 22 味中药名词。比之甘草诗，读来自然气象不同。但是，雅则雅矣，也还是"半属游戏"而已。

药性剧则采用拟人化的手法来描写。除出场人物为中药名词外，随着剧情的展开，将中药名词及其性味功能乃至用药的有关知识一一融于剧情发展与人物对话之中，诗词道白，说唱逗打，样样俱全。仍以甘草为例，让我们看看在这些剧本中，它是怎样登台表演的。

（老生扮甘草上引）……（白）老汉姓甘名草，字国老，山西汾州府平和村人氏。（《草木传》第一回"栀子斗嘴"）

（唱）考本草有百姓，名传不朽。一个个显奇能，万病无忧。谁似我性甘平，善调诸药，亦善会解百毒，名著千秋。就叫我温中去炙也有益，但是我年高迈，女大难留。（《药会图》第一回"栀子斗嘴"）

（木香扶菊花下，甘草上白）吾想那半夏、爪蒌、贝母、白及、白蔹与乌头相反，诸参、辛、芍与藜芦纷纷相争，已叫吾时刻谨防，恐遭毒祸。今又有海藻、大戟，甘遂、芫花与吾相反，要娶吾女成亲，真乃可畏人也。（《药会图》第一回"栀子斗嘴"）

以上引文中有关甘草的药性、功能、用法的知识，都可在本草文献如《本草纲目》、《神农本草经》、《本草品汇精要》中找到依据。

在所见药性剧三个剧本中，甘草的有关叙述主要集中在第一回，即《药会图》与《草木传》的"栀子斗嘴"，《群英会》的"甘国老请医叙寒"。由于人物刚刚登场，剧情尚未展开，所有对甘草的述说，大抵老生常谈，平平淡淡，看不到舞台上说唱逗打的热闹场面，也没有情节的跌宕起伏；但与历代本草文献比较，它的通俗性却一望可知。正是这种文学作品的趣味性，民间艺术形式的通俗性，加上中医药科学知识在一定深度和广度上超越前人乃至同时代同类作品的实用性，才真正体现了清代药性剧的意义和价值。我们完全有理由认为，正是清代药性剧的出现，中医药古典科普文学的发展才真正找到了自己的归宿，达到了前所未有的境界！

60 年代初，路大荒氏所编《蒲松龄集》出版，其"附录"收有《草木传》。路氏在谈书的编订后记中，曾对《草木传》是否为蒲氏之作表示怀疑："这篇作品（指《草木传》）是否为蒲氏本人所作，尚待考证，所以收为附录。"路氏未作结论，原因有二：一是蒲氏墓表碑阴所录蒲氏作品目录戏 3 出，俚曲 14 种中没有《草木传》；二是路氏认为，"一些流传的抄本……例如《草木传》剧本就和据说是乾隆时期的抄本《本草记》剧本以及道光年间的抄本《药会图》的形式完全相同"。

之后，山东淄博市蒲松龄纪念馆杨海儒先生曾以所征集到的"清中叶旧抄本《药会图》的序言"为证（见《陕西中医学院学报》1995 年第 2 期），表示《草木传》并非蒲松龄的作品。可惜杨海儒先生仅引了序言中有关的一小段，且其中文字有讹，句读也因而有欠妥处。为了把这个聚讼纷纭的问题从根本上加以澄清，兹将笔者近年征集到的道光十九年抄本中"黔南邱世俊"为《药会图》写的序言，全文照录于下：

医之一道，甚难言也。医者，意也，必得心领神会，方能应手。而药性之补泻寒热，攻表滑涩，种种不一，更得深识其性，然后可以随我调度。故用药譬之行兵，奇正变化、神明莫测。晋之郭子秀升先生，儒医也。穷极《素问》，阐抉《灵枢》，而居心慈祥，人品端方，非市井者俦。余与订交，不殊金兰。其暇谱有传奇一则，乃群药之所会。余阅之，不胜佩服，遂观其首曰《药会图》，要知非游戏也。实在使诸药之寒热攻补，简而甚明，则显而易学。业仁术者果会心于此，庶于医道不无小补云。

据道光十七年《宝丰县志·职官卷》载，邱世俊，贵州大定府庚寅恩科举人，嘉庆四年任河南宝丰县知县。其任宝丰知县至嘉庆六年，为时不过三年的样子。这与《药会图》作者自序所云"甲子(嘉庆九年，1804年)夏，在汴省公寓与原任宝丰县悬邱公忽谈及《草木春秋》……"的叙述是完全吻合的。

据此，我们完全可以断定，《草木传》、《药会图》、《群英会》这一系列同体异名的清代药性剧的真正作者并非蒲松龄，这一历史误会，至此应当消释了。

原载于《中华戏曲》1998年第21辑 p299-307

附：对郭廷选家世籍贯实地考察的往来信件

2008 年 5 月 26 日编者发给壶关县县志办王林茂先生的信件。

林茂先生：

您好！上世纪 90 年代，我们先后在山西民间收集到几个清代的手抄本，均为剧本，内容大量涉及中医药学，剧目有《群英会》、《药会图》、《药性赋》等。另从其他途径知道尚有《草木传》、《本草记》、《说唱药性巧合记》、《乐编药性赋》、《药会图考》等等。其中的《群英会》（八回本）、《药会图》（十回本）已整理校注，陆续刊登于《山西中医学院学报》2000 至 2003 年各期。《药性巧合记》（八回本）和《草本传》（十回本）正在整理中。这些剧本虽回目有别，内容也异同参互，但我们推测，《药会图》应是它们中之最先成书者。其成书时间大约在清嘉庆十三年前后，它的作者是山西壶关人氏郭秀升（字庭选）。

关于郭秀升，至今我们只知道他在世时间约为清乾隆（1736—1795）至嘉庆（1796—1820）道光间，他本人精通中医药学，曾先后在河南宝丰、河北满城一带活动，是否曾为官，不得而知。嘉庆初期曾在河南宝丰县任知县的邱世俊称赞他为"儒医"，并说他"穷极素问，阐抉灵枢，而居心慈祥，人品端方，非市井者俦"，可见他在医学理论方面造诣亦颇深，这都十分难得。

更重要的是，他的一部《药会图》，自问世之后，即在我国北方梆子戏地域广为流传，并被一些好事者增删改易。直到民国早期的上世纪二三十年代，仍有热心人士在不断抄写刻印，向民众传播中医药科普知识。我国的古典科普文学创作，也因此而登上了新的高峰。

郭秀升应当是一个响亮的名字，应当是壶关乃至山西人民不应当忘掉的名字，而我们对他却一无所知，这就是我们所以要求助于壶关县志办，并久欲与你们建立联系的原因。

我们将把《药会图》及与《药会图》相关的文字、图片资料，以及近年在国内

期刊上发表的研究文章陆续从网上发给你们，并请你们协助发掘一些壶关地区有关郭秀升本人家世、生平等的资料。请把你们的电子信箱地址发给我们。

敬礼!

王林茂先生回信:

寻找中医理论家 剧作家 ---- 郭秀升　王林茂（壶关县县志办）

杨燕飞老师你好:

现将郭秀升有关材料给你寄去，供你参考。

查资料。查清乾隆版《潞安府志》，又查阅了清道光版和清光绪版《壶关县志》，无论选举志中，还是名宦志、方技志中均无此名。又查阅其中的艺文志，虽郭姓很多，也未发现有价值的线索。书中找不到，只好下乡走访。

走访。壶关郭姓较多聚集村有西柏林、郭家驼、秦庄、北行头等村，走访一天一无所获，但得知龙泉镇修善村郭姓老，人口多，第二天我们就到修善去走访。

修善村位于县城北，1700余口人，1800亩耕地，据县志记载：因在此修好断腿的马驹，为积善从良，故名。壶关县北部的集店、晋庄流传：明朝奸臣严嵩是修善人，被海瑞打倒后，查抄其家〈今有严家旧址〉，海瑞为了使严家修正错误，多做善事，积善成德，取名修善，此说是真是假有待考证。原长治市市委书记吕日周曾说：《水浒传》中的刘唐就是壶关修善人，不知何因。

采访马主席。我们首先到修善村找见原壶关县文联副主席马文芳，说明来意，他告诉我们：他家的老宅门上曾有一块门匾，长约2米，宽0、5米，上书"郎官第"，金色的字蓝底，四周饰以花边，可惜在10年前被毁。据他说，上辈流传，郎即郎中，官是官吏，第是门，意思是医疗领域的官吏。我们查找了"郎官第"的有关资料，"郎官第"一般指在朝做侍郎官的门额，侍郎相当于现在国务院各部的部长。马主席的解释，我们仍觉有疑问。现在我们能见到的这个"郎官第"物证的只有2块砖，一块上写"延年武曲星"，可能是立在屋脊之上，有镇邪作用；另一块为方砖，边长30厘米，上书九个篆字，施以朱砂，无法辩字。

走访郭老汉。你们村有没有年龄较大懂得本地历史的老人？马主席说有，于是将我们带到村西头一家，老汉 85 岁，年轻时做过会计，耳聪目明。马主席说明来意后，他说："昨晚我和老伴还提到我们郭家应修家谱，记一下上辈人的事。"老人讲：很小的时候，奶奶经常对他说，郭家来自壶关东山（可能是郭家驼），然后在此定居，村名郭家庄。有一辈兄弟二人，老大为郎中，就是医生，医术高明，远近皆知，家很富，从壶关县城到修善村的路旁皆有他立的路碑。老大在壶关名声很大，有一次，家人驾着四骡拉的铁车到百尺去收租，返回途中，在黄山村将路上的狗压死，狗的主人拦车。郭兄得知此事，立即赶到，并对狗的主人说：我叫郭××，狗有院，羊有圈，你的狗不在院中，跑到路上，压死活该。狗的主人一听郭的大名，加以言之有理，只好作罢，并相送到黄家川。

"郭兄叫什么名字？""不知道。""有没有听说写过唱本？""听说写过，但不知何唱本。"老人又讲："老大曾在河南开封（音译）、河北易县（音译，离北京 100 里），都有人住，在河北从事布行，在河南开封大南关开有粮行和油行。我小时侯就在开封生活过，日本打到开封，商店都关了，我在日本办的学校里待过几天。"

"老大住的房子有没有？""西头有一处。"我们随着老人走到老屋前，这是坍塌堂屋，五间二层楼，地上凌乱地堆放着雕刻精美的梁柱，物是人非。老人说不断有人收买这些东西，屋脊上原来有许多兽头，听说这是老大后代的房子。

我们所见所听，似乎与郭秀升相似，但找不到一处实物证据，既然郭秀升是有名望之人，生时立名于乡，多有修桥补路建庙之举，何不到修善的古庙古桥去看一下。

修善庙宇较多，比较有名的是老君洼（原职业学校）的祥鹿观，因唐大将徐元礼逐鹿于此而建。抗日战争被毁，职业中学后边现称小松坡，即祥鹿观周围种植松树的地方。还有村东的奶奶庙，在上世纪 70 年代已改为大水池，但如果留心仍能看到古庙的遗存，如砖瓦、石雕。我们打听是否有碑刻，皆说"原来有，'文革'时破坏"。祥鹿观曾有一个石雕，被埋在修善小学的院内，奶奶庙的碑刻一处也找不到。

修善村的东北有一处古桥，是连接县城与常平的要道（解放前），名为溥通桥。道光版本壶关县志载："新增桥梁有普通桥，即卜通桥，在修善村。嘉庆二十五年，村人王枢等倡众重修。"桥高 4 米，跨度 6 米，砖券。东券口上书"溥东桥"，楷书字体，西券口上书"彩虹"隶书。我们审视桥体及周围，皆没有能与郭秀升联系起来的实物。

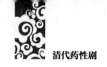

生无实物作证，死后是否有墓碑。在马主席的带领下，通过溥通桥来到修善北边 60 亩地，马主席说：此地叫郭家川，坟地叫郭家坟，记得小时侯来过坟地，埋有十来辈人，当时墓碑很多。农业学大寨时被夷为地平，墓碑被洗掉挪作他用。郭家坟曾在上世纪 70 年代被树掌村人盗过，据说盗出一个玉烟嘴和一方章，方章为"王××印"。棺椁为"棺中棺"。当时族人不敢下，只好填埋，因此墓地里的情况一无所知，现在只知道大概在哪个地方，具体地方也不知道了。

还是找不到实物证据，迫切的心不禁冷静下来，我们本来就是寻访的。马主席说：说不定小工厂那边还有墓碑，我们深一脚浅一脚走在翻过的田地中，果然看到两块墓碑，而且都是姓郭的，北边的墓碑上刻着"咸丰××年皇清显考郭君讳淳之墓"；南边墓碑为半截，刻有"皇清显考郭府振邦××十二年"，查阅县志均有此人，但与我们要找的郭秀升联系不大。

郭秀升是否为修善人，有待实物做证据，如果有结果我将及时给你寄去。祝你工作顺利，身体健康，有空来壶关考察。常联系。

2009 年 3 月

13.《草木传》作者考辨

洪　流（淄博市卫生局 255031）

内容提要　考证认为《草木传》作者应是蒲松龄，该书为其暮年之作。依据为：一是在蒲松龄故里至今流传有同样的抄本，署名"蒲松龄著"；二是抄本的序言，署有"柳泉先生手著"；三是流传的《本草记》、《药会图》有仿抄《草木传》的可能；四是蒲松龄有多种医药科普著作，符合他对医药知识的表述；五是《草木传》的结构、文风，与蒲氏其他剧作一致；六是蒲氏墓表碑阴没有列入，不能成为否定蒲氏之作的理由；七是蒲松龄长期生活在民间，此书符合他的生活经历。

关键词　草木传；作者；蒲松龄；考证

关于《草木传》的作者，在蒲松龄著作的研究中一直未决，笔者分析了有关资料，提出管见，以作考辨。

1. 路大荒先生的质疑

《草木传》，亦名《药性梆子腔》、《草木春秋》，清代文学家蒲松龄著。全剧分十回，即十场，27000 余字。作者采用拟人化的创作手法，围绕主人公甘草，塑造了菊花、石斛、海藻、大戟、大黄、马钱子等 50 多个各具特点的人物形象，生动地介绍了 600 余味中药的药性功能，情节曲折，妙趣横生，是一出向人民群众普及药物知识的戏曲剧本。

这个剧本，路大荒先生收集在《蒲松龄集·附录》里，并对作品的作者坚持了"尚待考证"的意见。他在《蒲松龄集·后记》中说："蒲氏墓表碑阴著作上，列有杂著、戏、通俗俚曲三类，共 22 种，我们肯定是可靠的。还有一些流传的抄本，据说也是蒲氏的著作，但很难断定。例如《草木传》剧本，就和据说乾隆时期的抄本《本草记》

剧本以及道光年间的抄本《药会图》的形式完全相同。这种以民间喜闻乐见的形式普及药物知识的作品，大概也是当时的一种风气，很有通俗实用的效果。但是这篇作品是否为蒲氏本人所作，尚待考证，所以收作附录。"

这一段话，阐明了路大荒先生质疑的论证：一是蒲氏墓表碑阴著作上未载，二是与乾隆、道光年间的《本草记》、《药会图》的形式相同，三是以戏曲形式普及药物知识是当时的一种风气。故此，《草木传》是否为蒲氏作品，"很难断定"。

2.《草木传》作者问题浅见

路大荒先生把《草木传》收入《蒲松龄集·附录》中，是一个重要的贡献。他不轻率断言是蒲氏手著，提出了"尚待考证"的见解，这种严谨的学术态度是值得学习的。但是，从1961年编订出版《蒲松龄集》到现在，时间已经过去了20多年。笔者通过全面分析有关资料认为，《草木传》是蒲松龄的作品。根据是：

2.1《草木传》剧本，在蒲氏故里山东淄博一带流传极广。现在，民间仍藏有署有"蒲松龄著"的手抄本，作为珍爱之物世代相传。1982年编修《淄博中医药志》时，从淄川、张店收集到的《草木传》抄本，与路大荒先生收录在《蒲松龄集·附录》的是同一种本子。淄博市卫生防疫站离休干部吕立南同志所藏的抄本，系他三伯父吕存杰所传。吕存杰于清末民国初期，曾在蒲氏后裔蒲英垣开办的淄川烟丝作坊里做过记账、卖货的店员，传下来的抄本可能出自蒲家。淄博市第一医院中医科副主任医师孔繁学提供，早年在博山流传一种署有"蒲松龄著"的《草木春秋》剧本，石印四册，其形式、内容与《草木传》类同。另据蒲泽同志文载，❶ 1956年淄博市博山田庆顺同志将其父田仁圃先生珍藏的《草木传》抄本，呈送山东省文化局局长王统照先生鉴定过，璧还后藏于蒲松龄纪念馆。这些情况表明，《草木传》不论从民间流传的时间之长，还是群众影响之广，都有蒲氏之作的可信基础。现在见到有"蒲松龄著"抄本、石印本的署名始终一致，未发现其他署名。

2.2 现存《草木传》抄本前面有一篇序言，题曰"柳泉先生手著南轩于次客碧"，是考证的重要资证。序言无作序年代和姓名，是作序人"读先生诸作"，知先生"手笔之超脱"，"以先生之才"，断"其为文也"。显然，这是后人作的序，而且序者自感"复信其为然"。序题曰之"柳泉先生手著南轩于次客碧"，断句可为"柳泉先生手著"和"南轩于次客碧"。对此,有两种解释。一是"次"作客店介词,说明《草木传》为蒲松龄所著,"南轩"在"客碧"写的序。据查,历史上的南轩(山东)系明朝人,清康熙以后南轩无考,故而作序人在旅途客店中偶见《草木传》即兴作序的可能性难定。二是《草木传》为"柳泉先生手著","南轩于次客碧"书成。这里,"于"是介词,"次"系顺序量词,"南轩"为地点,"客碧"作待客的挥毫雅处。据查有关资料,蒲松龄一生居住之处,确无"南轩"之载。不过先生74岁时,曾用淄川县令支拨的贡金,在故宅院内的南面建一室舍。路大荒先生在《蒲松龄年谱》中记道:"康熙五十二年(1713年),先生74岁,是年求邑令支发贡金……夏季建筑一室落成,颜曰磊轩,赵执信为之书额"。笔者认为,这里的"轩",指蒲松龄的书斋。前者"南轩",直书书斋方位;后者"磊轩",系书斋的雅称。传抄本序言所曰"南轩",指赵执信书匾"磊轩"之室舍而言。两种解释有一个共同之处,就是都说明《草木传》为蒲松龄所著。可惜的是,路大荒先生把《草木传》收入《蒲松龄集·附录》时,没有同时收入这篇序言,使"柳泉先生手著南轩于次客碧"一语没有机会见知广大的读者。这篇序言在传抄本的前面,见到的人极少,有些未见过原藏资料的同志把它作为"新发现",实属事出有因。

2.3《本草记》和《药会图》有仿抄《草木传》的可能。路大荒先生在《蒲松龄集·后记》中,特别把《草木传》与清代乾隆时期的《本草记》和道光年间的《药会图》相比,以"形式完全相同",作为"很难断定"的依据。这一质疑的比较,亦从另一方面为我们提供了考证的资料。《本草记》和《药会图》剧本究竟源出何时,内容与《草木传》是否完全相同,笔者未作查考,仅以路大荒先生文中所述"据说"的时间验证,是值得商榷的。据查,清乾隆(高宗)在位(1736—1795)末年的1795年,比蒲松龄去世时的康熙五十四年(1715年)晚80年;道光(宣宗)在位(1821—1850)末年的1850年,比蒲松龄去世时要晚135年。显然,康熙在前,乾隆、道光位后。如果把这两个抄本的成书时间再向前推定一代皇位的话,那么,清雍正(世宗)在位(1723—1735)的末年1735年和嘉庆(仁宗)在位(1796—1820)的末年1820年,比蒲松龄去世还是要晚20年和105年,乾隆、道光仍然居后。在通常情况下,前代人不可能传抄后代人的作品。因此,完全应该考虑,乾隆、道光年间的《本草记》、《药会图》抄本,有仿抄康熙年间蒲松龄《草木传》或传抄时改变剧名的可能。

2.4 符合蒲松龄对医药知识的表述。作为伟大文学家的蒲松龄,既长写鬼写妖,又晓岐黄之说。他博览医书,广集民间方剂,医药知识丰富,一生撰写

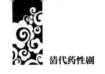

了多种通俗的医药著作。其中，《药祟书》集方258个，治病207种，涉及到数百种药物；在《伤寒药性赋》中，介绍了80余味中药和100多个方剂。而《草木传》阐述的药性知识，在他的医药专著以及诗词、杂著中都有过类同的表述。他编撰《药祟书》时，研究过李时珍的《本草纲目》，❷这在《草木传》里有着充分地体现。如海藻、大戟、甘遂、芫花四味中药，都有逐水峻泻的作用，剧中便写成是逐水寨的四大头领。中医"十八反歌"的"藻戟遂芫俱战草"一句，说明甘草与海藻、大戟、甘遂、芫花的药性相反。因此，剧中描写逐水寨四大头领要抢甘草的女儿菊花成亲，甘草束手无策，说明作者熟悉"十八反"的药性。另据笔者查对，《草木传》出场的主要人物甘草、菊花、石斛、栀子、黄芪、大黄、草决明、密陀僧、山慈姑、马钱子等，以及剧中涉及到的人参、麝香、琥珀、犀角、木香、丹皮、沉香等药物，不仅《药祟书》、《伤寒药性赋》等专著里有记载，并在《聊斋杂记》中就其栽培和辨别方法作了准确的记述。这些，都从药物知识的阐述上，为说明《草木传》系蒲氏作品提供了科学依据。

2.5 剧本结构、文风与蒲氏其他剧作基本一致。分析《草木传》的结构、语言和文风，与蒲松龄的戏曲作品相比，似出蒲氏之手。首先，《草木传》以回计场，而现存蒲氏11出分场的俚曲中，以"回"，计场者有《墙头记》、《翻魇殃》、《寒森曲》、《蓬莱宴》、《丑俊巴》、《禳妒咒》、《富贵神仙》、《磨难曲》、《增补幸云曲》9出，符合作者戏曲写作的分场习惯。其二，蒲氏俚曲的剧首，都有"诗曰"、"引诗"或以"西江月"代"引"。尤其是《俊夜叉》、《禳妒咒》、《慈悲曲》、《富贵神仙》、《增补幸云曲》五出剧首的"开场"，同于《草木传》剧首的"开演"。《闹馆》、《钟妹庆寿》、《闹窖》三出戏中角色出场的引诗、唱、白、外白，亦与《草木传》相同，只不过唱词前面加了曲牌。其三，蒲氏《墙头记》、《姑妇曲》、《富贵神仙》、《蓬莱宴》、《磨难曲》五出俚曲的剧目均为四个字，而《草木传》的10回回目，即栀子斗嘴、陀僧戏姑、妖蛇出现、石斛降妖、灵仙平寇、甘府投亲、红娘卖药、金钗遗祸、番鳖造反、甘草和国，也是四个字。四是，《草木传》唱词、道白的文风，与蒲氏其他俚曲、戏类同。如第二回里，密陀僧对栀子唱道："能治雀目夜明砂，清热利水海金砂，镇心安神有朱砂，和胃安胎用缩砂……"栀子斥责山慈姑时唱道："善治头疼蔓荆子，吸去滞物蓖麻子，驱风除湿苍耳子，能治胁痹白芥子……"类似这样六个"砂"、九个"子"的排比句式，在其他俚曲唱词中亦是多见，仅是《禳妒咒》中就有21处。第五，剧中的乡音土语，与蒲氏其他作品相仿。

2.6 路大荒先生"很难断定"的另一条理由，是蒲氏墓表碑阴上没有列入。但是，我们从有关资料看，定为蒲氏著作的根据主要有四：一是蒲氏手迹，二是古时石印版

THE HERB OPERAS OF THE QING DYNASTY

本，三是蒲氏墓表碑阴所列，四是分析多方面资料认定。1983年12月发现❸失传的《药祟书》，就是根据收集的《药祟全书》传抄本定为蒲氏之作的。据路大荒先生在《整理蒲松龄诗文杂著俚曲的经过》❹一文中介绍，蒲松龄44岁(1683年)书成的《婚嫁全书》、45岁(1684年)书成的《帝京景物略》、58岁(1697年)书成的《小学节要》、70岁(1709年)书成的《齐民要术》选录、75岁(1714年)书成的《观象玩占》选录、以及《家政内编》、《家政外编》等杂著，在蒲氏墓表碑阴上都没有记载。事实上，蒲松龄一生著述浩繁，生前也没有机会刊刻行世。张元先生于清雍正三年所撰的《柳泉蒲先生墓表》距今已有260多年，当时未被列入墓表而长期流传民间的蒲氏杂著、戏作在所难免。1981年辽宁省图书馆影印的《聊斋杂记》，蒲氏墓表碑阴上未载，却为后人世代珍藏。笔者据上认为，《草木传》尽管在蒲氏墓表碑阴上未列，经过综合分析，应为蒲氏之作。

2.7 符合蒲松龄的生活经历。蒲松龄长期生活于庶民中间，同情群众的疾病痛苦。他在《药祟书·序》❺中说："疾病，人之所时有也。山村之中，不惟无处可以问医，亦无钱可以市药。思集偏方，以备乡邻之急。"《草木传》的表现形式和阐述的药物知识，完全符合蒲松龄普及医药知识、"以备乡邻之急"的思想。晚年的蒲松龄，屡试不第，拼搏失意，过着一种"卓午东阡课农归，摘笠汗解尘烦息，短榻信抽引睡书，日上南窗竹影碧"❻的生活，虽说年事渐高，仍有"闲情"挥毫之力。他在65岁书成《日用俗字》以后，相继又于66岁书成《农桑经》、67岁书成《药祟书》、70岁书成《齐民要术选录》，以至到75岁时还书成《观象玩占选录》，都是"家常应用"❼和"社会需要之书"❽。就其医药而言，蒲松龄习《内经》，通《伤寒》，熟悉《本草纲目》，并在他撰写的医药专著中多次应用。特别值得提及的是，蒲松龄70至74岁的五年中，家门深受疾病之苦，先生70岁，其二兄柏龄，"病甚弥留"而卒；73岁"诸稚孙皆以痘殇"；74岁，刘孺人"榻上呻吟40余日"而卒。他在《述刘氏行实》❾一文中，记述了其妻去世前的疾病情况："逾数日，惫不起，始共忧之。体灼热可以炙手，医投寒凉，热益剧。曰：世尽庸医，无益徒自苦，不复药矣。"这种由疾病带来的灾难，老年丧妻、丧兄、夭孙的沉重打击和对疾病的亲身体会，促使蒲松龄不顾年高，利用积累的医药知识，在新落成的磊轩(南轩)南窗碧影之下，奋笔书成《草木传》。

2.8 蒲松龄一生写了很多戏、俚曲，擅长运用人民群众喜闻乐见的戏曲形式，反映复杂的社会现实。浏览我国历代文库中，表现形式相同的作品并不少见。既然以戏曲形式普及药物知识，是"当时的一种风气"，那么，懂得药物知识的蒲松龄，

469

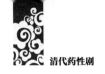

完全可以写作药性戏曲剧本《草木传》。况且，路大荒先生把《草木传》收录在《蒲松龄集·附录》中，本身就有蒲氏作品的可能性。

3.《草木传》当是蒲松龄之作

综合前述，从流传基础、抄本序言、成书年代、文体结构、语言文风、药物知识阐述、表现形式、撰写思想等多方面分析有关资料，笔者认为，《草木传》的作者为蒲松龄，且是其暮年之作。因此，《草木传》这部妙趣横生的药物戏曲剧作，应该从《蒲松龄集》的"附录"收入正篇，以结多年来考证之不决。当然，笔者浅议不过是抛砖引玉，肯定的理由有待于专家和同事们深入探讨发掘，尤其是蒲氏手迹及其他重要资证的发现。

参考文献

❶蒲泽. 关于《草本传》. 淄博市志通讯，1983，(4):58

❷❺蒲松龄. 蒲松龄集·聊斋文集卷 3. 中华书局，1962.61

❸翟慕昕等. 蒲氏佚文《药祟全书》传抄本被发现. 淄博日报，1984 年 1 月 19 日第 1 版

❹路大荒. 整理蒲松龄诗文杂著俚曲的经过. 蒲松龄年谱. 齐鲁书社，1980；124—152

❻蒲松龄. 蒲松龄集·聊斋诗集卷 4. 中华书局，1962，629

❼蒲松龄. 蒲松龄集·杂著. 中华书局，1962，733

❽路大荒. 蒲松龄年谱. 齐鲁书社，1980：53

❾蒲松龄. 蒲松龄集·聊斋文集卷 8. 中华书局，1962，252

原载山东中医学院学报 1992 年第 16 卷第 6 期 P46-49.

14. 蒲松龄医药著述考

杨海儒 山东省淄博市蒲松龄纪念馆（255100）

我国清初著名文学家蒲松龄（1640-1715），一生著述颇丰。除了风行海内外的文言短篇小说集《聊斋志异》外，还有文集四卷、诗集六卷、杂著五种、戏三出、俚曲十四种，其中包括部分医药著述。

其有关医药方面的作品，现大都被收进路大荒所编的《蒲松龄集》中。如《日用俗字》篇内"疾病章"所述的"咽疼消渴为伤热，头疼肚热谓伤寒……鹤膝风先求杜仲，寸白虫须用雷丸……腰闪只吹一笑散，天行必用五瘟丹……"《伤寒药性赋》的"麻黄发汗，最为雄骁；入足太阳之经络，启手太阴之皮毛。细辛温经而散水，少阴头疼而能疗。柴胡为少阳之专家，在经主气而在藏主血；葛根为阳明之药，脾渴可解而胃热能消……仲景有百十三方，用药总八十九味……"《药崇书序》的"疾病，人之所时有也，山村之中，不惟无处可以问医，并无钱可以市药。思集偏方，以备乡邻之急，志之不已，又取《本草纲目》缮写之，不取长方，不求贵药，检方后立遣村童，可以携取……"

《药崇书》虽有序言，然原书已佚，仅在日本东京都庆应义塾大学存两部抄本。1984年初，于蒲氏故里附近的徐家庄发现是书传抄本，书名为《药崇全书》。经考，该抄本为上、下两卷，所载"急救"方五十五个，"内科"方七十六个，"外科"方八十六个，"妇科"方二十个，"幼科"方二十二个，共计二百六十一方。其序与原序基本相同，只是缺少了四十一个字。此系国内仅见本，还未能与日本藏抄本相校对。前已全文刊载于《文献》1985年第一二两期，近又收至《聊斋佚文辑注》中。

《蒲松龄集》中的《草木传》（又名《药性梆子腔》）是否蒲氏著作尚待考证，故路大荒将其收进"附录"，并在《编订后记》中称"……还有一些流传的抄本，据说也是蒲氏的著作，但也还很难定，例如《草木传》剧本，就和据说是乾隆时期的抄本《本草记》剧本以及道光年间的抄本《药会图》剧本的形式完全相同……"而近见某些医学报刊却将《草木传》作为蒲松龄的著作广为介绍，似为不妥。

　　当然，现存的几个《草木传》抄本虽均属名为蒲松龄所著，但仍难最终认定。因为行者征集到的清中叶旧抄本《药会图》的内容与《草木传》相同，只是少了一小段很短的"开演"部分。其序言为"医之为道，甚难也。医者，意也，必得心领神会，方能应手。而药性之补、泻、寒、热、攻、表、滑、涩种种不一，更得深知其性，然后可以随我调度。故用药譬之行兵，奇正变化，神明莫测。晋之郭子秀升先生，儒医也。究极素问，阐抉灵枢，而居心慈祥，人品端方，非市井吾侪。余与订交，不殊金兰。其暇谱有传奇，则乃群药"。以此，可知其作者应为山西人郭秀升（详见拙文《〈草木传〉的作者是蒲松龄吗？》，载甘肃《社会科学》1987 年第 7 期），故须进一步考证才是。

　　另外，蒲松龄的《聊斋志异》与其诗文中也还有多处涉及医药卫生方面的内容，足见其学识之广博。

原载于陕西中医学院学报 1995 年 4 月第 18 卷第 2 期 P.41

15.《草木春秋药会图》剧本考述

张亚杰 *

摘要：本文就《草木春秋药会图》的作者是否为蒲松龄，该剧本成书于何时？剧本《草木春秋药会图》和小说《草木春秋演义》之关系，剧本的名称和版本流源问题，进行了认真考证。结论：作者为郭秀升，成书于1804年，剧本是根据小说改编而来，目前发现的版本有三个。

关键词：蒲松龄；草木春秋药会图；作者与作品；研究考述

《草木春秋》是我国古代一部流传较广的科普文学作品，它以宣传普及中医药知识为目的，通过拟人的手法，以中草药为人物，将药性作为人物性格，文字通俗易懂，情节引人入胜，在华北及山东、河南等地民间广为传抄和刊印。《草木春秋》有两种文学样式，其一是小说，名为《草木春秋演义》，创作于明代，云闲子集撰，乐山人纂修，目前发现有两种版本，一种明末版一函八册，另一种清版一函六册，这两种版本曾在北京书店1999年秋季和2000年春季书刊资料拍卖会上被拍卖过；❶其二为剧本，全称《草木春秋药会图》，另有多种简称和别名，版本也很多，其作者有待考、蒲松龄、郭秀升三说，创作时间尚无定论。本文研究的重点是《草木春秋药会图》剧本，主要探讨剧作者是谁、成书于何时、剧本与小说的关系、名称及版本源流等问题。

一、《草木春秋药会图》的作者

关于《草木春秋药会图》的作者，目前学术界有三种观点：

第一种，作者尚待考证。持此观点的代表人是我国著名的蒲松龄研究专家路大荒先生。他在《蒲松龄集·编订后记》中写道："还有一些流传的抄本，据说也是蒲氏的著作，但也很难断定，例如《草木传》剧本，就和据说是乾隆

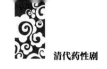

时期的抄本《本草记》剧本以及道光年间的抄本《药会图》剧本的形式完全相同。这种以民间喜闻乐见的形式普及药物知识的作品，大概也是当时的一种风气，很有通俗实用的效果。但这篇作品是否蒲氏本人所作，尚待考证……"。❷基于此，路先生在编辑《蒲松龄集》时，将《草木传》编在了有待考证的《附录》中。

第二种，作者为蒲松龄。持此观点者为上世纪80年代初中期的个别医药或科普工作者，他们大多仅仅依据只言片语做出结论，并没有做深入细致的考证。

第三种，作者为"晋之郭子秀升先生"。持此观点者为蒲松龄纪念馆的杨海儒先生。杨先生根据孙迎瑞先生捐献给纪念馆收藏的抄本《药会图》目录前的《药会图序》得出结论，"从此序中可以看出，《药会图》的作者系'晋之郭子秀升先生'无疑"。❸由于该序残缺不全，杨先生又言："遗憾的是书作者郭秀升所处的时代不明，作序者系何时、何地、何人难晓。这就为最后确定《草木传》的作者到底是谁，增加了困难。"❸

诚如杨海儒先生所言，确定《草木春秋》的真正作者是相当困难的，之所以如此，关键是有价值的相关资料极少。为了寻找有价值的资料，20多年来，笔者从古旧市场上苦苦寻觅，终于找到了该剧本的四个手抄本和两个刊印本，其中两个手抄本中的序价值极高，现实录于下。

大清光绪丁酉年（1897年）仲夏月积善堂重抄《草木春秋药会图》（以下简称光绪丁酉本）：

序

　　医之道者难言也医者意也必得心领神方能应手而药性之补泻寒热攻表滑涩种种不一更得深识其性然后可以随我调度故用药真譬如行兵奇正变化神明莫测留之郭秀升先生儒医也究极素问阐扶灵枢而归居心慈祥人品端方非是市井者俦余与订交不殊金兰其暇谱有传奇一则乃群药聚会余阅之不胜佩服遂观其首曰药会图要知非游戏使诸药之寒热攻补简而能明显而易晓学庶于医道者无不小补云

黔南邱俊拜识

　　余常曾留心于医者非一日矣甲子夏时在汴省公与原任宝丰县邱公忽该及草木春秋乃谓无益于人也余不有感于药性择其紧要其正错误不必整襟而谈但从戏言出或奇情于草木或托于昆虫无口而使之言无知识情欲而使之悲欢离合名士见之固可喷饭俗人见之亦可消遣乃吾之意不在于此合草木一大部锻炼成书始起人而活之先活草木金石之腐朽者如干草金石斛之属尽使者孟优衣冠舞啼于纸上少活药上死人

474

未有不霍然而纵不日乎活药亦其捎忘情于活药上鼓舞欢诵则人人知其药亦即人人知其性用药者不至有错误之遗憾服药者不知有屈死之冤魂而居之心已足矣然自好高之人病多药活而人则未必尽活矣故我有呼赶者我即应之为迂呼我枉者我即应之为枉但求不愧于心庶于医道无不小补焉是则吾之志也

民间手抄本，大多存在漏字、衍文、串行、错字、别字等问题，致使有些文字无法读懂，或造成歧义，使现代人不能正确阅读理解。上述文字，第一段比较容易读懂，第二段则佶屈聱牙，前后两段是何种关系，一时也难以断定，况且仅仅依据一个孤证抄本来下结论，未免失于草率。此抄本得于 1997 年 5 月，6 年来笔者反复琢磨，总是雾里观花，朦朦胧胧，似有所悟，又轮廓欠清，直到 2003 年 1 月喜得民国抄本，才云开雾散，猛然顿悟。

民国甲子（1924 年）菊月上旬张德山抄《药性梆子腔》（以下简称民国甲子本）：

自序

余常留心于医道非一日矣甲子夏在汴省公寓与原任宝丰县邱公忽谈及草木春秋乃知其无益于人也余不禁有感于药性择其紧要正其错误不必正言而谈但从戏言而出或寄情于草木或托兴于昆虫无口而使之毫无知识情欲而使之悲欢离合名士见之固可喷饭俗人见之亦可消遣乃吾言之意不在此合本草一大部锻炼成书欲起死人而活之先活草木金石之腐且朽者如干草金石斛之属尽使着优孟衣冠歌舞笑涕纸上以活药药死人未有不蘧然而起者纵不自用乎活药亦岂胥忘情于活药鼓舞欢诵则人人知其药亦即人人知其性用药者不致有错误之遗憾服药者不致有屈死之冤魂而吾之心已足矣然自好高之病多药活而人则未必尽活也故即有呼我为迂者即应以为迂呼我狂者我即应以为狂但求不愧吾心而已编次是为序

點南邱士俊拜识

读此《自序》，光绪丁酉本中上下两段关系不清的问题迎刃而解，原来上段是他人之序，下段是作者自序。余下的工作首先是考证补订两篇序的文字，尽最大可能接近其本来面目。为此有必要将杨海儒先生标点，孙迎瑞先生捐献给蒲松龄纪念馆收藏的抄本《药会图》目录前的《药会图序》抄录于下（以下简称孙迎瑞捐本）：

医之为道，甚难也。医者，意也，必得心领神会，方能应手。而药性之补、泻、寒、热、攻、表、滑、涩，种种不一，更得深知其性，然后可以随我调度。故用药譬之行兵，奇正变化，神明莫测。晋之郭子秀升先生，儒医也。究极素问，阐抉灵枢，而居心慈祥，人品端方，非市井吾俦。余与订交，不殊金兰。其暇谱有传奇，则乃群药。❸

至此，来自三个抄本的两篇序有了相互比较、印证、考订的可能。笔者以年代较早的光绪丁酉本为底本，参考不明年代的孙迎瑞捐本和年代较晚的民国甲子本，反复对照核实，去伪存真，剔错留对，两篇序可校点为：

序

　　医之道者，难言也。医者，意也，必得心领神会，方能应手。而药性之补、泻、寒、热、攻、表、滑、涩，种种不一，更得深识其性，然后可以随我调度。故用药真譬如行兵，奇正变化，神明莫测。晋之郭子秀升先生，儒医也。究极素问，阐扶灵枢而归，居心慈祥，人品端方，非是市井者俦。余与订交，不殊金兰。其暇谱有传奇一则，乃群药聚会，余阅之不胜佩服，遂观其首，曰：《药会图》。要知非游戏，使诸药之寒、热、攻、补，简而能明，显而易晓学，庶于医道者，无不小补云。

黔西邱世俊拜识

自序

　　余曾常留心于医道非一日矣。甲子夏时，在汴省公寓，与原任宝丰县邱公忽谈及《草木春秋》，乃谓其无益于人也。余不禁有感于药性，择其紧要，正其错误，不必正言而谈，但从戏言而出，或寄情于草木，或托兴于昆虫。无口而使之言，无知识情欲而使之悲欢离合。名士见之固可喷饭，俗人见之亦可消遣，乃吾言之意不在于此。合《草木》（《本草》）一大部，锻炼成书，欲起死人而活之，先活草木金石之腐朽者，如干草、金石斛之属，尽使者优孟衣冠、歌舞笑涕于纸上。以活药药死人，未有不霍然而起者；纵不自用乎活药，亦其捎（岂胥）忘情于活药上，鼓舞欢诵，则人人知其药，亦即人人知其性。用药者不致有错误之遗憾，服药者不知有屈死之冤魂而，吾之心已足矣。然自好高之人病多药活，而人则未必尽活矣。故，即有呼我为迂者，我即应之为迂；呼我狂者，我即应之为狂。但求不愧于心，庶于医道，无不小补焉，是则吾之志也。

　　上述校点的《序》和《自序》是本文立论和探讨有关问题的基石。有了这块基石，《草木春秋药会图》的作者究竟是谁不言自明，即"晋之郭子秀升先生"。这一结论，既可以在邱世俊作的《序》中找到明确记载（有关邱世俊的情况将在下面论述），也可以在作品描述的故事场景中找到佐证。小说《草木春秋演义》描写的第一个人物是汉帝刘寄奴，汉帝在作品人物中，居于支配地位，干草仅仅是众人物之一，他是皇子王孙的老师，被赐号"国老"，至于他是何方人氏，作者并未提及；而在剧本《草木春秋药会图》中，第一个登场的却是干草，他成了作品中居支配地位的人物，开场白中首先对自己的籍贯作了介绍，"老夫干草，山西汾州府平和村人氏"，两句话说出了三个地名，其中山西和汾州府是确有其地，平和村则是巧妙运用地名介绍干草的药性，进而成为人物性格的直接表述。山西人写剧本，把故事发生地安排在山西，使广大读者或观众尽知天下有山西，这在文盲众多的古代，是作者宣传家乡的善举、热爱家乡的曲折表示。尽管笔者没有找到有关郭秀升的材料，但是我们有理由推测，他很可能是汾州府人。除此之外，《序》还告诉我们，郭秀升是位"儒医"。儒，旧时指读书人，彼时如果一个书生未能通过科举考试实现步入仕途的理想，其前途大多是教书或行医，作者很可能属于后者。不管这种推测的可能性有多大，有一点是肯定的，郭秀升既是一位读书人，又是一位医生，具备如此之条件，就具备了写作《草木春秋药会图》剧本的基本要求。

二、《草木春秋药会图》的成书时间

《草木春秋药会图》创作于清代，对此大家均无异议，但具体创作于清代何时呢？回答这个问题仍然要依据《序》和《自序》中提供的信息。关于时间，两篇序中只在一处提到了"甲子"两字。有清一代共有四个"甲子"年，即康熙二十三年（1684年）、乾隆九年（1744年）、嘉庆九年（1804年）、同治三年（1864年），时间跨度长达240年，究竟是哪一个"甲子"年呢？只要考证出郭秀升或邱世俊生活的年代，就有可能回答这个问题。

可能由于郭秀升是一介书生的缘由，笔者查阅了山西省的有关史料，没有找到他的相关信息。邱世俊曾在河南省宝丰县供职，清道光十七年（1837年）编修的《宝丰县志·职官志》对其有明确记载："知县……邱世俊，贵州大定府庚寅恩科举人。嘉庆四年任。"❹此外，清道光二十八年（1848年）编修的《大定府志·俊名志》又载："邱世俊，大定增生，官宝丰知县。"❺据此既可更正人名之误，即光绪丁酉本书之为邱俊、民国甲子本则书之邱士俊的笔误；又可更正地名之误，即两个抄本分别将"黔西"误为"黔南"和"點南"，大方县地方志办公室介绍，大定府治所在今大方县县城，其位置在贵州省西北部，习惯上称该区域为黔西或黔西北。根据《宝丰县志》还可推算邱世俊的任期为二年，即道光四至五年，公元1799-1800年。邱世俊与郭秀升的关系像结拜兄弟一样亲密，《序》中称之为"不

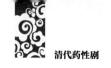
殊金兰",甲子年二人曾在"汴省公寓"相见,开封市地方志办公室介绍,"汴省公寓"即河南省政府招待所之意,彼时河南省省会在开封,"汴"是开封的简称。根据邱世俊的任职时间和《自序》中"原任宝丰县邱公"的记述,可以断定《自序》中的"甲子"就是嘉庆九年(1804年),因为之前的甲子年(1744年)不可能称邱为"原任宝丰县邱公",之后的甲子年(1864年)邱世俊至少已八十多岁,邱是否有此高寿,目前尚无资料核定,假如其有,那么他客留在他乡的可能性也极小。

经过上述考订,结合《序》和《自序》中提供的相关信息,可以得知,甲子年(1804年)夏天,郭秀升携其书稿《草木春秋药会图》在开封"汴省公寓"面见了好友原宝丰县知县邱世俊,邱阅读书稿后欣然为之作《序》,而后郭秀升写了《自序》,简明扼要地记述了此次相见的时间、地点,以及写作该书的目的和写作该书的艰辛(被人呼之为迂和狂)。《序》和《自序》珠联璧合,相得益彰,时间、地点、人物、事由相互补充,缺一则难以知晓全局。《草木春秋药会图》的创作时间应在1804年之前,其成书时间则应以这两篇序的写作时间为准,即1804年。当时是刊印成书发售,还是以抄本的形式流传于世,有待于发现实物后才能确定,就目前而言,年代较早的均为抄本,还未发现早期刊印本。

三、剧本与小说的关系

剧本《草木春秋药会图》与小说《草木春秋演义》的关系,以往无人论及,原因是多数研究者只知道有剧本《草木春秋药会图》,而不知道明代已有小说《草木春秋演义》。笔者现藏有清刊三十二回本《草木春秋演义》一函六册中的五册复印件(少第二册),仔细对照小说和剧本就会发现,小说和剧本在对中草药进行拟人化创作上是完全相同的,某些情节和场景也有相似之处,具体人物的描写有的几乎一样,如:《草木春秋演义》中,因干草是皇太子的老师,且腹中有奇才,被皇帝刘寄奴赐号曰"国老",而在《草木春秋药会图》中,因干草在战场上为三军将士解毒免灾有功,被神农皇帝封为"国老"。干草在小说和剧本中都被皇帝封为"国老",这绝非偶然,而是有着必然的联系,即剧本是根据小说改编而来,但要搞清这个问题,并非容易之事,它首先要证实郭秀升是否接触过小说《草木春秋演义》。

《自序》云:"与原任宝丰县邱公忽谈及《草木春秋》,乃谓其无益于人也。"

郭邱二人谈及的《草木春秋》，笔者以为是《草木春秋演义》。因为该句的下文是"余不禁有感于药性，择其紧要，正其错误……"这里的"其"字，指代的就是《草木春秋演义》。说明郭秀升不仅读过该小说，而且在写作剧本时，还选择了其紧要之处、纠正了其错误。事实上，小说在宣传中医药知识和防病治病知识上，确实比剧本逊色得多，它只是将许多中药变成了文学人物，但药性却很少提及，更没有生动的描写，以至于在《2000 年春季书刊资料拍卖会》资料中，今人还称其为"神魔小说"，而对剧本则称之为"中医药科普文艺的先驱"之作，它不仅将许多中药变成了鲜活的文学人物，还将药性和防病治病常识描写成了人物的独特性格，更难能可贵的是，剧作者以使天下"人人知其药，亦即人人知其性。用药者不致有错误之遗憾，服药者不知有屈死之冤魂而，吾之心已足矣"为创作目的，这是剧本超越小说的根本所在。简而言之，没有小说《草木春秋演义》，就不会有剧本《草木春秋药会图》，剧本是根据小说改编而来，至少剧本在编写过程中参考和借鉴了小说。

四、《草木春秋药会图》的名称及版本流源

剧本《草木春秋药会图》的名称和版本的关系十分密切和复杂，有的一名多本，有的一本多名。探讨这个问题首先应从名称谈起。

单就笔者目前掌握的情况，剧本《草木春秋药会图》的名称就多达 13 个，具体情况是：(1)《草木春秋药会图》；(2)《草木春秋》；(3)《药会图》；(4)《草木传》；(5)《草木》；(6)《本草》；(7)《本草记》；(8)《药性梆子腔》；9、《巧合记》；(10)《新增药会图全传》；(11)《新增药会图全集》；(12)《药会图新编梆子腔》；(13)《药会图全本》。之所以会出现这种局面，首先是由于古书装帧和古人行文的传统习惯使然，古书的装帧与现代书的装帧不同，它的第一页叫书皮，书皮上粘贴书签，用于题写书名和卷数，或题名书款等，第二、三页是副页，第四页是封面，其上印有书名、撰书人姓名和刊版地点等，由于书签较小，往往只写书名的简称，封面上印写书名的全称，此外古人行文惜字如金，书的序和正文中多用简称，这样书签、封面、序、正文使用的书名就不统一，有时四处分别使用四个名称，这在古书上是常见的，例如光绪丁酉本，书签上是《草木春秋》，封面上是《草木春秋药会图》，《序》中用的是《药会图》，《自序》中用的则是《草木》或《本草》，一本书上，至少使用了四个书名；其次是由于不断有人对剧本进行改编或仿此形式进行新创作

造成的，关于这一点，将在下面详细论述。根据版本学中时间越早越接近原著的原则，笔者收藏的最早版本是光绪丁酉本（1897年），该本距成书时间93年，其封面上的《草木春秋药会图》应该是剧本的全称，作者选择这个名称的目的，既是为了与当时极为流行的小说《草木春秋药演义》相区别，又暗含了二者之间的改编关系，同时也表达了改编者对原作的尊重。

关于剧本《草木春秋药会图》的版本，笔者仍然以手头的藏本为依据，笔者现收藏有手抄本五个，刊印本二个，路大荒先生编辑的《蒲松龄集》中铅印本一个，1986年《中医报》连载本一个，共计九个本子。这九个本子，可以归纳为以下三个版本。

第一个版本，十回本。所谓"十回本"就是书的内容由十个章回构成。即：

第一回栀子斗嘴　　第二回陀僧戏姑
第三回妖蛇出现　　第四回石斛降妖
第五回灵仙平寇　　第六回甘府投亲
第七回红娘卖药　　第八回金钗遗祸
第九回番鳖造反　　第十回干草和国

十回本可以认定是最早的版本，为郭秀升所作。笔者藏有内容相同的六个本子，即：(1) 大清光绪丁酉年（1897年）仲夏月积善堂重抄《草木春秋药会图》，又名《药会图》、《草木》；(2) 民国甲子（1924年）菊月上旬张德山抄《药性梆子腔》，又名《本草》；(3) 民国抄本《药会图新编梆子腔》；(4) 民国32年（1934年）河北省安平县东大转村张元兴抄《药会图全本》，张为笔者之祖父；(5) 路大荒先生编辑的《蒲松龄集》中的《草木传》，又名《药性梆子腔》；(6)1986年《中医报》连载本《草木传》，又名《药性梆子腔》。十回本中，有的第一回之前有"开演"部分，有的没有，笔者曾反复研读，总感觉该部分为后人所加，这个问题有待于进一步研究。另外，手抄本有个特点，说其内容相同，一般是指章回及其用字完全相同，段落和句子基本相同，至于个别句子和词语则时有不同。因为，笔掌握在抄者手中，他要增、删或即兴改写，别人无法知晓，更无法干涉，这种增、删、改完全取决于抄者的好恶或知识水平。除此，无意识的错抄、漏抄，更是屡见不鲜。民间传抄的小说、剧本等文学作品，产生于民间，流传于民间，它不断更新变种，无人对其考订、校点、定稿。因此，其内容相同是相对的，不同则是绝对的。

第二个版本，八回本。即：

八回本是在十回本的基础上改编的，可证明是抄袭的地方很多，作者是谁，目前尚无法考证，因为没有一丝可供考证的线索。还有一个问题值得注意，这个版本将《草木春秋药会图》改名《巧合记》，其动机和含义也不明。该版本笔者藏有二个本子，即：

(1) 手抄本《巧合记》，有《序》但不全，仅残留后半部分；(2) 刊印本《巧合记》，缺头少尾。两本均无抄写或刊印时间，根据纸张和版式判断，应是清末民初之物。

第三个版本，十八回本。即：

稽古摘要序

尝闻伏羲画八卦，而阴阳以分；神农尝百草，而《本草》以著。皇帝与岐伯天师明五脏六腑十二经络，又命雷公究脉息、精炮制、明运气，而医道以立。凡行医者，当先明药性；药性不明，医道不成。兹编药性记是戏也，而识者以为非戏也，其中有义存焉。行医者以及请医者，具宜知之，夫药有寒、热、温、凉、和、平之性，宜通、滑、涩、补、泻之能，又有有毒之药，及十八反、十九畏，并有妇人胎气不可用之药，一一讲论，方可以言医。前已有《药性歌》，予见韵调和叶，因即其论而复编次之。与前不同，将药性讲明，某性治某病，入某脏腑，行某经络，分寒热温平，前后序明，使世之行医者不至误用，治坏人之病体，即请医者亦知何药可用与不可用。庶几两无所失，以此治人病症，救人性命，不无小补云尔。且济世莫先于医，疗病莫先于药。圣人之慎者，疾也，而未达不敢尝者，药也。是书之所关岂浅鲜哉，况人之所秉不同，有强弱盛衰之殊，其得病也，有内伤七情，外感六淫，寒热虚实血气痰火之异。俗云：药不对症，仙方不应；又云：症若合窍，是方都效。兹编《药性歌》虽曰是戏，而实不同于寻常之戏，审而明之，济世之道在焉，疗病之法存焉。世之行医者与请医者观之，可以为一笑，亦可以微有资益焉。是为序。（标点为笔者所加）

稽古摘要目录

481

　　十八回本，是模仿《草木春秋药会图》而作，除模仿其形式外，还抄袭了部分内容并做了较大的扩充和改写，应该说是对《草木春秋药会图》的继承和发展，这种扩充和改写是时代发展的需要，是更深入地宣传普及中医药知识的需要，它从另一个侧面说明了《草木春秋药会图》具有旺盛的生命力。笔者收藏的这个十八回本，序和目录齐全，为民国三年（1914年）新镌，名《新增药会图全集》，衡水三义堂梓，书签上题名"三义堂《药会图全传》"。关于该本的作者，目前尚无法得知。其"稽古摘要"有两种解释，"稽古"可释为书斋名，也可释为"考察古事"；"摘要"可释为"摘录要点"，也可释为"摘录下来的要点"。总之，对这个本子需要研究的问题还有很多。

　　上述结论，是20余年来收藏与研究《草木春秋》所得，是否公允，敬请各位专家和读者朋友评点指正。今后，笔者将继续对剧本《草木春秋药会图》进行收藏与研究，一是希望找到更早的抄本和刊本，为探讨学术问题提供翔实可靠的依据；二是希望找到更多的不同内容的新版本，本着"古为今用"的原则，将有代表性的版本整理汇集在一起出版发行，使其继续发挥宣传普及中医药知识的作用，以继承宏扬传统文化。

注释

❶中国书店，《99年秋季书刊资料拍卖会》，159号拍品；《2000年春季书刊资料拍卖会》，161号拍品。北京海王村拍卖有限责任公司编。

❷路大荒，《蒲松龄集》，1962年中华书局上海编辑所初版，上海古籍出版社1986年4月新版，页1828。

❸杨海儒,《蒲松龄生平著述考辨》,中国书籍出版社 1994 年版,页 152-153。

❹《宝丰县志(清道光十七年)》,宝丰县史志编纂委员会整理,中州古籍出版社 1989 年版,页 222。

❺王允浩编修,道光二十八年《大定府志》。

* 张亚杰 河北省民政厅,地名区划档案资料馆,河北 石家庄 050051

原载《蒲松龄研究》2004 年第 1 期

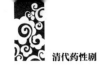

16.《别具风格的药性巧合记戏文》（摘录）

绿 依

药性巧合记，的是一本别具风格的戏文，全剧中的人名，以及穿插结构，完全是以药名和药性相缀而成。明邓志谟曾有五局传奇，其中的玛瑙簪记一种，亦是以药名缀衍故事，原书未见，据曲海总目提要卷二十四云："玛瑙簪记，五局传记之一也。其凡例云：药名以槟榔红娘子为配，外以诸药中有类人名者，辏合而成传奇，名曰玛瑙簪记，此是药名中一局。"其穿插结构，虽不得知，但据其序文，似乎迹近游戏，较之药性巧合记，则又纲同而目异了。

药性巧合记，个人曾见过好几种本子，其中钞本居多，刻本则仅见乾隆35年桃月四友堂刊本一种，也是比较最古的一个本子。

剧中唱词，并未注明用何腔调，但既全系三三四对偶句法，则花部诸腔，似乎都可上演，不过征诸各种记载，均不见有曾经上演此剧的记载，并且像如此的剧情，既无曲折，也乏趣味，即使搬上舞台，也大不易成功。不过就其流行的情况来看，则又似不然。在刻本末页，有一行大字云："如有翻刻此板者，叫他男盗女娼"。按清代末年，京师各蒸锅铺，大多兼带出赁曲词小说副业。据故老传述，他们出赁的，以长篇鼓词为最多，像盗马金枪、六合春秋、三国志、施公案、瓦岗寨、寿荣华之类，少则十数册，多则数百册，名目至为繁多。其次则为章回小说，子弟书，以及各种曲词，也相当丰富，其营业情形，颇似如今市上的小说租阅社。近些年来，此种附带赁书营业的蒸锅铺，已不得见，偶然在旧书店里，还可以买到这种本子，多半是钞本，字迹很恶劣，别字错讹，更是不胜枚举。最可注意的，这种本子的封面或底页上，都有以木戳印上的几句言词，鄙俚粗野，其用意则是警告赁书人，对于赁去的书本，不要有涂抹、撕毁的举动。有些较为罕见的本子，出赁者认为可以居奇时，则往往更加一戳，对于翻刻传钞，作相当的辱骂。

此刻本药性巧合记，所以附有前述言词，当然也是出于同样动机，而刻书人何以有此动机，至少是他在当时，确曾感觉到有此危险。证以今见各种钞本，其年代和钞写人的地域，各各不同，则这本戏文流传之久，推行之广，亦颇非常。那么当年刻书人之所以顾虑，似也不为神经过敏。

　　根据此戏文，可知作者是在为宣传一种学术而编制，虽然其内容相当粗浅，但处处一本正经，不违医药原理。也许其所以能够流传，正是在被人当作一部浅近的医药书这一点上。……那么，这本药性巧合记，在俗文学史上，是应该占有一个特殊地位的。

　　至于把国老进一步而人化了的，则是元王义山《稼村类稿》卷十三之甘国老传。传云：“甘国老汾州人也，以草名见于神农氏本草，名松名遂兄弟也，与松善，遂所行辄相反。”

原载（民国）37年1月9日《华北日报》

17.《蒲松龄全集·草木传校勘记》

盛 伟

　　《草木传》（又名《草木春秋》），路编《聊斋俚曲集》将其列于附录中，其题下括号注明："一名《药性梆子腔》。"笔者曾见淄博市张店傅家村民间一抄本，题名《药绘图》；据新加坡国立大学辜美高先生说：日本庆应大学"聊斋文库"所藏《药绘图》，在该书前有序说："医之为道甚难也，医者意也，必得心领神会，方能应手，而药性之补泻、寒热、攻表、滑涩（此似不当，'滑涩'系指脉象，非药性也——笔者），种种不一，更得深识其性，然后可以随我调度。故用药譬诸行兵，奇正变化，神明莫测。晋之郭子秀叔先生，儒医也。究极《素问》，阐扶《灵枢》，而居心慈祥，其暇谱有传奇，则乃群药。"其所录之"目录"十回与其他版本完全相同。辜先生在同文中说："该抄本在文前，注明是蒲家之老抄本。"据台湾著名学者刘阶平先生所著《蒲留仙传》后附日本庆应大学《聊斋文库》所藏蒲氏著作目录中，载有"《草木春秋》旧抄本，一册"；"《药性梆子腔》抄本，一册"；"《药绘图》蒲文及旧藏抄本，一册"，就笔者所见及的几种版本，不管其名目如何，但其目录与内容是相同的（当然行文间亦有微小差异）。该剧何以有如此多的别名？作者是否是蒲松龄？抑或伪托？现在尚难定论；再者，该剧不见载于蒲氏碑，故辑校本暂列于附录中。

　　辑校本，所借以校勘的为淄博市博山区田庆顺先生的过录本。该抄本，首页题"志异外书叙"，所说的"叙"，其实是引录《淄川县志》中蒲松龄"小传"；"叙"后，题"淄川蒲松龄编著，博山田仁圃抄录"；其后，有"柳泉先生手著于南轩次客碧"；再后，为《草木传序》。该《序》文为何人所写？现在无从可考，我已将该《序》收录于《草木传》正文之前，以保持原抄本的格局，供研究者参考。

*　　摘自盛 伟编校《蒲松龄全集》，学林出版社 1998 年 12 月第 1 版第 1 次印刷 P3292-3293*

　　按：盛氏"校勘记"仍列《草木传》于附录，以为"作者是否为蒲松龄""现在尚难定论"。文中所引新加坡国立大学辜美高先生的话，似未为之认可。

18. 陕西医史博物馆馆藏孤抄本医籍
——《百药图》赏析

王 妮*

摘要：陕西医史博物馆馆藏孤抄本医籍—《百药图》，是一部介绍中药性能与功效，普及中医药科学知识的民间秦腔剧本，作者为清末陕西户县上马营张兆焘先生。此剧自问世以来，主要在户县、长安两地流传。此本和中医古籍戏曲剧本《药会图》、小说《草木春秋演义》均属明清时期中医药科普文学、艺术中的瑰宝之一。

《百药图》是一部民间剧本，共分二十回，约三万六千余字。作者采用陕西关中地区民间流传最广的秦腔戏曲形式，以拟人化的手法，用中药名作剧中人物角色，药物性味拟作人物性格，通过戏曲形式，刻画人物的社会行为，揭示人间的善恶与是非，以此剧作为平抚或医治人们社会道德与行为的一剂"心"药，既弘扬了中国传统文化中"心病还需心药医"的精神内涵，又形象地介绍了中药的药性与功效，普及了中医药科学知识。

一、作者介绍

本剧作者张兆焘，系陕西户县上马营人，生卒年月不详。据《户县新志》[1]及《张氏族谱》记载，他出身于儒学世家，其父为举人，两个兄长皆是进士，张兆焘行九，是清同治己巳科（1869 年）举人。同治五年参编过家谱，中举后又做过南郑县教谕。据此推算，应是生于 1830 年前后，卒于二十世纪初年。

据传，张兆焘先生避乱于户县某药肆中，因感百药之性，恰通人间之情，既可以愈疾，又可以之晓喻人情，与世大有神益，因而产生创作冲动，遂写成此剧。据《户县志》记载：在张兆焘先生生活的年代，户县发生的兵事都集中在同治元年至同治五年间，同治元年"回民起义"，同治三年"太平天国入户县"，同治五年"捻军张总愚攻户县"。以此推之，《百药图》当创作于同治元年至五年间，即公元 1862 年至 1866 年间某一时期。❶

二、内容概述

官宦之家公子白术与小姐黄乳香自幼订亲。白术父死之后家业衰败，乳香父嫌贫爱富，欲别求佳婿，乳香不从。丫鬟乌梅设计，拟赠与白术银两，待有所功名，再议婚嫁之事。不料白术误期，同窗马铃冒名去黄府混亲。黄老夫人与乳香、乌梅，错认马铃为白术。白术期后再到黄府，乳香方知错认了人，一女怎许二男！乳香气急，遂自刎命归黄泉，老夫人亦因此气绝身亡。黄老爷回府，见此惨状，疑白术所为，将其打致气绝，弃尸郊野。白术之弟白芷与沉香一见钟情，沉香将鸳鸯扇赠与白芷，二人同在扇上和诗留念。不想鸳鸯扇却被麻黄窃得，借扇之机，调戏威逼沉香，沉香不从，麻黄失手将其杀死，县令据尸旁鸳鸯扇断定凶手定是白芷！沉香、乳香二人冤魂同到阎罗殿，阎君查看生死簿："乳香与白术，今世有缘，享寿七十三；沉香与白芷，情有独钟，享寿七十六。"即判两女鬼魂，速速还阳。

白术被白芷救回，将其暂藏马铃家。马铃畏惧，欲置其于死地！其妹蒙花却爱慕白术，得其相助，白术逃脱。受公差威逼，蒙花悬梁自缢，乳香则趁机借蒙花尸首还阳。白术逃命至常山，落草为寇，被拱为寨主。麻黄携其妹红花去舅家，路遇马铃，马铃误将红花错认为蒙花，二人吵打之中，致红花坠桥而死。趁此机，沉香遂借红花尸首还魂。

石决明元帅奉命剿取常山寨。他见寨主白术英勇异常，且足智多谋，便欲招安。县令即让白芷前去劝降。乳香、沉香同到石元帅大营喊冤，审理间，白芷带白术来降。石元帅保举白术为琥珀口总兵，推荐白芷为从容太守。问明白术与乳香、白芷与沉香之间的缘由，得知皆为马铃、麻黄所为，遂将二人正法。当日，即让乳香与白术，沉香与白芷结为夫妻，同拜花烛，共庆团圆。

三、剧本流传

此剧自问世以来，由于立意明确严肃，形式新颖，故事曲折，语言优美且通俗易懂，表演性强，故户县、长安两地民间之戏班纷纷排演，成为作者家乡必演之剧目，深受观众之喜爱。

民国初年，《百药图》之原稿已蠹朽不堪，遂由族裔中四位教师张复勇等重新抄录而成此本，故抄本中字体不一，间或亦有字误。然必竟为仅存之孤本，其珍贵自不待言。

20 世纪 80 年代前，此本为其族裔张迺华教授保存，张教授为陕西省医界权威，视此本为拱璧，"文革"为红卫兵没收。文革后，张教授多方寻归。教授辞世后，传给其侄张岐先生保管。1995 年，陕西医史博物馆馆长张厚墉教授有幸得见此本，爱不释手。于是，建议张岐先生将此本捐赠陕西医史博物馆。后，征得其裔孙张征祥先生同意将此本捐赠给陕西医史博物馆。

四、讨论

我国以药名作人名的文学作品是很少见的。目前存在有三部，一是明代小说《草木春秋演义》；戏曲剧本曾有《草木传》或名《药会图》，也有名《草木春秋药会图》、《药性梆子》等，其实是同一个剧目，名称不同，或在流传的过程中内容稍有变化，❷第三部就是此本《百药图》了。《百药图》一剧仅在陕西户县、长安一带流传，且流传时间也相对较短，故知之较少。前两部著作，陕西中医学院皆有藏本，《草木春秋演义》为清朝时期经纶堂刻本，《药会图》为清末张德峰先生抄本。三者在对中草药进行拟人化创作上是完全相同的，都是以中草药作为剧中人物，药性拟作人物性格。

剧中涉及到的药物如黄芩，亦名枯条芩，又名烂心草。性味苦、寒，主泻肺火，但易伤脾胃，因而剧中人物—黄芩，性格冷漠，嫌贫爱富，终至自尝苦果，妻女同亡，苦不堪言，自己也自缢而亡。麻黄，辛、苦，偏温燥。发散力强，只适于风寒表实证、实喘、无汗者。凡表虚自汗、阴虚盗汗及虚喘者一旦用错，就有性命之忧，况且麻黄茎发汗，麻黄根止汗，也极易用错部位惹来麻烦，传说此药原名"麻烦草"，后因根为黄色，才又改叫"麻黄"，作者借麻黄这一特性，塑造了一位性格刚烈，放荡不羁而误入歧途的人物。巴豆，辛热，有大毒，温通峻泻，善除胃肠间陈寒痼冷，攻痰逐水，药力刚猛，张元素亦曰："巴豆斩关夺门之将。"民间也有"巴豆不去皮，其力大如牛"的说法，故将巴豆作为冲锋陷阵的先锋猛将之一。石决明咸、寒，入肝胆二经，善清肝胆经之火；其质重，又善平肝经阳亢之势，兼有养阴明目之功，因而具有"将军"之性，

沉稳而有计谋且不受情绪影响，明察秋毫而知人善任。白术具有健脾益气、燥湿利水、固表止汗功能，是传统的补气药。医家常言：脾虚不健，术能补之；胃虚不纳，术能助之，故本剧将白术定为正面人物，且是一位文能安邦、武能定国的青年才俊。其他各味药物，亦皆撷取药物之性味、功效特点，赋予剧中人物的个性心理特点与社会角色行为，因篇幅所限，不再一一列举。

　　总之，这部通俗化了的戏曲文艺作品，在它流传地区有着广泛的群众基础，这种将知识性、文学性和艺术性与普及性结合的形式，突出了科学普及的基本方式，也为我们广泛开展宣传中医药文化、普及中医药科学知识提供了借鉴，值得进一步深入研究与鉴赏。

参考文献

❶户县志编纂委员会.户县志［M］.西安：西安地图出版社，1987：412

❷张亚杰.《草木春秋药会图》剧本考述［J］.聊斋俚曲与诗文杂著研究，2004，（1）：78-90

＊王妮：陕西中医学院（陕西 咸阳 712046）

原载《陕西中医学院学报》2008 年第 6 期 P.43-44

19. 药都安国曲韵亦悠扬
——《药绘图》彰显文化特色

刘亚辉

核心提示：由安国市委、市政府、央视《探索·发现》栏目组联合打造的《药都传奇》已基本拍摄完成。这部全面展现安国药都文化的电视纪录片分上、下两集。拍摄过程中，导演曹汉民慧眼识珠，将药戏剧本《药绘图》作为下集拍摄主线，犹如纪录片的"魂"，再加上安国老调剧团的生动演绎，集中体现出安国市深厚的文化底蕴。

《药绘图》是在被称为"华夏药都"的安国市发现的一部长篇药戏剧本。剧中人物全部以中药拟人而命名，故事曲折跌宕。河北大学艺术学院教授谢美生说："它的发现为我国源远流长的戏曲从剧目题材上拓展了新的题材范围。"曹汉民请谢美生将剧本浓缩为 20 分钟的精华版，与《药绘图》的发现始末一起融入《药都传奇》。

7 月 28 日，记者来到安国市关汉卿剧院，伴着淡淡的中药香味，婉转悠扬的安国老调随风飘来，让人陶醉其中。原来在这里，安国老调剧团首次排演戏曲《药绘图》，中央电视台《探索·发现》栏目组对其进行拍摄。

《药都传奇》是一部全面展现安国药都文化的电视纪录片，分上、下两集，总时长 90 分钟。上集主要讲述祁州药市的形成及药商"诚信为本、童叟无欺"的经营理念以及在全国药市行业所产生的巨大影响，下集以长篇剧本《药绘图》为主线，讲述安国的中药商会及专门管理药市的机构—安客堂的形成和发展。该片去年 10 月份正式开拍，拍摄地点包括河北安国、北京同仁堂、东北、四川、湖北等地，预计年底前在中央电视台 10 套《探索·发现》栏目播出。

据了解，《药都传奇》拍摄伊始，还不知道有《药绘图》。"计划拍摄《药都传奇》的过程中，我们一直在寻找文化的依托，除了能反映药市的兴衰，还能反映人民精神的起伏。"栏目导演曹汉民说。曹汉民从网上得知药都安国曾发现《药绘图》，河北大学艺术学院教授谢美生著有两篇论文——药戏剧本《药绘图》初探与

再探。他辗转联系到谢美生，"栏目组请谢老师将剧本浓缩为 20 分钟，节目通过戏曲拍摄画面与剧本的发现始末反映药市兴衰的过程。《药绘图》就是节目的灵魂，它的融入使节目更立体、更鲜活。"

《药绘图》在安国的发现始末

《药绘图》是安国市南王买村程彦发先生的家藏手抄本。程彦发是一方名中医，曾出版《中医学》、《伤寒论》等医学专著。他听说安国市编纂《安国中医药志》，便毅然将家藏多年的药戏剧本《药绘图》献出。编纂委员会主任冯海泉和主编赵英对戏剧事业有深厚感情，他们发现《药绘图》剧本后，电话告知谢美生。谢美生如获至宝，仔细研究后撰写论文《戏曲文化一新发现——药戏剧本〈药绘图〉初探》，并在《保定日报》刊发。

遗憾的是，《药绘图》手抄本不是全本，仅存 16 出，故事情节不完整。蠡县北垴乡花园头村吴英臣的祖父是一方名中医，他小时候曾听祖父说，祖父的老师留给祖父一本药戏剧本。吴英臣看了《保定日报》刊发的论文后，翻箱倒柜将祖父留下来的药戏剧本找了出来，一看正是《药绘图》。吴英臣核查他家的藏本共 18 出戏，喜出望外，电话联系谢美生，并用毛笔将后第 17 出、第 18 出戏工工整整誊写了 20 余页，步行到乡邮政局，分用 3 个信封邮寄给谢美生。据吴英臣誊写的家藏《药绘图》第 17 出和第 18 出戏看，可能与安国市发现的《药绘图》不是一个版本，但内容大同小异。由此，谢美生撰写了《新发现药戏剧本〈药绘图〉再探》再次在《保定日报》刊发。

安国老调全新演绎《药绘图》

谢美生将《药绘图》浓缩为精华版后，确定用安国老调演出，并特邀国家一级演员、老调表演艺术家毛素欣任导演。安国老调是由流传于白洋淀一带的民间小调河西调演变而成，多流传于冀中冀南地区，经当地艺人与当地语音相结合，丰富了原有剧目，改进了部分唱腔，逐渐形成具安国地域同风格的老调戏曲。

它的唱腔高亢激昂，擅用高腔。安国老调今年被正式列为国家级非物质文化遗产。"用安国老调演出安国药戏剧本，是安国市深厚文化底蕴的完美体现。"谢美生教授说。

《药绘图》剧中涉及到的人物有90余人，出场人物50多人，全部以中药拟人而命名，既包括中草药的根基类、全草类、果实类、花类、枝叶类，也包括动物类的中药材。《药绘图》的情节曲折复杂、悲欢离合。剧情分两条线展开，一条线是皇帝人参闻听藜芦反叛，派国老甘草调大黄进京为帅平定叛乱。药王得知人参与藜芦不合起战火，派天南星告之威灵仙设法和解。另一条线是青年学子百合与孀居的母亲贝母相依度日，战乱起，百合随母亲贝母去娘舅紫苏家避难，欲与紫苏的女儿紫菀结婚。不料途中失散，引发百合与大理院正卿瓜蒌的女儿花粉、大夫陈皮的女儿橘红的感情纠葛。白花蛇和乌梢蛇化成花粉和花粉的丫鬟复花引诱百合，瓜蒌请威灵仙率天麻、秦艽等捉拿。百合母亲被紫菀和乳娘知母相救。最后花烛夜合家大团圆，百合一夫得紫菀、橘红、花粉三妻。

《药绘图》用中药拟人的手法颇为有趣。如人参被称为药中之王，以人参为皇帝。其他药为人参的属下。人参为补益上品，而藜芦为吐逆要品，药性相反。将这两味药拟人化，构思为藜芦反叛人参，人参派兵将平息，矛盾冲突尖锐。药王认为人参与藜芦药性相反为人治病缺一不可，不能坐视争斗，设法解合。另外，剧中人物用乳白色、半透明的百合拟人化青年学子，使人自然联想起年轻俊美的白面书生。而紫菀、橘红、花粉拟人化为少女更形象。用贝母和知母拟人化百合的母亲和紫菀的乳娘，既形象，又颇符合戏曲的行当。中药业专家认为，《药绘图》中所涉及的中药不仅形象，而且药性准确。

《药绘图》据传为关汉卿所作

据传《药绘图》为元代戏剧大师关汉卿所作，世代传抄得以保存至今。据《祁州旧志》载"汉卿元时祁之伍仁村人也。"1958年10月，周扬、田汉、老舍、曹禺等到安国（古祁州）市南15公里处的伍仁村关汉卿墓前凭吊。1987年春，中国古代戏曲学会在安国召开了国际关汉卿学术研讨会。元《录鬼簿》载："关汉卿，太医院尹。"现在安国一带还广传关汉卿的叔叔是当地名医，关汉卿从小向叔叔学医，安国发现的《药绘图》是懂医的关汉卿所作极有可能。

但据谢美生教授研究，从《药绘图》手抄本看，绝非是关汉卿年代的元杂剧剧本体制——"四折一楔子"（折，即一段落，类似现在的一场。楔子，即各折戏之间的过场戏。），而是多场戏。《药绘图》手抄本除散佚的部分，共16出。另外，据《药绘图》看，也不是元杂剧中正旦戏由正旦一人独唱到底的"旦本戏"，和正末戏由正末一人独唱到底的"末本戏"，而是多行当，多角色，该谁唱谁就唱。由此可见《药绘图》并非关汉卿所作，系明清时代的作品，但是否由后人据关汉卿所作而改编就不得而知了。有待进一步研究。

原载 2011-08-20 保定日报

20. 山西临汾蒲剧院保留剧目《百药图》

　　《百药图》亦名《鸳鸯扇》，梆子腔剧本。剧中人物均取中药名，甚少言及药性，与明代邓志谟《玛瑙簪记》同属"药名戏"。无序跋，无作者署名。应与陕西省医史博物馆所藏之《鸳鸯扇》为同一剧本。

　　此图录由山西省中药资源普查（试点）办公室提供。

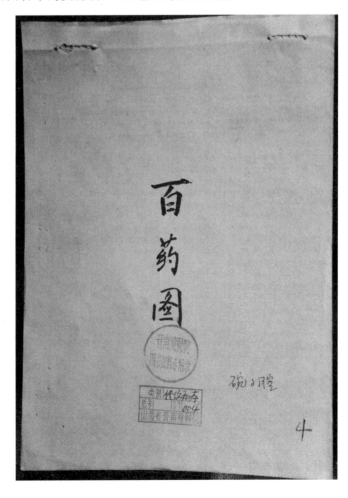

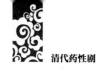
No. 1

百药图目录

一 奉　帖　　　二 赴　请
三 戏　女　　　四 借　衣
五 盗　花　　　六 验　尸
七 慢　认　　　八 酒　醒
九 自　刎　　　十 莫　断
十一 义　释　　十二 还　汤
十三 聚　义　　十四 投　庵
十五 哥　妹　　十六 辩　冤
十七 庵　会　　十八 招　降
十九 投　降　　廿 团　圆

15×20=300

百药园登场人物

黄　芩——大净		黄夫人——老旦	
乳　香——小旦		乌　梅——花旦	
白　术——小生		白　芷——小生	
兔　氏——正旦		沉　香——小旦	
马　铃——丑		蒙　花——小旦	
麻　黄——丑		红　花——小旦	
吴茱萸——正生		闫　君——红净	
判　官——毛净		石决明——老生	

下排均以杂角扮饰

大　黄	杜　冲	马　前	扑　消
巴　豆	海　龙	砂　仁	山　甲
莱服子	毕麻子	四家郎	四嗻兵
四　卒	姜　乔	石　膏	四衙役
四嫔查			

15×20＝300

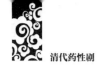

第一回 奉帖

黄芩（上）：名立不羡江山老，

身闲自觉日月高，

半世经营在朝堂，

白发推我归政乡，

昼漏不闻待漏院，

为过金鸡报晓忙。

老夫、黄芩、汤药王驾为臣，列掌刑部大堂，告老还乡。一来为年纪高迈，二来为女儿乳香，自幼许与白列之子、白术为婚。自从部堂去世，将一份家业，渐渐消磨。异日小女过门，哭来哭去，如何是好；意欲割断这门亲事，另择佳婿，可恨这个奴才，执意不从，令人可恨！

（唱）有老夫坐高官朝中以上，

提刑廷也算得盖世无双，

老天爷他不遂人的心愿，

恨膝下缺子嗣缺欠儿郎。

生一女名乳香天仙模样，

自幼儿与白术配成鸳鸯，

他郁堂我刑部大有名望，

结姻缘谁不羡门户相当。

不料想他父死星归天上，

将家业不觉得渐渐消亡，

我女儿过了门笑来哭往，

那时节交老夫脸上无光。

岂是我恃势力将人小谅，

他以非吹箫人怎引凤凰。

：这话休题，莫茱莲持授玉金吴正印，有

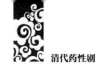
附：关于《清代药性剧的发掘整理研究》成果的说明

在山西省中药资源普查传统中药知识调查过程中，我们了解到山西省临汾市蒲剧院有一保留剧目《鸳鸯扇》，又名《百药图》，剧情曲折动人，其出场人物皆用中药名命名。该剧作者为陕西户县举人张熊黑，剧本创作于清同治前后，先在陕西户县一带演出，后传入山西省。

随着调查进行，我们得知山西中医学院贾治中、杨燕飞二位教授已潜心 20 余年研究药性剧相关内容，并即将完成《清代药性剧》一书。此书从研究山西省清代乾嘉时期儒医郭廷选为继承、传播中医药知识而创作的药性剧剧本《药会图》入手，收集、整理、研究了《药会图》是如何借助梆子戏的演唱方式，借助民间艺人的热心推动，不断扩散，陆续衍生出一批不同名目的药性梆子戏作品，为中药知识的传播立下汗马功劳。

为了使药性剧这一传统中药文化知识的整理、研究更加完整，为了使《清代药性剧》一书早日完成，同时也为了使贾治中、杨燕飞二位教授辛勤劳动成果与医药文化爱好者早日见面，我们将中药资源普查调查内容与贾治中、杨燕飞二位教授的研究内容结合，由贾治中、杨燕飞二位教授集中整理出版这本《清代药性剧》。

山西省中药资源普查试点工作办公室

2013 年 3 月 20 日